Effertz / Mensing
Cybersicherheit in der Apotheke

Effertz / Mensing

Cybersicherheit in der Apotheke

Awareness steigern, Vorsorge treffen, Notfälle meistern

Prof. Dr. iur. Dr. rer. medic. Dennis A. Effertz, MHBA, LL. M.
Dr. rer. nat. Matthias Mensing

Mit 10 Abbildungen und 35 Tabellen

Deutscher Apotheker Verlag

Zuschriften an
lektorat@dav-medien.de

Anschrift der Autoren

Prof. Dr. Dr. Dennis A. Effertz
Sessenheimer Str. 14
79110 Freiburg

Dr. Matthias Mensing
Kieselstr. 2
40235 Düsseldorf

> **Hinweis:** Um die Lesbarkeit des Buches zu verbessern, verzichten wir auf die gleichzeitige Nennung männlicher und weiblicher Sprachformen. Alle personenbezogenen Begriffe beziehen sich unterschiedslos auf Menschen jeden Geschlechts.

Alle Angaben in diesem Werk wurden sorgfältig geprüft. Dennoch können die Autoren und der Verlag keine Gewähr für deren Richtigkeit übernehmen.

Ein Markenzeichen kann markenrechtlich geschützt sein, auch wenn ein Hinweis auf etwa bestehende Schutzrechte fehlt.

Bibliografische Information der Deutschen Nationalbibliothek
Die Deutsche Nationalbibliothek verzeichnet diese Publikation in der Deutschen Nationalbibliografie; detaillierte bibliografische Daten sind im Internet unter https://portal.dnb.de abrufbar.

Jede Verwertung des Werkes außerhalb der Grenzen des Urheberrechtsgesetzes ist unzulässig und strafbar. Das gilt insbesondere für Übersetzungen, Nachdrucke, Mikroverfilmungen oder vergleichbare Verfahren sowie für die Speicherung in Datenverarbeitungsanlagen.

1. Auflage 2025
ISBN 978-3-7692-8328-0
ISBN 978-3-7692-8492-8 (E-Book, PDF)

© 2025 Deutscher Apotheker Verlag
Maybachstraße 8, 70469 Stuttgart
www.deutscher-apotheker-verlag.de
Printed in Germany

Satz: primustype Hurler GmbH, Notzingen
Druck und Bindung: Aumüller Druck, Regensburg
Umschlagabbildung: Alex/stock.adobe.com
Umschlaggestaltung: deblik, Berlin

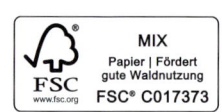

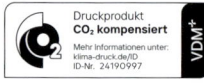

„Passwords are like underwear: don't let people see it, change it very often, and you shouldn't share it with strangers."

Chris Pirillo

Vorwort

Liebe Kolleginnen und Kollegen, liebe Leserinnen und Leser,

im Zuge der fortschreitenden Digitalisierung stehen wir alle vor neuen Herausforderungen. Nicht nur Marktsituation und Kundenerwartungen ändern sich für Apotheken, auch der Schutz sensibler Patientendaten und die Gewährleistung der Betriebssicherheit bzw. -fähigkeit rücken vor dem Hintergrund des technischen Fortschritts und aktueller Entwicklungen (Stichworte: Cyberkriege und Energiekrise) zunehmend in den Fokus.

Damit gewinnt zwangsläufig auch das Thema Cybersicherheit im Gesundheitswesen auf mindestens zwei Ebenen speziell für Apotheken an Bedeutung. Gesamtgesellschaftlich ist die Funktionsfähigkeit der Gesundheitsversorgung als Ganzes relevant. Flächendeckende Ausfälle oder Verzögerungen können die lebenswichtige Versorgung gefährden. Hinzu kommt die betriebsspezifische Betrachtung. „Datenlecks" und betriebliche Störungen sowie deren Folgen können sich negativ auf das Image und den wirtschaftlichen Erfolg auswirken. Das ist keine abstrakte Gefahr. So stand im Oktober 2024 der Betrieb des pharmazeutischen Großhändlers AEP fast eine Woche still. Der Hintergrund war ein mutmaßlicher Hackerangriff. Man will sich aber erst gar nicht ausmalen, wie riesig Empörung und Konsequenzen werden könnten, fände man als Ursache einen naiven – und damit für den Juristen schnell „fahrlässigen" – Umgang mit den neuen technischen Hilfsmitteln. Dieses Ungemach droht auch Ihnen und Ihrer Apotheke. Angreifer unterscheiden nicht zwischen Institutionen und Freiberuflern. Sie greifen dort an, wo es mit möglichst wenig Aufwand möglichst viel zu holen gibt.

Mit diesem Buch wollen wir Ihnen einen Leitfaden an die Hand geben, der Ihnen nicht nur die komplexen Aspekte der Cybersicherheit verständlich macht sowie deren Verbindungen zur IT-Sicherheit und dem Notfallmanagement verdeutlicht, sondern auch praktische Hilfestellungen für die tägliche Anwendung in Ihrer Apotheke bietet. Unser Ziel ist es, Ihnen das nötige Rüstzeug zu vermitteln, um in der hybriden Welt, in der Sie sich zunehmend bewegen, sicher und selbstbewusst zu agieren. Dabei liegt es uns auch am Herzen Sie auf (Cyber-)Notfälle vorzubereiten.

Wir hoffen, dass dieses Werk Sie nicht nur informiert, sondern auch inspiriert, sich aktiv mit den Themen der Cybersicherheit auseinanderzusetzen und Ihre Apotheke vor den vielfältigen digitalen und analogen Bedrohungen zu schützen. Denken Sie daran, dass der Schutz Ihrer Daten und Systeme eine fortlaufende Aufgabe ist, die ständige Aufmerksamkeit und Anpassung von Ihnen und Ihrem Team erfordert.

Wir danken Ihnen für Ihr Vertrauen und wünschen Ihnen viel Erfolg bei der Umsetzung der in diesem Buch vorgestellten Strategien und Maßnahmen. Bleiben Sie sicher und geschützt in einer immer digitaler werdenden Welt!

Freiburg und Düsseldorf, Prof. Dr. Dr. Dennis A. Effertz
im Herbst 2024 Dr. Matthias Mensing

Inhaltsverzeichnis

Vorwort		VII
Abkürzungsverzeichnis		XIV
1	**Einleitung**	1
1.1	Prolog	1
1.2	Definitionen und Bedeutungen	2
1.3	Aktuelle (Cyber-)Bedrohungen und ihre Auswirkungen	3
1.4	Warum Ihre Apotheke vorangehen muss	5
1.5	IT- und Cybersicherheit sind „Chefsache"	6
1.6	Über dieses Buch	7
2	**Rechtsgrundlagen und Haftung**	9
2.1	Einführung	9
2.2	Strafrecht (Schweigepflicht, § 203 StGB)	9
2.3	Berufsrecht	11
2.3.1	Integrität und Vertrauen	12
2.3.2	Schweigepflicht	12
2.3.3	Berufshaftpflicht gleich Cyberversicherung?	14
2.4	Datenschutzrecht	14
2.5	Telemediengesetz	16
2.6	BSI-Gesetz (IT-Sicherheitsgesetz)	17
2.7	NIS-2-Richtlinie und BSI-Gesetz (neu)	19
2.8	Digital-Gesetze	21
2.9	Apothekenrecht	22
2.10	Haftung	23
3	**Grundlagen der Cybersicherheit**	24
3.1	Einführung	24
3.2	Abgrenzung und Definition von grundlegenden Begriffen	24
3.2.1	Definition von IT-System, Information und Datenobjekt	25
3.2.2	Abgrenzung der Begriffe Informationssicherheit, Cybersicherheit, IT-Sicherheit, Datensicherheit und Datenschutz	25
3.2.3	Informationssicherheits-Managementsystem (ISMS)	26
3.2.4	Abgrenzung von Identifizierung, Authentifizierung und Autorisierung	26
3.2.5	Definition von Bedrohung und Schwachstelle	27

3.3	Schutzziele in der Informationssicherheit	28
3.3.1	Vertraulichkeit	29
3.3.2	Integrität	29
3.3.3	Verfügbarkeit	30
3.3.4	Authentizität	31
3.3.5	Nichtabstreitbarkeit	32
3.3.6	Exkurs: Schutzziele des Datenschutzes	32
3.4	**Grundlegende Sicherheitstechniken in der Informationssicherheit**	**34**
3.4.1	Sicherheitsprinzipien und -modelle	34
3.4.2	Zugriffssteuerung	37
3.4.3	Kryptografische Mittel	37
3.4.4	Netzwerksicherheit	39
3.4.5	Datensicherung und Wiederherstellung	41
3.4.6	Redundanz und Ausfallsicherung	42
3.4.7	Endpunktsicherheit	43
3.4.8	Penetration Testing	45
3.5	**Wichtige Cybersicherheitsprozesse**	**47**
3.5.1	Änderungsmanagement in IT-Systemen	47
3.5.2	Die integrierte Cybersicherheitslösung	48
3.6	**Risikomanagement**	**49**
3.6.1	Risikoidentifikation	50
3.6.2	Risikoermittlung	51
3.6.3	Risikoanalyse und -bewertung	52
3.6.4	Priorisierung und Behandlung von Risiken	53
3.6.5	Dokumentation von Risiken und Maßnahmen	54
3.7	**Business-Continuity-Management**	**55**
4	**Bedrohungsvektoren in einer Apotheke**	**57**
4.1	**Einführung**	**57**
4.2	**Die Angreifer**	**58**
4.3	**Physische Sicherheit**	**58**
4.3.1	Unbefugter Zutritt bzw. Zugriff	59
4.3.2	Diebstahl von Geräten oder Datenträgern	60
4.3.3	Weitere physische Sicherheitsrisiken	61
4.4	**Digitale Sicherheit**	**61**
4.4.1	Netzwerkangriffe	61
4.4.2	Malware, Viren und Co.	63
4.4.3	Hacking	65
4.4.4	Schwachstellen in Software und Systemen	66

4.5	**Faktor Mensch**	**66**
4.5.1	Social Engineering	67
4.5.2	Phishing-Angriffe	68
4.5.3	Mitarbeiterfehler und -nachlässigkeit	69
4.6	**Interne Bedrohungen**	**70**
4.6.1	Risiken durch Mitarbeiter	71
4.6.2	Bedrohungen durch ehemalige Angestellte	72
4.7	**Lieferkette und Drittanbieter**	**73**
4.7.1	Lieferanten	73
4.7.2	Software- und Dienstleistungsanbieter	74
4.8	**IT-Geräte**	**76**
4.8.1	Standard-PC	76
4.8.2	Mobile Geräte	76
4.8.3	Internet der Dinge (IoT) und medizinische Geräte	78
4.8.4	USB-Sticks (Datenträger)	79
4.9	**Komplexe Systeme und Netzwerke**	**80**
4.10	**Künstliche Intelligenz**	**81**
4.10.1	Stärkung der Angreifer	81
4.10.2	Risiken durch die Anwendung von KI	82
4.11	**Zusammenfassung**	**83**
5	**Implementierung von IT-Sicherheit**	**84**
5.1	**Einführung**	**84**
5.2	**Fast-Track – Top Ten der wichtigsten IT-Sicherheitsmaßnahmen**	**85**
5.2.1	Top 1 – Verantwortung tragen und definieren	85
5.2.2	Top 2 – Physische Absicherung	86
5.2.3	Top 3 – Regelmäßige Back-ups	88
5.2.4	Top 4 – Sichere Passwörter	90
5.2.5	Top 5 – Immer up to date	92
5.2.6	Top 6 – Notfallkonzept und Prozesse definieren	92
5.2.7	Top 7 – Nutzerkreise und Netzwerkbereiche definieren	93
5.2.8	Top 8 – Wissen und Awareness des Teams steigern	94
5.2.9	Top 9 – IT-Werkzeuge nicht nur kaufen, sondern richtig einsetzen	95
5.2.10	Top 10 – Lassen Sie sich helfen	96
5.3	**Masterclass ISMS – Schritt für Schritt**	**97**
5.3.1	ISMS ist Chefsache – geben Sie den Startschuss	98
5.3.2	Leitlinie zur Informationssicherheit	99
5.3.3	Sicherheitskonzept	107
5.3.4	Risikoanalyse	117
5.3.5	Sicherheitsmaßnahmen	124

5.3.6	Überwachung und Verbesserung	128
5.3.7	Zusammenfassung und Empfehlungen	130

6 Notfallplanung und -management ... 132

6.1	Einführung	**132**
6.2	Sofort- und Erstmaßnahmen	**133**
6.2.1	Bevor etwas passiert	133
6.2.2	Wenn etwas passiert	134
6.2.3	Nachdem etwas passiert ist	136
6.3	Grundlagen des Notfallmanagements	**136**
6.3.1	Definition eines Notfalls	136
6.3.2	Rolle des Apothekenpersonals in Notfällen	137
6.3.3	Vorteile effektiver Notfallplanung	137
6.3.4	Bestandteile des Notfallmanagements	138
6.3.5	Phasen des Notfallmanagements	138
6.4	Schritte zur Erstellung Ihres Notfallkonzepts	**138**
6.4.1	Leitlinie zum Notfallmanagement	140
6.4.2	Business-Impact-Analyse	144
6.4.3	Risikoanalyse	150
6.4.4	Kontinuitätsstrategie	151
6.4.5	Notfallvorsorgekonzept	152
6.4.6	Notfallbewältigung	153
6.4.7	Notfallübungen	159
6.4.8	Notfallmanagement verbessern	159

7 Schulung und Sensibilisierung der Mitarbeiter ... 160

7.1	Einführung	**160**
7.2	Empfehlungen	**160**
7.2.1	Adressaten – wer und wie?	161
7.2.2	Sensibilisierung und Motivation	161
7.2.3	Schulungsformen	161
7.2.4	Vorbereitung der Schulungen	162
7.2.5	Schulungsinhalte und -umfang	162
7.2.6	Schulungsintervalle und -regelmäßigkeit	162
7.2.7	Fortlaufende Bewertung und Anpassung	164
7.3	Resilienz-Test und Praxistraining	**164**

8 Weitere Hilfestellungen ... 165

8.1	Nützliches vom Bundesamt für Sicherheit in der Informationstechnik (BSI)	**165**
8.1.1	Informationen zum Nachlesen und Vertiefen	166
8.1.2	Nach BSI-Standards erstellte Muster und Beispiele	167
8.1.3	Nach BSI-Standards erstellte Vorlagen	167

8.2	**Checklisten**	**168**
8.2.1	Checkliste Cybersicherheit: Organisatorisches, physische Sicherheit, Weiteres	168
8.2.2	Checkliste: Datensicherung	169
8.2.3	Checkliste: Deboarding	169
8.2.4	Checkliste: IT-Dienstleister	170
8.2.5	Checkliste: Netzwerk	170
8.2.6	Checkliste: Updates	170
8.2.7	Checkliste: Verschlüsselung	171
8.2.8	Checkliste: Virenschutz	171
8.3	**Weitere Empfehlungen**	**171**
8.3.1	So finden Sie ein geeignetes IT-Sicherheitsunternehmen	171
8.3.2	Cyberversicherung: sinnvoll oder nicht?	172
8.3.3	Was tun bei Lösegeldforderungen?	174
8.3.4	Einbindung der Polizei: ja oder nein?	175
8.4	**Fördermöglichkeiten**	**177**
Schlusswort	....	**178**
Glossar	....	**179**
Literatur	....	**196**
Bildnachweis	....	**198**
Sachregister	....	**199**
Die Autoren	....	**201**

Abkürzungsverzeichnis

A

ABDA	Bundesvereinigung Deutscher Apothekerverbände
ABAC	attribute based access control, attributbasierte Zugangskontrolle
Abs.	Absatz
ACL	access control lists, Zugangskontrollliste, Zugriffskontrollliste
AES	Advanced Encryption Standard
AM	Arzneimittel
Art.	Artikel

B

BCM	Business-Continuity-Management, Betriebskontinuitätsmanagement
BDSG	Bundesdatenschutzgesetz
BIA	Business-Impact-Analyse
BO	Berufsordnung
BSI	Bundesamt für Sicherheit in der Informationstechnik
BSIG	Gesetz über das Bundesamt für Sicherheit in der Informationstechnik, BSI-Gesetz
BSI-KritisV	Verordnung zur Bestimmung Kritischer Infrastrukturen nach dem BSI-Gesetz
BW	Baden-Württemberg
BYOD	Bring-Your-Own-Device

D

DAV	Deutscher Apothekerverband
DES	Data Encryption Standard
DH	Diffie-Hellman Verfahren
DiD	Defense in Depth, Verteidigung in der Tiefe
DIN	Deutsches Institut für Normung
DLP	Data Loss Prevention, Verhinderung von Datenverlust
DM	Data Minimization, Datensparsamkeit
DSGVO	Datenschutz-Grundverordnung

E

ECC	Elliptic Curve Cryptography
EDR	Endpoint Detection and Response
EDV	elektronische Datenverarbeitung
EN	Europäische Norm
EuGH	Europäischer Gerichtshof

F

FSD	Fail-Safe Defaults

G

GFP	Geschäftsfortführungspläne
GG	Grundgesetz
GP	Geschäftsprozess

H
HiMi	Hilfsmittel
HIDS	hostbasierte Intrusion Detection and Prevention Systems
HV	Handverkauf

I
IAM	Identity and Access Management, Identitätsmanagement
ICS	Industrial Control System, industrielle Steuerungs- und Automatisierungssysteme
IDPS	Intrusion Detection and Prevention Systems
IoT	Internet of Things, Internet der Dinge
ISB	Informationssicherheitsbeauftragter
ISMS	Informationssicherheits-Managementsystem
ISO	International Organization for Standardization
IT	Informationstechnologie

K
Kap.	Kapitel
KMU	kleine und mittlere Unternehmen
KritisV	siehe BSI-KritisV
KVP	kontinuierlicher Verbesserungsprozess

L
LAK	Landesapothekerkammer

M
MA	Mitarbeiter
MAC	Message Authentication Code
MDM	Mobile-Device-Management
MFA	Multi-Faktor-Authentifizierung
MP	Medizinprodukt
MTBC	Mean Time Between Crash
MTBF	Mean Time Between Failure
MTTR	Mean Time To Repair/Recovery
MBO-Ä	Musterberufsordnung Ärzte

N
NDR	Network-Detection and Response
NIDS	Netzwerkbasierte Intrusion Detection and Prevention Systems
NtK	Need-to-know-Prinzip

O
OTC	over the counter
OSINT	Open-Source-Intelligence-Techniken

P
PDCA	Plan Do Check Act
PR	Public Relations

Q
QMH	Qualitätsmanagementhandbuch

R
RBAC	Role Based Access Control, rollenbasierte Zugangskontrolle
Rn.	Randnummer
RPO	Recovery Point Objective
RSA	Rivest-Shamir-Adleman-Verfahren
RTO	Recovery Time Objective
Rx	verschreibungspflichtige Arzneimittel

S
S.	Seite
SCADA	Supervisory Control And Data Acquisition, Überwachung, Steuerung und Datenerfassung
SGB V	Fünftes Sozialgesetzbuch
SIEM	Security Information and Event Management
SLA	Service-Level-Agreement
SOAR	Security Orchestration, Automation and Response
SoD	Segregation of Duties, Prinzip der Aufgabentrennung
SOP	Standard Operating Procedure
SSL	Secure Sockets Layer
StGB	Strafgesetzbuch

T
TLS	Transport Layer Security
TMG	Telemediengesetz
TOMs	Technisch-organisatorische Maßnahmen

U
Urt.	Urteil
USV	unterbrechungsfreie Stromversorgung

V
Vgl.	Vergleiche
VPN	Virtual Private Network, virtuelles privates Kommunikationsnetz

W
WAP	Wiederanlaufplan
WHP	Wiederherstellungsplan
WiBa	Wege in die Basisabsicherung

X
XDR	Extended Detection and Response

1 Einleitung

1.1 Prolog

Es war ein sonniger Montagmorgen in der kleinen Stadt Bergheim an der Erft. Frau Müller, die Inhaberin der Herz-Apotheke, war stolz auf ihre fortschrittliche Apotheke. Sie hatte kürzlich in ein neues Computersystem samt modernstem Kommissionierer investiert. Rezepte konnten elektronisch verarbeitet und Medikationsdaten für das Medikationsmanagement digital gespeichert und genutzt werden. Alles lief reibungslos bis zu jenem verhängnisvollen Tag.

An diesem Morgen öffnete Frau Schmidt, eine langjährige Mitarbeiterin der Herz-Apotheke, eine E-Mail, die scheinbar von einem vertrauten pharmazeutischen Großhändler kam. Die E-Mail enthielt einen Anhang, der laut Beschreibung wichtige Informationen zu aktuellen Lieferengpässen und dem Umgang hiermit enthielt. Ohne zu zögern, klickte Frau Schmidt auf den Anhang. Es war schließlich bereits viel Zeit vergangen, seitdem das dringend benötigte Arzneimittel für Frau M, eine Stammkundin, bestellt wurde. Sekunden später fror der Computer ein. Innerhalb von Minuten verbreitete sich eine Ransomware im gesamten Netzwerk der Apotheke, verschlüsselte alle Dateien und forderte ein Lösegeld für deren Freigabe.

Frau Müller war schockiert. Alle Patienten- und Rezeptdaten, Bestellungen und Finanzunterlagen waren unzugänglich. Auch Kassen-, Labor- und Dokumentationssysteme waren betroffen. Die Apotheke konnte weder Rezepte bearbeiten noch Medikamente aus dem Kommissionierer verkaufen. Frau Müller stand vor einer schwierigen Entscheidung: Das Lösegeld zahlen oder versuchen, behelfsweise einen (analogen) Alternativbetrieb aufzubauen und später die Daten anders wiederherzustellen. Glücklicherweise hatte sie regelmäßige Back-ups ihrer Daten erstellt. Aber die Wiederherstellung würde Zeit kosten, der Alternativbetrieb wäre ineffizient und würde möglicherweise Kollateralschäden bedingen.

Frau Müller wusste bereits, dass alle IT-Experten und Behörden empfehlen, auf keinen Fall solchen Zahlungsaufforderungen nachzukommen. Erstens fehlt es an einer Garantie, dass die Entschlüsselung der Daten auch wirklich funktioniert, zweitens würde man die Angreifer (finanziell) unterstützen, weitere Angriffe durchzuführen. In den folgenden Tagen arbeitete die Apothekeninhaberin daher mit einem IT-Sicherheitsexperten zusammen, um die Systeme zu säubern und wiederherzustellen. Auch die nachträgliche Verarbeitung der analog erfassten Daten sowie die damit verbundene Bereinigung des Warenwirtschaftssystems gelangen mit viel Mühe.

Der Vorfall war dennoch ein Weckruf. Frau Müller erkannte, dass Cybersicherheit nicht nur ein Thema für große Unternehmen ist, sondern auch für ihre Herz-Apotheke von entscheidender Bedeutung war. Sie befasste sich intensiver mit dem Thema, investierte in umfassende Sicherheitsmaßnahmen, schulte ihre Mitarbeiter – auch im Umgang mit verdächtigen E-Mails – und verstärkte die Back-up-Routinen.

Die Geschichte von Frau Müller zeigt, wie wichtig Cyber- und IT-Sicherheit auch für Apotheken sind, egal ob groß oder klein. Es ist eine ständige Herausforderung, der sich Apothekeninhaber in der digitaler werdenden (Apotheken-)Welt stellen müssen.

1.2 Definitionen und Bedeutungen

Oft werden die Begriffe Cybersicherheit und **IT-Sicherheit** synonym verwendet, doch es gibt feine Unterschiede, die wir Ihnen in ▸ Kap. 3 genauer erläutern. An dieser Stelle sei lediglich darauf hingewiesen, dass es sich bei der IT-Sicherheit um einen breiteren Oberbegriff handelt, der den Schutz aller Informationen – digital und physisch – umfasst. So greift die Cybersicherheit alle Themenfelder sowohl der IT-Sicherheit, der Informationssicherheit, der Datensicherheit als auch des Datenschutzes im weitesten Sinne auf.

Cybersicherheit, auch oft schlicht aus dem englischen als Cybersecurity ins Deutsche übernommen, umfasst **Strategien, Prozesse und Technologien**, die dazu dienen, Systeme, Netzwerke und Daten vor digitalen Angriffen und Ausfällen zu schützen. Im Kern konzentriert sie sich auf den **Schutz vor Bedrohungen aus dem Cyberspace**, also digitale Bedrohungen wie Hackerangriffe oder Malware über das Internet.

In einer Apotheke geht es im Themenkomplex IT- bzw. Cybersicherheit überwiegend um den Schutz von Patientendaten, Rezeptinformationen, Finanztransaktionen und allen anderen digitalen Ressourcen vor unbefugtem Zugriff, Diebstahl, Beschädigung oder anderen Bedrohungen.

In diesem Buch versuchen wir, ein **breites Verständnis** für den Themenkomplex IT- bzw. Cybersicherheit zu schaffen. Dies ist erforderlich, um Bedrohungen in der gesamten Bandbreite erkennen zu können. Zum Beispiel kann Datendiebstahl auch über einen USB-Stick innerhalb der Räumlichkeiten der Apotheke geschehen, bevor die Daten über das Internet verbreitet werden. Die Bedrohung kommt in diesem Fall nicht aus dem Cyberspace. Die Nutzung dessen verschlimmert lediglich das Ausmaß der Katastrophe. Gleichwohl werden wir einen deutlichen **Fokus auf die Cybersicherheit** gewährleisten, da diese immer mehr an Bedeutung gewinnt.

Auch angrenzende Themen bzw. solche, die mit der Cybersicherheit wechselwirken, sparen wir daher nicht aus. **Datenschutz und Cybersicherheit ergänzen sich etwa**, denn ein robustes Cybersicherheitssystem hilft, Datenschutzstandards zu erfüllen und umgekehrt (▸ Kap. 2).

Ein weiterer wichtiger Begriff ist die **Compliance**. Er bedeutet, in Einklang mit den geltenden Gesetzen zu sein und die internen Regeln zu befolgen. Wenn Informationen, Geschäftsprozesse und IT-Systeme unzureichend abgesichert sind, kann dies zu Verstößen gegen Rechtsvorschriften mit Bezug zur Informationsverarbeitung oder gegen bestehende Verträge mit Geschäftspartnern führen. Insofern trägt IT- bzw. Cybersicherheit auch zur Compliance der Apotheke bei.

1.3 Aktuelle (Cyber-)Bedrohungen und ihre Auswirkungen

Die Schlagzeile des Tagesspeigels vom 02.11.2023 bringt es auf den Punkt: Die Bedrohung im Cyberraum ist **„so hoch wie nie zuvor"**.[1] Denn es handelt sich hierbei keineswegs um „Clickbaiting", also die Formulierung reißerischer Schlagzeilen, um möglichst viele Leser anzulocken. Vielmehr entstammt diese Aussage wortgetreu dem aktuellen Lagebericht des **Bundesamtes für Sicherheit in der Informationstechnik** (BSI). Die Gründe hierfür sind vielfältig; einige behandeln wir in diesem Buch. Doch lassen Sie uns Ihnen diese abstrakt wirkende Gefahrenlage zunächst mit einigen Zahlen unterlegen:

- Alle 39 Sekunden findet ein Cyberangriff statt.
- 4 Mio. Dateien werden pro Tag gestohlen.
- Cyberangriffe verursachen weltweit Schäden in Höhe von über 6 Billionen US-Dollar.[2]
- Der Schaden in Deutschland beläuft sich auf 203 Milliarden, wobei 9 von 10 deutschen Unternehmen Opfer von Cyberangriffen werden.[3]

Angesichts der zunehmenden Digitalisierung und Vernetzung im Gesundheitssektor steigt auch das Risiko von Cyberangriffen in diesem Bereich stark an. Diese Bedrohungen können gravierende Auswirkungen haben, einschließlich Störungen im Betriebsablauf von Gesundheitseinrichtungen, dem Verlust von Patientenvertrauen und erheblichen finanziellen Schäden, wie aktuelle Beispiele zeigen.

Der Cyberangriff auf Bitmarck im Januar 2023 war etwa ein solcher Vorfall im Bereich der IT-Sicherheit im Gesundheitswesen in Deutschland. Bitmarck ist ein zentraler IT-Dienstleister, der viele gesetzliche Krankenkassen betreut und technische Infrastruktur sowie Softwarelösungen für etwa 25 Millionen Versicherte bereitstellt. Das Medieninteresse war entsprechend groß, aber auch unmittelbare Auswirkungen in Apotheken waren spürbar.

Am 19. Januar 2023 stellte das Cyber Defence Team von Bitmarck einen unbefugten Zugriff auf einen Teil ihrer IT-Infrastruktur fest. Ein unberechtigter Dritter hatte mithilfe gestohlener Zugangsdaten kurzzeitig Zugang zu einem IT-System von Bitmarck. Als Folge wurden Informationen des Unternehmens im **Darknet** geteilt. Bei diesen Informationen handelte es sich um Screenshots und Dateien aus Projektverzeichnissen von gemeinsamen Kundenprojekten. Gesundheitsdaten waren jedoch laut damaligen Unternehmensaussagen zunächst nicht betroffen. Um dies zu vermeiden, musste Bitmarck aus Sicherheitsgründen seine Systeme herunterfahren und vom Netz trennen, was zu Einschränkungen im operativen Betrieb der Krankenkassen und sodann bei den Leistungserbringern führte.[4] So konnten aus Apothekensicht weder Genehmigungsanfragen bearbeitet noch Zuzahlungs-Status überprüft werden. Bedeutend gravierender: Auch Krankengeld konnte an die Anspruchsberechtigten zeitweise nicht ausgezahlt werden.

Spätere Untersuchungen ergaben, dass – entgegen den damaligen Aussagen – doch fragmentierte Datensätze von Versicherten abgeflossen waren. Was damit geschieht, wissen nur die Hacker selbst.[5]

---

1 Vgl. Rinke A, Tagesspiegel 2023
2 Vgl. NN, databasix 2022
3 Vgl. Kuhlenkamp A, Streim F, BITKOM 2022
4 Vgl. NN, Tagesschau 2023
5 Vgl. Koch MC, Heise online 2023

Dies war allerdings nicht der erste Angriff auf die IT-Infrastruktur im Gesundheitswesen. Bereits im Januar 2023 wurden Daten von rund 300 000 Onlinekunden verschiedener Krankenkassen entwendet und im Darknet zum Verkauf angeboten.[6] Ebenfalls im Januar 2023 wurde die Adesso SE angegriffen. Es handelt sich hierbei um ein bedeutendes Beratungs- und IT-Dienstleistungsunternehmen mit Sitz in Dortmund, das laut eigenen Angaben in verschiedenen Kernbranchen wie Gesundheitswesen, öffentliche Verwaltung und Energie tätig ist.

Mehr „Apothekennähe" gewünscht? – (Leider) Kein Problem!

Ende 2022 wurde die Compugroup Medical (CGM), ein Anbieter von Arzt- und Apothekensoftware, Opfer eines Ransomware-Angriffs. Obwohl CGM versicherte, dass die Kundensoftware nicht betroffen gewesen wäre, waren Hotlines zeitweise nicht erreichbar und bestimmte Dienste für Apotheken nicht vollumfänglich nutzbar.[7] Viele Apotheken, die ein Warenwirtschaftssystem von CGM Lauer nutzten, mussten Preisänderungen manuell aufspielen, da das Online-Update nicht funktionierte. CGM verschickte DVDs an Apotheken, was zu logistischen Problemen führte. Die Apotheken wurden auch gebeten, das Passwort ihres Checkpoint-Routers zu ändern, was weitere Komplikationen verursachte. Es kam zu weiteren Funktionalitätsproblemen in verschiedenen Systemen wie der Lauer-Taxe und Apoware.[8]

Gesundheitseinrichtungen können nicht nur indirekt von Cyberangriffen betroffen sein. Im Oktober 2023 musste das Universitätsklinikum Frankfurt nach einem Hackerangriff zeitweise vom Internet getrennt werden und wurde in technischer Hinsicht damit zurück in die 80er-Jahre versetzt.[9] Vergleichsweise harmlos mutet da der Fall einer hessischen Apotheke an. Deren Webshop musste vom Inhaber nach der Attacke vorübergehend abschalten, da er mit Fake-Bestellungen überschüttet wurde.[10] Dieser Vorfall zeigt jedoch, dass auch einzelne Apotheken direkt Ziel von Cyberangriffen werden können.

Dann wäre da noch das Thema „technisches Versagen". IT-Infrastruktur kann Schaden nehmen, und ohne Strom funktioniert ohnehin nichts. Und leider war die Gefahr von Stromausfällen lange nicht mehr so hoch wie seit Beginn des Krieges in der Ukraine bzw. dem daraus resultierenden Gas-Embargo gegen Russland. Dies in Kombination mit der Energiewende hat die Energieversorgung in Deutschland anfälliger gemacht. Wiederkehrende Aufrufe, insbesondere an die süddeutsche Bevölkerung, zeitweise den Stromverbrauch zu begrenzen, sprechen eine klare Sprache (z. B. durch TransnetBW für den 15.01.2024[11]).

Und all das sind keine Einzelfälle oder abstrakten Gefahren. Das zeigen die Daten des oben bereits erwähnten BSI-Lageberichts insbesondere für die versorgungskritischen Einrichtungen (sog. KRITIS, (▶ Kap. 2.6) des Gesundheitswesens. Fast die Hälfte der 132 beim BSI eingegangenen Meldungen aus dem Gesundheitssektor zeigte einen Ausfall oder eine Beeinträchtigung der durch die Betreiber erbrachten kritischen (Gesundheits-) Dienstleistungen an. Hauptursache dieser Meldungen: technisches Versagen. 20 Prozent der Meldefälle standen mit (Cyber-)Angriffen in Verbindung, bei denen die Lieferketten

---

6   Vgl. Fußnote 4
7   Vgl. *Borsch J*, DAZ online 2022
8   Vgl. *Müller A*, apotheke adhoc 2022
9   Vgl. *Richter S*, Frankfurter Rundschau 2023
10 Vgl. *Ciulli C*, apotheke adhoc 2022
11 Vgl. *NN*, Zeit online 2024

zum Angriffsziel und die Gesundheitsdienstleister somit zu Sekundärgeschädigten wurden.[12]

Aber auch in solchen Zeiten müssen Apotheken ihren Versorgungsauftrag zuverlässig erfüllen.

1.4 Warum Ihre Apotheke vorangehen muss

Die Digitalisierung im Gesundheitswesen schreitet unaufhaltsam voran, und mit ihr wachsen die Anforderungen an die IT- bzw. Cybersicherheit in Apotheken. Elektronische Patientenakten, Online-Terminvereinbarungen und digitale Rezeptverwaltung sind nur einige Beispiele, wie digitale Technologien den Apothekenalltag erleichtern. Gleichzeitig erhöhen sie aber auch das Risiko von Ausfällen und Cyberangriffen, was fortgeschrittene Sicherheitsmaßnahmen erforderlich macht. Die Arten von (Cyber-)Bedrohungen sind vielfältig und entwickeln sich ständig weiter. Von Phishing-Angriffen, bei denen Betrüger versuchen, durch gefälschte E-Mails an sensible Informationen zu gelangen, über Wasserschäden bis hin zu Ransomware, die Ihre Systeme verschlüsselt und Lösegeld fordert – die Bedrohung ist real und muss ernst genommen werden. Denn Cyberkriminelle schlagen dort zu, wo es mit geringem Aufwand etwas zu holen gibt. Kleine und mittlere Unternehmen (KMU) rücken daher verstärkt in den Fokus, da deren Cyberresilienz oftmals gering ausgeprägt ist.

Ziel Ihrer Bemühungen ist nicht nur die Vermeidung von Schäden und Betriebsstörungen. Als Apotheker sind Sie sowohl für die Gesundheit Ihrer Kunden verantwortlich als auch für den Schutz sensibler Daten und Informationen, die für die Privatsphäre Ihrer Patienten von entscheidender Bedeutung sind. Apotheken erheben und verwalten **eine Vielzahl an sensiblen Daten**: Patienteninformationen, Rezeptdaten, medizinisch-pharmazeutische Aufzeichnungen und finanzielle Transaktionen. Diese sensiblen Daten bzw. Informationen stehen im Fokus. Sie sind nicht nur für die Gesundheitsversorgung Ihrer Kunden wichtig, sondern auch ein potenzielles Ziel für Cyberkriminelle. Ein Datenleck oder ein Cyberangriff kann schwerwiegende Folgen haben, von Datenschutzverletzungen bis hin zum Missbrauch von Patienteninformationen.

Gesetze und Vorschriften zum Datenschutz, wie die Datenschutz-Grundverordnung (DSGVO), stellen folgerichtig strenge Anforderungen an den Umgang mit personenbezogenen Daten. Als Apotheker sind Sie verpflichtet, diese Vorschriften einzuhalten und geeignete Maßnahmen zum Schutz der Daten Ihrer Kunden zu ergreifen. Verstöße gegen diese Vorschriften können zu hohen Geldstrafen und einem Vertrauensverlust bei Ihren Kunden führen.

Apropos Vertrauen: Das Vertrauen Ihrer Kunden ist das Fundament der Apotheker-Patienten-Beziehung. Kunden erwarten, dass ihre sensiblen Gesundheitsdaten sicher sind. Ein Verlust oder Missbrauch dieser Daten kann zu einem dauerhaften **Reputationsschaden** führen. Aus diesem Grund ist die apothekerliche Schweigepflicht seit jeher berufsrechtlich verankert. In jüngerer Vergangenheit wurde diese zusätzlich im Strafgesetzbuch normiert, was die Bedeutung der Vertraulichkeit nochmals verdeutlicht. Stammen diese Grundideen aus der „analogen" Zeit, ist das Thema aktueller denn je. Auch ein Cyberangriff kann das Vertrauen ernsthaft beschädigen.

---

12 Vgl. *BSI*, Lagebericht 2023, S. 11

Der drohende „Gesamtschaden" ergib sich insofern aus einem Mix aus Schadensersatz, Strafen, Aufwänden für die Behebung von eigenen Schäden und Prävention folgender Angriffe sowie Imageschäden (künftig entfallende Gewinne). Etwa 40 % der finanziellen Verluste durch Cybervorfälle entfallen hierbei auf die Imageschäden, während sich die restlichen 60 % auf externe Experten, zusätzliche Gehälter, Strafen, Gebühren, Software- und Infrastrukturverbesserungen, Schulungen und Neueinstellungen verteilen.[13]

■ **MERKE** Cybersicherheit in der Apotheke ist kein Luxus, sondern eine Notwendigkeit!

Zu guter Letzt geht es nicht nur um den Schutz sensibler Daten und die Vermeidung finanzieller Nachteile, sondern auch um die Einhaltung gesetzlicher Vorschriften (▶ Kap. 2). In den folgenden Kapiteln werden wir uns daher damit beschäftigen, wie Sie Ihre Apotheke effektiv schützen können, um diesen Herausforderungen zu begegnen und ein sicheres Umfeld für Ihre Kunden und Ihr Geschäft zu schaffen.

1.5 IT- und Cybersicherheit sind „Chefsache"

Vielleicht denken Sie, dass es als Apothekeninhaber genügt, sich in den fachspezifischen und betriebswirtschaftlichen Bereichen auszukennen. Der Betrieb wie auch die Sicherheit der IT könne als Verwaltungsaufgabe möglichst umfassend delegiert werden. Der bekannte Reflex: „Dafür bezahle ich doch meinen IT-Dienstleister!" ist allerdings eine riskante Grundhaltung, wenn man sie einnimmt.

In der Welt der Apotheken hat die Bedeutung von IT-Sicherheit und Datenschutz in den letzten Jahren deutlich zugenommen. Diese Entwicklung ist eng mit dem technologischen Fortschritt verknüpft, der neue Risiken mit sich bringt, die – ähnlich wie bei der Entstehung des Bereichs der Hygiene – unbedingt in die täglichen Abläufe integriert werden müssen. Deshalb ist es heute für jeden Apothekeninhaber unabdingbar, grundlegende Kenntnisse in IT- und Cybersicherheit zu besitzen, vergleichbar mit dem Verständnis für betriebswirtschaftliche und steuerliche Aspekte des Berufsalltags. Anderenfalls können keine effektiven Entscheidungen getroffen und sichere Prozesse vorgegeben werden.

Sollten durch Vernachlässigung der IT-Sicherheit Patienten zu Schaden kommen oder Datenschutzverletzungen auftreten, könnten rechtliche Konsequenzen für die Verantwortlichen die Folge sein. Das ist das Los der Apothekeninhaber. Am Ende des Tages werden immer Sie zur **rechtlichen und finanziellen Verantwortung** gezogen. Und auch delegiert werden kann nur, was „beherrscht" wird (keine Delegation ohne Anleitung und Überwachung bzw. Kontrolle).

Aus diesem Grund ist es von größter Wichtigkeit, dass Sie als Apothekenleitung die Vorschläge und Diskussionen mit IT-Lieferanten und Dienstleistern verstehen und nachvollziehen können. Die Praxis zeigt, dass ein fundiertes Verständnis von Fachbegriffen im Bereich der IT nicht nur zu ernsthafteren Gesprächen führt, sondern auch davor schützt, überflüssige Dienstleistungen oder Produkte angeboten zu bekommen oder in unnötige Fachdiskussionen verwickelt zu werden. Weiterhin sorgen Sie durch Anleiten, Unterweisen und Vorleben dafür, dass Sicherheitskonzepte nicht (unabsichtlich) unterlaufen wer-

---

13 Vgl. *Borsch J*, DAZ online 2022

den. Sie schaffen ausreichendes **Risikobewusstsein** im Team. Zudem sind Sie für den Einsatz/die Bereitstellung der notwendigen Finanzmittel verantwortlich (ca. 15–20 % des IT-Budgets sollten in die Cybersicherheit investiert werden[14]).

Summa summarum: **Cybersicherheit ist „Chefsache"!**

1.6 Über dieses Buch

Mit diesem Werk erheben wir den Anspruch, Ihnen einen möglichst breiten Überblick über dieses Themenfeld zu geben. Es soll sensibilisieren, Ihnen den Einstieg erleichtern und als praktischer Leitfaden zur Seite stehen. Dabei verbleiben wir stets auf einem Level, welches Ihnen zwar ein fundiertes Verständnis vermittelt, aber Sie technisch nicht überfordert. Es ist nicht Sinn der Sache, Sie zu IT-Sicherheits-Experten auszubilden. Nur weil man eine Steuererklärung machen muss, muss man keine Ausbildung zum Steuerberater machen. Gleiches gilt für das Themenfeld IT- bzw. Cybersicherheit. Wie beim Thema Steuern geht es darum, ein Grundverständnis dafür zu erlangen, um zu wissen, ob und wann man Experten hinzuziehen muss bzw. wie man diese sinnvoll anleitet oder steuert.

Um die Lesbarkeit des Buchs zu gewährleisten und den „roten Faden" im Blick zu behalten, haben wir uns dafür entschieden, fachspezifische Terminologie aus der IT-Welt an Ort und Stelle nur dann ausführlich zu erläutern, wenn dies zwingend für das Verständnis erforderlich ist. Anderenfalls und ergänzend finden Sie die Fachbegriffe im Glossar am Ende dieses Buches. Wir geben Ihnen damit alles an die Hand, was Sie für eine effektive Kommunikation mit den Fachexperten sowie zur Sensibilisierung und Schulung Ihrer Mitarbeitenden benötigen.

Hinzu kommt eine wirtschaftliche Dimension der Cybersicherheit, da eine „absolute Sicherheit" in der digitalen Welt nicht existiert. Praktisch jedes System ist überwindbar, wenn man die notwendigen (finanziellen) Mittel einsetzt. Es gilt daher, die Grundlagen für eine individuelle Risikobewertung zu schaffen. Wie groß sind die Risiken in Bezug auf Wahrscheinlichkeit und potenziellen Schaden? Wie teuer sind die Verteidigungsmaßnahmen? Welche sinnvolle Balance muss hergestellt werden? Wir wollen Sie in die Lage versetzen, diese Herausforderung zu meistern. Auch dafür möchten wir Sie rüsten.

In welchen Situationen bzw. bei welchen Entscheidungen im Kontext IT-Sicherheit kann Ihnen dieses Buch konkret helfen?

- Bei einer Apothekenübernahme oder -neugründung,
- bei der Absicherung einer bestehenden Apotheke,
- bei jeder Investition in Hard- oder Software sowie softwarebasierte Geräte für den Einsatz im medizinisch-pharmazeutischen Umfeld,
- beim Erstellen eines apothekeneigenen Informationssicherheits-Managementsystems,
- beim Aushandeln der Verträge mit Dienstleistern,
- für praxisgerechte Schulungen/Einweisungen und Awareness-Programme der Mitarbeiter zum Thema IT-Sicherheit und Datenschutz,
- vor einem Dialog mit IT-Dienstleistern und den sogenannten IT-Spezialisten, um Abhängigkeiten zu minimieren und eigene Anforderungen auf Augenhöhe zu formulieren,

---

14 Vgl. *Bitkom*, Überblick für KMU und Behörden, 2023, S. 3

- zum besseren Verständnis entsprechender Hinweise oder Erlasse der zuständigen Behörden,
- beim Erstellen eines Notfallkonzepts für Ihre Apotheke.

Wenn Sie die Ratschläge dieses Buches beherzigen, können Sie bares Geld sparen, Konflikte mit dem Gesetz und unnötige Betriebsstörungen vermeiden. Dieses Buch hilft Ihnen, richtige Entscheidungen zu treffen.

Die Inhalte, die wir Ihnen vorstellen, können trotz der Bemühungen, praxisnah mit Beispielen zu arbeiten, teilweise abstrakt wirken. Dies betrifft insbesondere ▶ Kap. 5 und ▶ Kap. 6, bei denen es um die Planung und Umsetzung von IT- bzw. Cybersicherheit in Ihrer Apotheke gehen wird. Dies liegt überwiegend daran, dass fachgerechte Empfehlungen auf den abstrakten Vorgaben der ISO 27001 und den relevanten Standards des Bundesamtes für Sicherheit in der Informationstechnik (BSI) basieren (müssen). Zwar verschaffen die Muster und Hilfestellungen des BSI (▶ Kap. 8.1) einen Eindruck, wie dies auf die Praxis heruntergebrochen werden kann, doch kann sodann der Transfer auf die Apotheke als Unternehmen schwerfallen. Aus diesem Grund werden wir Ihnen im Verlauf des Buches gewisse Inhalte anhand einer Muster-Apotheke, der Herz-Apotheke aus der Einführungsgeschichte, verdeutlichen.

2 Rechtsgrundlagen und Haftung

2.1 Einführung

In diesem Kapitel konzentrieren wir uns zunächst auf die juristischen Aspekte der IT-Sicherheit im Apothekenwesen. Denn das Recht bildet wie immer den Rahmen und leistet wertvolle Orientierung.

Dieses Kapitel bietet einen Überblick über die relevanten Gesetze und Vorschriften, die für Apothekeninhaber von Bedeutung sind. Zu diesen zählen insbesondere Strafvorschriften, die im Falle von Cyberdelikten zur Anwendung kommen können, das Berufsrecht der Apotheker, welches die berufsspezifischen Pflichten und Verantwortlichkeiten definiert, sowie die Datenschutz-Grundverordnung (DSGVO), die den Umgang mit personenbezogenen Daten regelt. Darüber hinaus wird das IT-Sicherheitsgesetz bzw. das BSI-Gesetz betrachtet, welches die Anforderungen an die Informationssicherheit in kritischen Infrastrukturen festlegt.

Dieses Kapitel soll Sie dabei unterstützen, ein fundiertes Verständnis der rechtlichen Rahmenbedingungen zu entwickeln und die Haftungsrisiken, die sich aus der digitalen Verwaltung von Patientendaten und dem Betrieb von IT-Systemen ergeben, zu minimieren. Es bildet die Grundlage für die in ▶ Kap. 5 folgenden Umsetzungsvorschläge zur Verbesserung der IT- bzw. Cybersicherheit in Ihrer Apotheke.

2.2 Strafrecht (Schweigepflicht, § 203 StGB)

Lange war der (rechtliche) Schutz der Vertraulichkeit dem Berufsrecht vorbehalten. Doch seit einigen Jahren steht das Patientengeheimnis – notabene: über den Tod hinaus – auch unter einem **strafrechtlichen Schutz**. In §§ 203 Abs. 1 Nr. 1, Abs. 2, 204 StGB ist die Verletzung von Privatgeheimnissen geregelt. Die Schweigepflicht der Heilberufe im Allgemeinen ist ein hohes Gut und fußt auf der Menschenwürde und dem allgemeinen Persönlichkeitsrecht (Art. 1 Abs. 1, Art. 2 Abs. 2 Grundgesetz). Wie beim Arzt beruht das Apotheker-Patienten-Verhältnis auf dieser Verschwiegenheit und dem sich hieraus ergebenden Vertrauen. Entsprechend sind ärztliche und apothekerliche Schweigepflichtverletzung im Gleichklang strafbewährt.

Jetzt ist das Thema Schweigepflicht in Apotheken nicht neu. Wir richten den Fokus daher auf Änderungen und neue Herausforderungen, die sich durch die fortschreitende Digitalisierung der Apothekenwelt ergeben. Denn auch der Gesetzgeber berücksichtigt diesen Trend, um der Arbeitsrealität Rechnung zu tragen.

Die letzte Neuregelung des § 203 StGB sorgte bereits für eine erleichterte Inanspruchnahme von externen IT-Dienstleistungen und löste damit ein echtes Problem. Denn mit Ermöglichung des (Remote-)Zugriffs auf die Apothekensysteme, welche Patienteninformationen mit Gesundheitsbezug (= Geheimnisse i. S. d. § 203 StGB) beinhalten, „offenbarten" Inhaber diese in der Vergangenheit unbefugt. Weder gab es eine rechtliche Erlaubnis zur Offenbarung, noch hatten die Patienten eingewilligt (wäre auch nicht praktikabel gewesen).

Die Voraussetzung für die heutige Zulässigkeit ist, dass die Offenbarungen für die ordnungsgemäße Ausübung der Tätigkeit der mitwirkenden Personen erforderlich sind. Nach sorgfältiger Auswahl und Verpflichtung zur Geheimhaltung sowie Überwachung dürfen die IT-Fachleute sodann Zugriff auch auf Systeme erhalten, die gesundheitsrelevante Patientendaten (= Geheimnisse) bergen; und das ohne Einwilligung der Betroffenen. Entscheidend ist, dass exakt dieser Zugriff für die Aufgabe erforderlich ist.

In der Gesetzesbegründung heißt es hierzu:[15]

> „Die Berufsgeheimnisträger sind bei ihrer beruflichen und dienstlichen Tätigkeit auf die Hilfeleistung anderer Personen angewiesen. In vielen Fällen ist es für Berufsgeheimnisträger wirtschaftlich sinnvoll, diese Tätigkeit nicht durch Berufsgehilfen im Sinne des § 203 StGB erledigen zu lassen, sondern durch darauf spezialisierte Unternehmen oder selbstständig tätige Personen. Auch Einrichtung, Betrieb, Wartung und Anpassung der informationstechnischen Anlagen, Anwendung und Systeme, mit denen die Arbeitswelt heute umfassend ausgestattet ist, erfordern spezielle berufliche Kenntnisse, die bei Berufsgehilfen im Sinne des § 203 StGB nicht vorausgesetzt werden können, wohingegen die Einstellung von darauf spezialisiertem Personal vielfach nicht wirtschaftlich wäre. Die Heranziehung Dritter, außerhalb der eigenen Sphäre stehender Personen zu diesen Hilftätigkeiten ist für Berufsgeheimnisträger aber nicht ohne rechtliches Risiko, sofern diese Personen damit von geschützten Geheimnissen Kenntnis erlangen können und keine einschlägige Befugnisnorm oder ausdrückliche Einwilligung des Berechtigten vorhanden ist. Auch eine Vertragsgestaltung, durch die die dritte Person zur Verschwiegenheit verpflichtet und durch den Berufsgeheimnisträger kontrolliert wird, dürfte nicht ohne Weiteres zur Rechtssicherheit führen.
> Somit ist gesetzgeberischer Handlungsbedarf gegeben, dem durch die Schaffung berufsrechtlicher Befugnisnormen durch den Bundesgesetzgeber nur insoweit Rechnung getragen werden kann, als er für das jeweilige Berufsausübungsrecht die Gesetzgebungskompetenz besitzt. Im Übrigen besteht für ihn nur die Möglichkeit, die Strafbarkeit entsprechend einzuschränken.
> Sofern sich Berufsgeheimnisträger Dritter, außerhalb ihrer Sphäre stehender Personen bedienen, sind die ihnen anvertrauten oder sonst beruflich bekannt gewordenen Geheimnisse bei diesen Personen zudem derzeit strafrechtlich nicht geschützt. Auch insoweit besteht gesetzgeberischer Handlungsbedarf.
> […]"

---

15   Vgl. BT-Drucks. 18/11936 S. 1 f.

> Dagegen stellt das Zugänglichmachen von geschützten Geheimnissen gegenüber Personen, die zwar nicht in die Sphäre des Berufsgeheimnisträgers eingegliedert sind, aber dennoch an dessen beruflicher oder dienstlicher Tätigkeit mitwirken, ein Offenbaren dar. Soweit dieses Offenbaren für die Inanspruchnahme dieser sonstigen mitwirkenden Personen erforderlich ist, handelt der Berufsgeheimnisträger jedoch befugt und damit nicht rechtswidrig. Für beide Fallgruppen soll die mit der Einbindung dritter Personen verbundene Verringerung des Geheimnisschutzes dadurch kompensiert werden, dass mitwirkende Personen, die bei der ordnungsgemäßen Durchführung ihrer Tätigkeit die Möglichkeit erhalten, von geschützten Geheimnissen Kenntnis zu erlangen, in die Strafbarkeit nach § 203 StGB einbezogen werden. Zudem soll den Berufsgeheimnisträger bei der Einbeziehung externer Personen in die Berufsausübung die Pflicht treffen, dafür Sorge zu tragen, dass die einbezogenen Personen zur Geheimhaltung verpflichtet werden. Diese Pflicht gilt unabhängig von berufsrechtlichen oder sonstigen rechtlichen Vorgaben. Die Verletzung dieser Pflicht ist strafbewährt, wenn die einbezogene Person unbefugt ein Geheimnis offenbart hat."

Diese Änderung geht aus der Perspektive des Apothekenalltags in die richtige Richtung. Gleichwohl adressiert § 203 Abs. 3 StGB hier eher den Datenschutz und weniger die IT-Sicherheit als unser Kernthema.

Stellen Sie sich vor, Sie haben eine rechtskonforme Vereinbarung mit Ihrem IT-Dienstleister getroffen. Doch nun gibt sich ein Cyberkrimineller als Mitarbeiter Ihres Dienstleisters aus und Sie schalten die Fernwartung für diesen frei. Schon haben wir eine unerlaubte Offenbarung. Und genau das ist ein Beispiel für die Verbindung zwischen Schweigepflicht und Cybersicherheit.

> **Hinweis**
> IT- und Cybersicherheit schützen das Apotheker-Patienten-Verhältnis und sichern Sie gegen (unbeabsichtigte) Schweigepflichtverletzungen ab.

2.3 Berufsrecht

Weitere Rechtsnormen, die im Zusammenhang mit dem Themenkomplex IT- bzw. Cybersicherheit eine – bisher weitestgehend vakante – Rolle spielen, sind die Vorschriften der Berufsordnungen. Zwar fehlt es an einer einheitlichen Musterberufsordnung wie bei den Ärzten (Musterberufsordnung-Ärzte, MBO-Ä), doch unterscheiden sich die Berufsordnungen der 17 Apothekerkammern in den hier relevanten Punkten nur unwesentlich. Wir orientieren uns zur Veranschaulichung an der Berufsordnung der Landesapothekerkammer Baden-Württemberg (BO LAK BW).[16]

Im Wesentlichen enthalten die Berufsordnungen Regelungen zu den Pflichten der Berufsausübung, der Schweigepflicht, zum beruflichen Verhalten, zu gemeinsamer Berufsausübung, Werbung etc. Allgemeiner kann man von berufsrechtlichen und ethi-

---

16 Berufsordnung der Landesapothekerkammer Baden-Württemberg vom 15. September 2006, zuletzt geändert durch Satzung vom 27.07.2020

schen Grundlagen des apothekerlichen Berufes sprechen. Von besonderem Interesse sind vorliegend allerdings die §§ 1 Abs. 3, 14 und 16 BO LAK BW. In diesen Vorschriften finden sich Regelungen zur gewissenhaften Berufsausübung, zur Schweigepflicht sowie zur Berufshaftpflichtversicherung.

> ■ **MERKE** Das Berufsrecht ist kein zahnloser (Papier-)Tiger. Verurteilungen können zu Warnungen, Verweisen, Geldbußen bis 50 000 € oder der Aberkennung der Mitgliedschaft in den Organen der Kammer und den Vertretungen und Ausschüssen der Untergliederungen sowie zur Aberkennung des Wahlrechts und der Wählbarkeit in die Organe der Kammer und die Vertretungen und Ausschüsse der Untergliederungen führen, zzgl. Verfahrenskosten. Zudem müssen Verurteilungen der Approbationsbehörde mitgeteilt werden (Worst Case: Approbationsentzug).

2.3.1 Integrität und Vertrauen

Sie werden sich sicherlich fragen, was Integrität und Vertrauen mit IT-Sicherheit zu tun haben. Nun, heutzutage eine ganze Menge, wenn Sie sich an die Kernmerkziele der IT-Sicherheit zurückerinnern. Diese sind **Vertraulichkeit, Integrität** und Verfügbarkeit der Daten bzw. Informationen (▶ Kap. 1.2).

> **§ 1 Abs. 3 BO LAK BW**
> „Der Apotheker hat seinen Beruf gewissenhaft auszuüben. Er hat sein Verhalten innerhalb und außerhalb seiner beruflichen Tätigkeit so einzurichten, dass er der **Integrität** und dem **Vertrauen** gerecht wird, die sein Beruf erfordert. Er ist sich seiner Verpflichtung, die Interessen des Gemeinwohls zu beachten, bewusst."

Kommunikationswege und -kontakte werden zunehmend auch in Apotheken digitaler. WhatsApp, E-Mail, Webshops, Telepharmazie oder Social Media – all das gehört inzwischen zum Alltag und prägt maßgeblich die moderne Berufsausübung des Apothekers. Und Vertraulichkeit und Integrität gelten gemeinsam als sog. **IT-Grundrecht**[17], welches aufgrund der Drittwirkung von Grundrechten auch von privaten Stellen, also auch den Apotheken, zu gewährleisten ist.

Im Ergebnis kann die Berufsausübungsregelung nach § 1 Abs. 3 nicht auf die analoge Welt beschränkt bleiben, wenn der Apotheke auch in der digitalen Welt agiert – was der Regelfall ist. Ein sorgloser und fahrlässiger Umgang mit dem Thema IT-Sicherheit bzw. die sich hieraus ergebenden „(Daten-)Skandale" dürften insofern in nicht allzu ferner Zukunft auch die Berufsgerichte erstmals beschäftigen.

2.3.2 Schweigepflicht

> **§ 14 Abs. 1 der BO LAK BW**
> „Der Apotheker ist zur Verschwiegenheit über das, was ihm in Ausübung seines Berufes bekannt geworden ist, verpflichtet."

---

17 Vgl. BVerfG, Urt. v. 27.02.2008–1 BvR 370/07

Über das Thema der strafrechtlichen Relevanz der Schweigepflicht haben wir uns bereits in ▶ Kap. 2.2 ausgelassen. Nun lässt sich zunächst die Frage aufwerfen, wieso zusätzlich eine berufsrechtliche Verankerung der Schweigepflicht notwendig ist. Zunächst einmal muss festgehalten werden, dass die berufsrechtliche Regelung älter ist als diejenige des Strafrechts. Man könnte also allenfalls darüber diskutieren, ob es sich um eine inzwischen überflüssige Redundanz handelt. Dem ist allerdings nicht so.

Die Funktion einer berufsrechtlichen Verankerung der Schweigepflicht dient vor allem der **deklaratorischen Unterstreichung** ihrer besonderen Rolle für das Apotheker-Patienten-Verhältnis. Zudem kann die berufsrechtliche die strafrechtliche Schweigepflicht konkretisieren und präzisieren, in Einzelfällen auch einen höheren Verhaltensstandard fordern. Das kommt auf die Formulierung in der jeweiligen Berufsordnung an. Weiterhin besteht ein überschießender berufsrechtlicher Schutz darin, dass ein Verstoß unabhängig von einem Strafantrag des Betroffenen (oder der Erben nach § 205 StGB) sanktioniert werden kann.

Unabhängig von dieser doch sehr juristischen Betrachtung sehen wir uns gezwungen, auf ein bisher kaum beachtetes Problem hinzuweisen. Denn Abs. 2 lautet:

> „Der Apotheker ist zur Offenbarung befugt, soweit er von dem Betroffenen oder seinem gesetzlichen Vertreter von der Schweigepflicht entbunden wurde oder soweit die Offenbarung zum Schutze eines höherrangigen Rechtsgutes erforderlich ist. Gesetzliche Aussage- und Anzeigepflichten bleiben davon unberührt."

So oder so ähnlich lesen sich auch die Formulierungen der anderen Berufsordnungen. An einer „Modernisierung", wie sie § 203 StGB für externe IT-Dienstleister heute kennt (▶ Kap. 2.2), fehlt es im Berufsrecht! Der Bedarf ist den Verantwortlichen womöglich auch nicht bewusst, hat doch bereits der Bundesgesetzgeber (zuständigkeitshalber) zwar an Anwälte, Steuerberater, Wirtschaftsprüfer und Co., nicht aber an Apotheker (und Ärzte), bei denen sich die Berufsausübungsregelung typischerweise aus dem Landesrecht ergibt, gedacht. Im Zuge der Novellierung des § 203 StGB verlautete er:

> „Zu der Schaffung von berufsrechtlichen Befugnisnormen in der BRAO, der BNotO, der PAO, dem StBerG und der WPO gibt es keine Alternative, weil nur die Schaffung von Befugnisnormen auf gesetzlicher Ebene für die betroffenen Berufsgeheimnisträger Rechtssicherheit dahingehend gewährt, dass eine Zugangsgewährung zu fremden Geheimnissen im Rahmen der Befugnisnormen für die Geheimnisträger keinen Verstoß gegen die berufsrechtlich festgelegte Verschwiegenheitspflicht darstellt."[18]

Wie bei der damaligen Einführung der Grippeschutzimpfungen in Apotheken wäre ein Hinweis auf eine mögliche Anpassungsnotwendigkeit des landesrechtlichen Berufsrechts[19] wohl hilfreich gewesen. Doch selbst die ABDA schwieg in ihrer Stellungnahme zum Thema[20], obwohl es diese Ausführungen in den Gesetzesmaterialien auf den Punkt

---

18 Vgl. BT-Drs. 18/11936 S. 3
19 Vgl. BT-Drs. 19/15164, S. 61
20 Vgl. *ABDA*, Stellungnahme zum Referentenentwurf eines Gesetzes zur Neuregelung des Schutzes von Geheimnissen bei der Mitwirkung Dritter an der Berufsausübung schweigepflichtiger Personen, 2017

bringen. Wenn die Erlaubnis in § 203 StGB andere gleichzeitig mit den Apothekern adressierte Geheimnisträger berufsrechtlich nicht schützen kann, so laufen auch die approbierten Pharmazeuten in berufsrechtlicher Hinsicht nicht nur Gefahr, sich der unbefugten Offenbarung gegenüber Cyberangreifern schuldig zu machen. Vielmehr drohen bereits bei routinemäßigen (Daten-)Freigaben für seriöse externe Dienstleister Probleme, die sich lediglich über juristische Auslegungen lösen ließen. Rechtssicherheit sieht anders aus.

Bis zu einer Anpassung der Berufsordnungen an die Arbeitsrealität moderner Apotheken muss daher dringend auf eine sorgsame Auswahl, Vertragsgestaltung und Überwachung der IT-Dienstleister geachtet werden, idealerweise in Verbindung zur Kenntnisnahme durch die zuständige Kammer.

2.3.3 Berufshaftpflicht gleich Cyberversicherung?

§ 16 der BO LAK BW verpflichtet im Regelfall die Apothekeninhaber.

> **§ 16 der BO LAK BW**
> „Jeder Apotheker ist verpflichtet, sich ausreichend gegen Haftpflichtansprüche aus seiner beruflichen Tätigkeit zu versichern." […]

Die zunehmend „digitale Präsenz" des Apothekers hat, wie bereits dargestellt, auch die Berufsausübung verändert. Schäden aus beruflicher Tätigkeit können daher auch zunehmend die Folge von Cyberangriffen oder IT-Ausfällen sein, gegen die die Apotheke – aus Sicht der anklagenden Partei – nicht ausreichend abgesichert war. Wie der Apotheker für die räumliche Infrastruktur seiner Apotheke verantwortlich ist und für Schäden in diesem Bereich aufkommen müsste (z. B. Personenschaden nach Sturz über eine „Stolperfalle"), so ist er auch für die mangelhafte Absicherung der digitalen Infrastruktur (z. B. für die Telepharmazie) haftbar. Dies kann auch der Fall sein, wenn Dritte geschädigt wurden, weil sie von einem gekaperten Apotheken-PC oder vom apothekeneigenen Onlineshop Malware erhalten haben. Insofern liegt hier eine Verbindung zwischen zivilrechtlichen Haftungsansprüchen (▶ Kap. 2.10) und dem Berufsrecht vor.

Sie merken bereits, worauf wir hinauswollen? Die Themen Berufshaftpflicht und Cyberversicherung sollte man vielleicht nicht ganz so isoliert betrachten, wie dies bisher teilweise geschehen ist. Man könnte eine berufsrechtliche Relevanz einer Cyberpolice als Teil oder Ergänzung der Berufshaftpflicht jedenfalls in Erwägung ziehen. Warum sie heutzutage ohnehin sinnvoll ist, erklären wir in ▶ Kap. 5.

2.4 Datenschutzrecht

Bereits in ▶ Kap. 1.2 wurde beschrieben, dass sich insbesondere Cybersicherheit und Datenschutz ergänzen. In Europa haben wir mit der **Datenschutz-Grundverordnung** inzwischen ein vereinheitlichtes und vergleichsweise junges Regelungswerk. Dies birgt den Vorteil, dass es in technologischer Hinsicht nicht „abgehängt" ist. Ergänzt wird die DSGVO durch nationale Vorschriften. Das **Bundesdatenschutzgesetz** (BDSG) überführt die europaweit gültigen Regelungen in deutsches Recht und passt sie auf deutsche Belange an.

Als Apotheker ist Ihnen das hohe Schutzniveau, welches personenbezogene Gesundheitsdaten erfordern, selbstverständlich seit jeher bewusst. In den letzten Jahren wurde zudem ausführlich über wichtige Neuerungen, die sich aus der DSGVO für Apotheken ergeben, berichtet. Wir wollen daher nicht tiefer als nötig in den Datenschutz eintauchen und verweisen lieber auf bereits existierende Fachliteratur, sollte der Wunsch nach Vertiefung aufkommen. Unser Fokus bleibt auf die Verbindungspunkte zur Cybersicherheit gerichtet. Die wichtigsten Verbindungen werden im Folgenden erklärt.

Schutz personenbezogener Daten: Die DSGVO verlangt von Apotheken, personenbezogene (Gesundheits-)Daten ihrer Kunden sicher zu speichern und zu verarbeiten. Abermals lauten die relevanten Schlagworte: Integrität und Vertraulichkeit. Cybersicherheitsmaßnahmen sind notwendig, um diese Daten vor unbefugtem Zugriff oder Datenlecks zu schützen. Dies hat nach dem jeweils aktuellen Stand der Technik zu erfolgen.

Risikomanagement: Die DSGVO fordert Unternehmen auf, ein effektives Risikomanagement für die Verarbeitung personenbezogener Daten einzurichten. Denn bei der geforderten Datenschutz-Folgenabschätzung geht es letztlich um die Analyse und Bewertung hoher Risiken für die Rechte und Freiheiten von natürlichen Personen. Dies bedeutet auch, dass Apotheken geeignete Cybersicherheits-Tools und -Protokolle implementieren müssen, um mögliche Schwachstellen zu identifizieren und zu mindern.

Meldepflicht bei Datenverletzungen: Im Falle einer Datenschutzverletzung (z. B. Datenabfluss durch Hackerangriff, versehentliche Datenfreigabe, E-Mail an falschen Empfänger etc.) müssen Apotheken dies grundsätzlich **innerhalb von 72 Stunden** der zuständigen Behörde melden. Eine solide Cybersicherheitsinfrastruktur hilft dabei, solche Vorfälle schnell zu erkennen und entsprechend zu reagieren.

Datenschutz durch Technikgestaltung und durch datenschutzfreundliche Voreinstellungen: Die DSGVO betont die Prinzipien des „Privacy by Design" und „Privacy by Default". Apotheken müssen daher Systeme und Prozesse so gestalten, dass sie von vornherein auf den Datenschutz ausgerichtet sind. Dies schließt auch die Auswahl sicherer IT-Systeme und Netzwerke ein.

(Pflicht-)Schulung der Mitarbeiter: Ohne Schulung der Belegschaft zum Thema Cybersicherheit geht es nicht. Das Personal muss über die Risiken und die richtigen Verfahren im Umgang mit sensiblen Daten informiert sein.

Verantwortlichkeit: Die DSGVO macht den „Verantwortlichen" (in diesem Fall den Apothekeninhaber) für die Einhaltung der Datenschutzprinzipien verantwortlich. Dies bedeutet, dass eine umfassende Cybersicherheitsstrategie nicht nur eine technische Notwendigkeit, sondern auch eine rechtliche Anforderung ist.

Sanktionsmöglichkeit: Verstöße gegen die DSGVO sind sanktionsbewährt. Für die hier im Raum stehenden Verstöße drohen Bußgelder bis zu **20 Mio. €** oder von bis zu **4 %** des weltweit erwirtschafteten **Gesamtumsatzes** des abgelaufenen Wirtschaftsjahres.

Zusammengefasst bildet die DSGVO das rechtliche Rahmenwerk, das Apothekeninhaber zwingt, sich aktiv mit Cybersicherheit auseinanderzusetzen, um die Privatsphäre ihrer Kunden zu schützen und gleichzeitig regulatorischen Anforderungen gerecht zu werden. Insbesondere die hohen Strafen können Investitionen in die Cybersicherheit bei einem risikobasierten Ansatz in einem anderen Licht erscheinen lassen.

> **Hinweis**
> Die Schulungspflicht ergibt sich aus Art. 32 Abs. 1 lit. b) DSGVO. Denn die Fähigkeit der Apotheke, insbesondere Vertraulichkeit, Integrität und Verfügbarkeit der Daten sicherzustellen, steht und fällt nicht bloß mit der EDV-Infrastruktur (technische Maßnahmen), sondern auch mit ausreichenden Kenntnissen der Belegschaft zu angreifbaren Schwachstellen (Phishing, Malware, digitale Geiselnahme etc.). Dies kann nur über entsprechende Schulungen gewährleistet werden (organisatorische Maßnahme). Zudem ist die Forderung von Art. 39 DSGVO zu beachten.

Art. 39 DSGVO
„Überwachung der Einhaltung dieser Verordnung, anderer Datenschutzvorschriften der Union bzw. der Mitgliedstaaten sowie **der Strategien des Verantwortlichen** oder des Auftragsverarbeiters für den Schutz personenbezogener Daten **einschließlich** der Zuweisung von Zuständigkeiten, **der Sensibilisierung und Schulung der an den Verarbeitungsvorgängen beteiligten Mitarbeiter** und der diesbezüglichen Überprüfungen."

2.5 Telemediengesetz

Auch das Telemediengesetz (TMG) ist für unseren Themenkomplex durchaus relevant. Das TMG regelt unter anderem die Verantwortung von Dienstanbietern für eigene und fremde Informationen, die sie zur Nutzung bereitstellen. Im Falle der Apotheken handelt es sich hierbei typischerweise um Onlinedienste, wie etwa einen Webshop, Gesundheitsinformationen auf der eigenen Website oder telepharmazeutische Beratungsdienste. Folgende Aspekte des TMG sind daher von Bedeutung:

Datenschutz und Datensicherheit: Das TMG schreibt vor, dass Anbieter von Telemediendiensten geeignete technische und organisatorische Maßnahmen treffen müssen, um die Daten ihrer Nutzer zu schützen. Dies umfasst beispielsweise den Schutz personenbezogener Daten und die Sicherheit der IT-Systeme gegen unerlaubten Zugriff.

Informationspflichten: Apotheken sind verpflichtet, Nutzer ihrer Onlinedienste klar und verständlich über die Art, den Umfang und den Zweck der Erhebung und Verwendung personenbezogener Daten zu informieren. Diese Informationen werden in der Regel in der Datenschutzerklärung auf der Webseite der Apotheke bereitgestellt.

Haftungsfragen: Das TMG regelt auch die Haftung für Informationen, die auf der Webseite bereitgestellt werden. Für Apotheken ist es wichtig, darauf zu achten, dass sie keine rechtswidrigen oder fehlerhaften Inhalte verbreiten.

> ■ **MERKE** Für Apotheken, die Onlinedienste anbieten, war es daher seit jeher wichtig, sich mit den Anforderungen des TMG vertraut zu machen und sicherzustellen, dass ihre Webseiten und anderen Onlinedienste diesen entsprechen. Doch auch aus der Perspektive der Cybersicherheit spielt das TMG eine Rolle, da es Vorgaben des Datenschutzrechts auf Onlineangebote spezifiziert und so ein wichtiger Teil der Cybersecurity-Strategie wird, um sowohl die eigenen Daten als auch die Daten der Kunden zu schützen.

2.6 BSI-Gesetz (IT-Sicherheitsgesetz)

Die Grundlage für das heutige Gesetz über das Bundesamt für Sicherheit in der Informationstechnik (kurz: BSI-Gesetz) bildete das Gesetz zur Stärkung der Sicherheit in der Informationstechnik des Bundes aus dem Jahre 2009. Hierauf baute das Gesetz zur Erhöhung der Sicherheit informationstechnischer Systeme vom 17.07.2015 (kurz: IT-Sicherheitsgesetz) auf, bevor das Gesetz zur Umsetzung der NIS-Richtlinie und das „IT-Sicherheitsgesetz 2.0" die Kompetenzen des BSI auf das heutige Ausmaß anwachsen ließen. Inzwischen werden IT-Sicherheitsgesetz und BSI-Gesetz daher oftmals synonym verwendet. Wir nutzen folgend den Terminus „BSI-Gesetz".

Das BSI-Gesetz zielt darauf ab, **kritische Infrastrukturen** in Bezug auf die Herausforderungen der Digitalisierung und Cybersicherheit zu stärken. Betroffene Betreiber sind der Überwachung durch das BSI unterworfen und haben diesem u. a. eine IT-Sicherheit auf dem „Stand der Technik" nachzuweisen (vgl. § 8a BSIG). Der Gesetzgeber möchte damit sicherstellen, dass solche Einrichtungen gegen Cyberangriffe geschützt sind und – mit Blick auf das Gesundheitswesen – trotz fortschreitender Technologisierung die Patientensicherheit gewährleisten können. Das Gesetz verpflichtet daher bestimmte Leistungserbringer im Gesundheitswesen, organisatorische Vorkehrungen zu treffen, um ihre IT-Systeme und die damit verbundenen Patientendaten zu schützen. Ein Ausfall dieser Systeme würde nicht nur die Behandlungsqualität beeinträchtigen, sondern auch eine Versorgungsunsicherheit für die Bevölkerung darstellen. Daher ist regelmäßig, neben dem Schutz der IT, ein darüber hinausgehendes Notfallmanagement (z. B. ein Business-Continuity-Management; ▶ Kap. 3.7) vorgeschrieben.

Die **BSI-Kritis-Verordnung** ergänzt das BSI-Gesetz, indem sie Anlagenkategorien und Schwellenwerte für (potenzielle) kritische Infrastrukturen definiert und festlegt, welche Einrichtungen tatsächlich den strengen Anforderungen unterliegen sollen, also „KRITIS" sind (§ 2 Abs. 10 BSIG). Apotheken finden sich in den Anlagen neben anderen klassischen medizinisch-pharmazeutischen Leistungserbringern:

- Krankenhäuser,
- Hersteller (Medizinprodukte, Arzneimittel),
- **Apotheken.**

Apotheken finden sich genauer gesagt in Anhang 5 Teil 1 an offensichtlicher (Ziff. 1 1.9) und weniger offensichtlicher Stelle (Ziff. 1 1.1). „Apotheken" sind dabei solche i. S. d. Apothekengesetzes, wobei Krankenhausapotheken als Teil des zugehörigen Krankenhauses diesem als Nebeneinrichtungen zuzurechnen sind.[21] Auch handelt es sich bei der Herstellung, dem Vertrieb und der Abgabe von verschreibungspflichtigen Arzneimitteln um kritische Dienstleistungen i. S. d. § 6 Abs. 3 BSI-KritisV[22], wobei der Verordnungsgeber ausschließlich die Rx-Versorgung im Blick hat.[23]

Allerdings reicht die Zugehörigkeit zu einer der Kategorien allein nicht aus, um den strengen regulatorischen Anforderungen für die kritische Infrastruktur zu unterfallen. Entscheidend sind zudem in der BSI-KritisV definierte **Schwellenwerte** für die jeweils kritische Gesundheitsdienstleistung.

---

21 Vgl. RefE. BMI zur ersten Änderung der BSI-KritisV, S. 46
22 Vgl. *Beucher/Ehlen/Utzerath*, in: Kipker, Cybersecurity, Kap. 14, Rdnr. 34
23 Vgl. RefE, BMI (Fn. 21), S. 49

◻ **Tab. 2.1** Schwellenwerte nach BSI-KritisV für die verschiedenen Handelsstufen (Arzneimittel bzw. Medizinprodukte)

Anlagenkategorie	Bemessungskriterium	Schwellenwert
Versorgung mit unmittelbar lebenserhaltenden Medizinprodukten (Verbrauchsgüter)		
Herstellung		
Produktionsstätte	Umsatz in € pro Jahr	90 680 000
Abgabe		
Abgabestelle	Umsatz in € pro Jahr	90 680 000
Versorgung mit verschreibungspflichtigen Arzneimitteln und Blut- und Plasmakonzentraten zur Anwendung im oder am menschlichen Körper		
Herstellung		
Produktionsstätte	Anzahl in Verkehr gebrachter Packungen pro Jahr	4 650 000
Vertrieb		
Betriebs- und Lagerraum	Anzahl umgeschlagener Packungen pro Jahr	4 650 000
Anlage oder System zum Vertrieb von verschreibungspflichtigen Arzneimitteln	Anzahl transportierter Packungen pro Jahr	4 650 000
Abgabe		
Apotheke	Abgegebene Packungen pro Jahr	4 650 000

Der Schwellenwert für Apotheken liegt derzeit bei 4 650 000 abgegebenen (Rx-)Arzneimittelpackungen pro Jahr, wie dies auch für Arzneimittel-Hersteller und den pharmazeutischen Großhandel der Fall ist (◻ Tab. 2.1). Die typische Apotheke erreicht diesen Wert selbst bei einer Gesamtveranlagung nach § 1 Abs. 2 BSI-KritisV, also inklusive Filialen, nicht ansatzweise. Insofern zählen Apotheken zwar als kritische Infrastruktur im Sinne des BSI-Gesetzes, sind in der Einzelbetrachtung allerdings regelmäßig dessen Anwendungsbereich entzogen.[24]

Es wird argumentiert, dass der Ausfall einer einzelnen Apotheke keine unmittelbare Gefahr für die öffentliche Sicherheit oder die Versorgung der Bevölkerung darstellt. Nimmt man die Gesamtversorgung in den Blick, ist dem zuzustimmen. Es macht aufgrund des Netzwerkeffekts einen Unterschied, ob die Versorgung durch einen Großhändler zusammenbricht, der X Apotheken versorgt, oder durch eine Apotheke, die Y Patienten versorgt. Im ersten Fall wären XY_n Patienten betroffen, im zweiten Fall „lediglich" Y_n Patienten; von der regionalen Ausstrahlwirkung ganz zu schweigen.

---

24 Vgl. *Effertz*, A&R 2024, S. 59 ff. ausführlich zum Thema der Gemeinsamen Veranlagung von Haupt- und Filialapotheken sowie externen Räumlichkeiten

Die Anforderungen aus dem BSI-Gesetz sowie der BSI-KritisV waren insofern für die typische Apotheke lange kaum relevant. Doch dies ändert sich aktuell.

2.7 NIS-2-Richtlinie und BSI-Gesetz (neu)

Die Richtlinie (EU) 2022/2555 des Europäischen Parlaments und des Rates vom 14. Dezember 2022 über Maßnahmen für ein hohes gemeinsames Cybersicherheitsniveau in der Union (folgend: NIS-2-Richtlinie) wurde mit dem Ziel der weiteren Stärkung der digitalen und physischen Sicherheit kritischer Infrastrukturen verabschiedet. Sie wurde am 27. Dezember 2022 im EU-Amtsblatt veröffentlicht und trat am 16. Januar 2023 in Kraft und muss bis Oktober 2024 in nationales Recht umgesetzt werden. Das NIS2UmsuCG nimmt dazu als Änderungsgesetz insbesondere Anpassungen am o. g. BSI-Gesetz vor.

Die Inhalte der Richtlinie zielen darauf ab, die Widerstandsfähigkeit von Netz- und Informationssystemen in der EU gegenüber Cyberbedrohungen zu erhöhen, und konzentrieren sich auf kritische Sektoren wie Energie, **Gesundheitswesen**, Verkehr und digitale Infrastruktur. Dies soll EU-Ländern helfen, effektive Maßnahmen zur Erkennung, Prävention und Bewältigung von Cyberangriffen zu entwickeln.

Die NIS-2-Richtlinie erweitert die Anforderungen an die Cybersicherheit und die Sanktionen, um das Sicherheitsniveau in den Mitgliedstaaten zu harmonisieren und zu verbessern. Sie enthält strengere Anforderungen für verschiedene Sektoren und erweitert die Zahl der Organisationen, die in den Anwendungsbereich fallen. Unternehmen und Organisationen müssen sich mit Themen wie Cyber-Risikomanagement, Kontrolle und Überwachung sowie Umgang mit Zwischenfällen und Geschäftskontinuität befassen. Für die Geschäftsleitung der betroffenen Organisationen gelten strengere Haftungsregeln.

Mit Stand Herbst 2024 liegt lediglich ein erster Gesetzesentwurf vor. Damit ist der deutsche Gesetzgeber in Verzug, da ein Inkrafttreten bis Oktober 2024 EU-rechtlich vorgeschrieben war. Daher lohnt ein Blick auf das, was – so oder so ähnlich – kommen wird.

Neben der Hauptkategorie der Betreiber kritischer Anlagen (vormals: KRITIS, s. o.) werden zwei weitere Kategorien schutzbedürftiger Einrichtungen eingeführt und definiert. Künftig wird zwischen **wichtigen Einrichtungen** und **besonders wichtigen Einrichtungen** unterschieden.

Apotheken wären als Gesundheitsdienstleister gemäß Anhang I Nr. 5 NIS-2-Richtlinie i. V. m. Art. 3 lit. a) und g) Richtlinie 2011/24/EU dem KRITIS-Sektor Gesundheit in Anlage 1 4.1.1 (neu) zuzuordnen. Sofern sie zusätzlich **mindestens 50 Mitarbeitende** oder eine/n **Jahresumsatz bzw. -bilanz von über 10 Mio. EUR** aufwiesen, würden diese künftig als „wichtige Einrichtung" gelten (vgl. § 28 Abs. 2 neu).

Der Switch von einer Betrachtung der abgegebenen Arzneimittelpackungen auf Unternehmensgröße nach Umsatz hat an erster Stelle einen entsprechenden Effekt auf Großapotheken und Apotheken mit Spezialversorgung (z. B. Zytostatika). Durch die **hohe Teilzeitquote** im Apothekenwesen können jedoch schnell auch mittelgroße Apotheken in den Anwendungsbereich fallen.

Diese Ausweitung des Kreises der betroffenen Unternehmen ist mit Blick auf die europäische Cyberstrategie gewollt und war bereits mit Erscheinen der NIS-2-Richtlinie auch für das Gesundheitswesen erwartet worden. (Un)Gewollt verstärken könnte sich dieser

Effekt jedoch mit Umsetzung der Eckpunkte zur ebenfalls anstehenden **Apothekenreform**. Demnach soll bekanntlich u. a. das zeitweise Betreiben einer Filialapotheke unter situativer Nutzung telepharmazeutischer Beratungsmöglichkeiten durch einen Apotheker der Hauptapotheke ermöglicht werden. Zudem soll die Eröffnung von Zweigapotheken erleichtert werden. Die heute einer Gesamtveranlagung von Haupt- und Filialapotheken entgegenstehende Unabhängigkeit der Filialapotheken würde damit in Teilen aufgelöst. Gemeinsame Software und IT-Systeme wären für die Erbringung der kritischen (Gesundheits-)Dienstleistung plötzlich systemimmanent. Bei Zweigapotheken – bisher ein Randphänomen und aufgrund erleichterter Ausstattungspflichten grundsätzlich keine Vollapotheken – wäre die Abhängigkeit umso größer. Mithin sprächen überwiegende Gründe für eine Wertung als gemeinsame Anlagen, da rechtliche, wirtschaftliche und tatsächliche Umstände mit Blick auf die Beschaffenheit und den Betrieb der informationstechnischen Systeme, Komponenten und Prozesse nicht unabhängig von der Hauptapotheke wären. Infolgedessen müssten Umsätze und Mitarbeiter der betroffenen Apotheken gemäß § 28 Abs. 3 (neu) aufsummiert werden.

Wir raten daher allen Apotheken, die Entwicklungen genau zu beobachten und ggf. proaktiv Kontakt mit dem BSI aufzunehmen, gerade wenn man die neuen Schwellenwerte nur knapp unterschreitet. Diese Empfehlung steht im Zusammenhang mit den Pflichten, die betroffene Apotheken künftig erfüllen müssen. Die Kernpunkte sind:

- **Registrierpflicht:** 3-monatige Frist für die Anmeldung bei BSI nach Überschreiten eines der relevanten Schwellenwerte.
- **Meldepflichten:** Unternehmen müssen relevante Sicherheitsvorfälle unverzüglich an das BSI melden.
- **Sicherheitskonzepte und -maßnahmen:** Entwicklung und Umsetzung von Sicherheitskonzepten und -maßnahmen zur Gewährleistung der Sicherheit ihrer IT-Systeme, Daten und Netzwerke.
- **Zertifizierte IKT-Produkte/Prozesse/Anbieter:** Bei der Auswahl der IT-Infrastruktur und -Dienstleister sind betroffene Apotheken nicht länger frei. Es darf lediglich auf (IT-Sicherheits)zertifizierte Produkte/Leistungen zurückgegriffen werden (ISO 27001).
- **Risikomanagement:** Sie müssen ein angemessenes Risikomanagement implementieren, um potenzielle Sicherheitsrisiken zu identifizieren und zu mindern.
- **Notfall-/Kontinuitätsmanagement:** Erstellung von Notfallplänen zur Sicherstellung der Betriebskontinuität im Falle eines (IT-)Notfalls.
- **„Schulbankpflicht":** Inhaber haben sich persönlich weiterzubilden, um ausreichende Kenntnisse und Fähigkeiten zur Erkennung und Bewertung von Risiken sowie Risikomanagementpraktiken im Bereich der Cybersicherheit und deren Auswirkungen auf die von der Einrichtung erbrachten Dienste zu erwerben.
- **Nachweispflicht:** Diese Unternehmen müssen die Umsetzung o. g. Punkte gegenüber dem BSI nachweisen (stichprobenweise Prüfung).

Diese Anforderungen zielen darauf ab, die Resilienz Cyberangriffen und anderen IT-Sicherheitsrisiken gegenüber zu stärken.

> **Hinweis**
> Die Notwendigkeit für Apothekeninhaber, sich mit den regulatorischen Anforderungen zu befassen, ergibt sich einerseits aus der direkten Betroffenheit über das Erreichen der o. g. Schwellenwerte. Andererseits ist zu bedenken, dass Apotheken auch indirekt betroffen sein können, und zwar dann, wenn sie einen Betreiber kritischer Anlagen, wichtige oder besonders wichtige Einrichtungen nach BSIG (neu) mit Arzneimitteln versorgen (z. B. krankenhausversorgende Apotheken). Denn diese dürfen ihrerseits nur auf Anbieter mit ausreichender Cyberresilienz zurückgreifen (s. o.). Um eine entsprechende Zertifizierung als Nachweis für eine ausreichende **Cyberresilienzpraxis** kommen Sie dann kaum umhin.

2.8 Digital-Gesetze

Um das Bild des rechtlichen Geflechts, in dem Sie sich bewegen, abzurunden, werfen wir einen Blick auf die Gesetze, die die Bundesregierungen in jüngster Vergangenheit erlassen haben, um die digitale Transformation des Gesundheitswesens voranzubringen. Wir verwenden an dieser Stelle den Terminus „Digital-Gesetze" als Sammelbegriff für eine ganze Reihe an Omnibus-Gesetzen, die in diesem Zusammenhang erlassen wurden. Bei einigen Gesetzen deutet bereits deren Name auf die Bedeutung für unser Thema Cybersicherheit hin (z. B. E-Health-Gesetz, Patientendaten-Schutzgesetz, Digital-Gesetz, Gesundheitsdatennutzungsgesetz etc.), bei anderen ist dies weniger offensichtlich. So wurde etwa die Ausstellung digitaler Impfzertifikate in Apotheken durch die Corona-Gesetzgebung eingeführt. Es wirkt ein wenig wie Stückwerk. Teilweise ist es das auch. Gleichwohl versucht der Gesetzgeber, den Rückstand zu anderen Ländern zu verringern, indem er die Nutzung von moderner Technologie verstärkt ermöglichen will. Dabei kommt er nicht umhin, das Recht kontinuierlich an technologische Entwicklungen anzupassen. Zudem muss er die Interessen unterschiedlicher Interessenvertretungen austarieren und teilweise gar Blockaden aufbrechen. So wurde etwa mit dem Digital-Gesetz dafür gesorgt, dass Ärzte, die ab Mai 2024 keine E-Rezepte ausstellen (können), mit einer Honorarkürzung von pauschal 1 % belegt werden, und zwar so lange, bis der Nachweis gegenüber der KV erbracht wurde (vgl. § 360 Abs. 17 SGB V).

Wir wollen uns inhaltlich an dieser Stelle nicht allzu sehr vertiefen. Uns ist wichtig, Sie dafür zu sensibilisieren, dass diese jüngere Gesetzgebung wesentlichen Einfluss auf Ihre Berufsausübung hat. E-Rezepte verändern nicht nur Abrechnungsprozesse, sondern konfrontieren Sie auch mit dem Umstand, digitale Kopien von diesen inkl. der beinhalteten Gesundheitsdaten (sicher) zu archivieren. Zudem übermitteln Sie die Rezepte nicht mehr per Post, sondern über die Datenleitung zu Ihrem Rechenzentrum. Der Zugriff auf die elektronische Patientenakte (ePA) öffnet Ihnen völlig neue (Behandlungs-)Möglichkeiten, weil Sie künftig einen umfassenden Überblick über die Gesundheitsinformationen Ihrer Patienten erhalten. In den falschen Händen wäre dieser Zugriff jedoch eine Katastrophe für die Betroffenen. Sowohl Rezept als auch ePA setzen digitale Heilberufeausweise und Anbindung an die Telematik-Infrastruktur (TI) voraus. Die Ausstellung von digitalen Impfzertifikaten erfordert einen Webzugriff auf das Portal des DAV. Dies sind nur die offensichtlichsten Beispiele, die verdeutlichen, dass die Apothekerschaft bereit ist, die

Transformation im Gesundheitswesen aktiv zu begleiten und mitzugestalten, was auch Ihren Alltag Zug um Zug „digitaler" macht. Das ist auch gut so. Der Berufsstand muss sich weiterentwickeln. Doch darf die Kehrseite dieser Entwicklung keinesfalls unbeachtet bleiben.

Je mehr digitale Services und Schnittstellen entstehen, desto mehr potenzielle Angriffsziele entstehen. Auch sind komplexe Systeme anfälliger für Ausfälle als solche mit einfacher Gestaltung. Der „moderne Apotheker" kommt insofern nicht umhin, sich damit zu beschäftigen, wie die neuen Prozesse und Technologien durch sog. Technisch-organisatorische Maßnahmen (TOMs) innerhalb seines Verantwortungsbereichs möglichst effektiv abgesichert werden. Fragen der Cybersicherheit rücken auf diese Weise praktisch zwangsläufig in den Fokus. Auch dies gehört zur Weiterentwicklung des Berufsstandes. „Wer A sagt, muss auch B sagen", wie es so schön heißt.

2.9 Apothekenrecht

Möglicherweise leitet die aktuelle Diskussion um das Für und Wider die Anwendbarkeit der Kritis-Regelungen auf Apotheken vor dem Hintergrund dieser Veränderungen der apothekerlichen Berufsausübung fehl. Die Gefahr besteht jedenfalls dann, wenn Sie die in ▶ Kap. 2.7 genannten Schwellenwerte nicht erreichen und daraus folgern, dieses Buch beiseitelegen zu können. Denn losgelöst von Kritis-Thematik, unterliegen Apotheken aufgrund ihres Versorgungsauftrages bereits der „**ständigen Dienstbereitschaft**", von dieser sie lediglich behördlich befreit werden können (z. B. auf Antrag oder aufgrund der Notdienstplanungen). Dienstbereitschaft meint naturgemäß, dass Sie Ihrem Versorgungsauftrag nachkommen können und nicht „nur" die Tür bzw. die Notdienstklappe geöffnet haben. Sie müssen Ihren Versorgungsauftrag nach § 1 ApoG grundsätzlich immer ordnungsgemäß erfüllen. Um diese Aufgabe erfüllen zu können, brauchen Sie heutzutage – neben räumlichen, organisatorischen und persönlichen Voraussetzungen – eine einwandfrei funktionierende IT-Infrastruktur (▶ Kap. 2.8). Noch deutlicher bringen die Notwendigkeit, diese dauerhaft und kontinuierlich funktionsbereit zu halten, die §§ 17 Abs. 4 ApBetrO und 14 Abs. 5 Nr. 3 ApoG zum Ausdruck, wonach Verschreibungen in „angemessener Zeit" bzw. Akutmedikation im Falle der krankenhausversorgenden Apotheken „unverzüglich" beliefert werden muss. Sind Sie jedoch aufgrund eines (IT-)Notfalls nicht handlungsfähig, können Sie diese Rechtspflichten bestenfalls mit hohem Aufwand erfüllen; schlfalls überhaupt nicht. Man denke nur an die chaotische Lagerhaltung im Kommissionierer. Selbst wenn Sie Ihr automatisches Warenlager betreten können, ist äußerst fraglich, ob Sie dringend benötigte Arzneimittel (in angemessener Zeit) auffinden könnten; ohne Zugriff auf die Bestände wüssten Sie womöglich nicht einmal, ob die Suche lohnen würde.[25]

Der Deutsche Apothekerverband sah sich im Zusammenhang mit der verschlechterten Energiesituation in Deutschland bereits im Dezember 2022 in der Verantwortung, eine Handlungsempfehlung zur Vorbereitung auf einen Stromausfall herauszugeben. Apotheken sollen sich insbesondere Gedanken machen, welche Geräte Strom benötigen, welche Folgen deren Ausfall für den Apothekenbetrieb hätte und welche Prozesse dennoch aufrechterhalten werden müssten, und entsprechende Vorkehrungen treffen. Ins-

---

25 Vgl. *Effertz*, A&R 2024, S. 59 ff.

besondere die Arzneimittelversorgung müsse auch im Krisenfall durch eine Art Notfallmanagement „light" aufrechterhalten werden.

Naturgemäß sind (berufsrechtliche) Empfehlungen nicht direkt rechtsverbindlich. Allerdings beeinflussen diese den sog. **Sorgfaltsmaßstab**, der von den Angehörigen der jeweiligen Berufsgruppe einzuhalten ist. Folgen demnach viele Kollegen den Empfehlungen des DAV, so wird die Notfallplanung – und daraus resultierende Absicherungen – zum neuen Standard, der haftungsrechtlich relevant wird.

Im Ergebnis sind die Auseinandersetzung mit IT-Sicherheit und (IT-)Notfallmanagement womöglich bereits seit Langem implizite Rechtspflichten, die bisher nicht in diesem Zusammenhang betrachtet wurden. Spätestens wenn ein Patient zu Schaden käme, würde dies nachgeholt; womit wir einen Bogen in das Zivilrecht schlagen.

2.10 Haftung

Bis zu diesem Punkt wurde bereits einiges auch über Strafen und Sanktionen ausgeführt, die sich aus der Missachtung der überwiegend verwaltungsrechtlichen Normen ergeben können. Nicht verschweigen wollen wir, dass das Thema Cybersicherheit auch eine zivilrechtliche Dimension hat. Denn jeder Verstoß gegen die Schweigepflicht oder den Datenschutz kann zugleich **zivilrechtliche Ansprüche** der Patienten, als Betroffene oder von Wettbewerbern gegen Sie begründen.

Egal ob Datenleck[26] oder der Versand von (gefälschtem) geschäftlichem Mailverkehr nach Phishing-Angriff[27], das Thema gewinnt an Relevanz. Gemeinsam haben diese Fälle allerdings, dass mit dem Nachweis der aktuellen Technik entsprechender Cybersicherheitsmaßnahmen die Exkulpation gelingen kann. Und genau diesen Nachweis ausreichender Maßnahmen gegen Cyberangriffe forderte zuletzt auch der Europäische Gerichtshof. **Unternehmen tragen die Beweislast**, um sich Schadenersatzansprüchen der Betroffenen von Datenlecks erwehren zu können.[28]

Auch die Gerichte verlangen von Ihnen insofern den Aufbau einer zeitgemäßen Verteidigungsstrategie sowie deren Umsetzung; sie verlangen jedoch nicht, dass dieser Schutz in 100 % der Fälle greifen muss – was er auch nicht kann. Und mit diesem Prinzip sind Sie bereits aus der Pharmazie bestens vertraut: Gefordert wird das fachgerechte Bemühen zum Wohle der Patienten auf Basis aktuellen Wissens und besten Gewissens, nicht aber die Heilung.

---

26 Vgl. LG Frankfurt am Main, Urt. v. 18.09.2020–2–27 O 100/20
27 Vgl. OLG Karlsruhe, Urt. v. 27.07.2023–19 U 83/22
28 Vgl. EuGH, Urt. v. 14.12.2023 – C-340/21

3 Grundlagen der Cybersicherheit

3.1 Einführung

Ziel dieses Kapitels ist es, Ihnen einen Überblick über die wichtigsten Aspekte rund um das Thema Cybersicherheit zu geben, damit Sie sich im Dschungel der Begrifflichkeiten zielsicher bewegen können. Dazu führen wir zu Beginn in die grundlegenden Definitionen des übergeordneten Themas der Informationssicherheit ein und grenzen Termini gegeneinander ab. Im zweiten Abschnitt des Kapitels widmen wir uns den sog. Schutzzielen in der IT-Sicherheit und wie sie im Zusammenhang mit der in diesem Buch betrachteten Cybersicherheit stehen. Im dritten Abschnitt wird darauf eingegangen, welche Anforderungen und Standards an die Cybersicherheit in der Apotheke gestellt werden und damit für Sie in der Praxis relevant sind. Im Abschluss des Kapitels adressieren wir diese Anforderungen und legen dar, welche allgemeinen Prozesse und Methoden zur Gewährleistung der Cybersicherheit dadurch in Apotheken berührt sind und wie sie grundsätzlich sichergestellt und verbessert werden kann.

Arbeiten Sie dieses Kapitel durch, um wichtige Grundlagen zu legen, auf die Sie im weiteren Verlauf zurückgreifen können. Grundsätzlich bauen die Folgekapitel auf diesem Wissen auf. Gleichwohl können Sie die Inhalte dieses Abschnitts auch überfliegen, um sich ins Thema einzufinden, und dieses Kapitel im Anschluss als Quelle für technisch-methodische Details zu nutzen, sobald Sie diese zum besseren Verständnis benötigen.

3.2 Abgrenzung und Definition von grundlegenden Begriffen

Im wissenschaftlichen Diskurs und der einschlägigen Literatur existiert leider keine einheitliche Begriffsbildung, wenn über die Themen Informationssicherheit, IT-Sicherheit, Datensicherheit, Cybersicherheit oder Datenschutz diskutiert wird. Vielfach werden diese Termini auch synonym verwendet. Da wir uns für die vorliegende Abhandlung auf die digitalen sicherheitsrelevanten Aspekte von IT-Systemen konzentrieren wollen, erfordert dies im ersten Schritt eine Abgrenzung von einigen Begrifflichkeiten.

3.2.1 Definition von IT-System, Information und Datenobjekt

Ein **IT-System** stellt ein dynamisches technisches System aus miteinander in Verbindung stehenden Komponenten (Hardware, Software, Netzwerk etc.) dar, das gemeinsam Datenobjekte und Informationen sammelt, verarbeitet, speichert und verteilt. In Kombination mit dem Menschen als Nutzer des Systems bildet es ein sog. soziotechnisches System, in dem die Sicherheit nicht ausschließlich durch technische Maßnahmen gewährleistet werden kann. Vielmehr erfordert es die Einbettung von Informationssicherheitsmaßnahmen in die unternehmerische Realität, die Berücksichtigung von gesetzlichen Regelungen, Vorschriften und das unterschiedliche Know-how der Menschen, die es benutzen, um ihre tägliche Arbeit zu verrichten.

Die Kernaufgabe von IT-Systemen ist die Verarbeitung von Informationen zur Unterstützung von Entscheidungsfindungen und Prozessen im betrieblichen Kontext. **Informationen** werden in einem IT-System von Daten oder Datenobjekten, die z. B. in einer Datenbank oder als Datei auf einem Netzlaufwerk vorgehalten werden, abgebildet. Die Information ergibt sich erst durch eine explizite Verarbeitungs- oder Interpretationsvorschrift, die auf Datenobjekte angewendet wird. Um die Information als solche vor unbefugten Zugriffen zu schützen, muss im ersten Schritt immer erst verstanden werden, welche Datenobjekte in der Verarbeitung und Übermittlung der Information beteiligt sind und welche Risikoexposition diese aufweisen. Informationen und Datenobjekte stellen schützenswerte Güter dar.

Datenobjekte wiederum bezeichnen eine bestimmte Menge an Daten, die als Einheit behandelt und geschützt werden müssen. Sie können in unterschiedlichen Medien, Formaten und Systemen vorliegen (Datenbanken, Dateien, E-Mails, Cloud-Speichern oder mobilen Geräten). Dies erfordert demzufolge Sicherheitsstrategien, die auch system- und medienübergreifende Angriffsvektoren adressieren.

3.2.2 Abgrenzung der Begriffe Informationssicherheit, Cybersicherheit, IT-Sicherheit, Datensicherheit und Datenschutz

Der Begriff **Informationssicherheit** ist der umfassendste Begriff und beschreibt den holistischen Schutz aller Arten von Informationen einschließlich Daten, Systeme, Prozesse und Technologien. Synonym wird inzwischen der Begriff der Cybersicherheit verwendet. Der Fokus liegt auf dem Schutz sämtlicher Informationen und Datenobjekten einer Organisation, unabhängig davon, ob sie digital oder physisch vorliegen. Sie umfasst dabei die Aspekte Cybersicherheit, physische Sicherheit, Personalsicherheit sowie Richtlinien und Verfahren, die gemeinsam darauf ausgerichtet sind, die Vertraulichkeit, Integrität und Verfügbarkeit von Informationen zu schützen. Die Zielsetzungen der Informationssicherheit sind einerseits das Management von Risiken im Zusammenhang mit der Verarbeitung, Speicherung, Übertragung und Entsorgung von Informationen und Datenobjekten und andererseits das Ergreifen von adäquaten Maßnahmen im Schadensfall zur Gewährleistung des Geschäftsbetriebes (Business-Continuity-Management). Die dezidierten Schutzziele der Informationssicherheit werden in ▶ Kap. 3.3 dargestellt. Auf die für die Apotheke wichtigen und relevanten Maßnahmen zur Prävention und Sicherstellung des Geschäftsbetriebes gehen wir in ▶ Kap. 5 ein.

Als ein **informationssicheres System** wird daher ein System definiert, das nur Systemzustände annimmt, die nicht vom Sollzustand abweichen und somit einen unautorisierten Zugriff auf Datenobjekte oder Informationen unterbindet.[29]

---

[29] Vgl. *Eckert*, 2023, S. 6

Die **Cybersicherheit** im engeren Sinn konzentriert sich auf den digitalen Teil der Informationssicherheit. Im Unterschied zur IT-Sicherheit adressiert der Begriff auch das Management von Risiken in vernetzten bzw. verteilten Nicht-IT-Systemen, z. B. dem Internet der Dinge (IoT), SCADA-Systemen zur Prozessüberwachung oder industriellen Steuerungssystemen (ICS). Der Begriff Cybersicherheit wurde eingeführt, da der Anteil der vernetzten Systeme in diesen Bereichen in den vergangenen Jahren exponentiell gestiegen ist und demzufolge auch viele neuartige Risiken und Angriffsvektoren entstanden, die eine Erweiterung und Schärfung des Verständnisses der IT-Sicherheit erforderlich machten. Die Zielsetzung der Cybersicherheit ist demzufolge die Vorbeugung und aktive Abwehr von Cyberbedrohungen, z. B. Hackerangriffe, Malware oder Phishing, um unbefugten Datenzugriff, Datenabfluss oder Datenschutzverletzungen zu verhindern.

Wie im vorherigen Abschnitt erläutert, fokussiert der Begriff **IT-Sicherheit** im Kern auf die Sicherheitsrisiken in IT-Systemen. Dies umfasst die digitalen Anwendungen, Netzwerke und die zugrunde liegende Infrastruktur (z. B. Server, Computer). **Datensicherheit** wird häufig synonym mit der IT-Sicherheit betrachtet, fokussiert sich aber insbesondere auf die Maßnahmen, die sicherstellen sollen, dass keine unautorisierten Zugriffe auf Daten oder Abflüsse der Daten möglich sind. Ein wichtiger Aspekt ist hier die Datensicherung (engl. „backup"), um im Fall von Datenverlust (z. B. nach einem erfolgreichen Angriff durch Ransomware) Sicherungskopien zum Wiederherstellen des funktionsfähigen Zustands (engl. „restore") zur Verfügung zu haben.

Der **Datenschutz** konzentriert sich auf die sog. personenbezogenen Daten und bildet damit nur eine wichtige und besonders schützenswerte Teilmenge an Daten, die von der Informationssicherheit insgesamt umschlossen werden, ab. Der Datenschutz und seine rechtlichen Grundlagen werden in ▶ Kap. 2.4 genauer thematisiert.

3.2.3 Informationssicherheits-Managementsystem (ISMS)

Ein ISMS stellt ein Rahmenwerk zur systematischen Verwaltung von Informationssicherheit in einer Organisation dar. Es umfasst eine Reihe von Prozessen, Richtlinien, Verfahren und Tools, die darauf abzielen, die Schutzziele der Informationssicherheit zu gewährleisten. Ein ISMS kann je nach Organisationsgröße nach unterschiedlichen Standards ausgelegt und zertifiziert werden (z. B. nach dem BSI-Grundschutz, der ISIS 12 oder der ISO 27001). Im Kern wird im ISMS geregelt, worauf sich das Rahmenwerk bezieht (Festlegung des Geltungsbereichs), welche Sicherheitsrisiken bestehen, wie diese identifiziert und bewertet werden, wie Risiken überwacht, kontrolliert und abgebaut werden sowie wie kontinuierliche Verbesserungen erreicht werden können.

3.2.4 Abgrenzung von Identifizierung, Authentifizierung und Autorisierung

Die **Identifizierung** beschreibt den Prozess, eine Entität, wie eine Person, ein Gerät oder System, eindeutig zu bestimmen und im zweiten Schritt zu authentifizieren. Die Identifizierung kann durch unterschiedliche Verfahren ermöglicht werden. Die am häufigsten verwendete Methode außerhalb der IT ist das Vorzeigen des Ausweises und der Abgleich mit dem Gesicht oder der Unterschrift. In IT-Systemen ist es die Identifizierung mittels Benutzername und Passwort. Es sind aber auch Verfahren wie Smart Cards und Tokens oder eine biometrische Authentifizierung (z. B. via Fingerabdruck- oder Iris-Scan) denkbar. Werden mehrere Verfahren kombiniert, wird von Multi-Faktor-Authentifizierung gesprochen.

Im Prozess der **Authentifizierung** wird für eine Entität (z. B. ein Benutzer) überprüft, ob die Zugangsdaten (engl. „credentials") zur vorliegenden Identität passen. In Software-Anwendungen werden hierzu häufig sog. Identity-and-Access-Management(IAM)-Lösungen benutzt, die in ihrer Datenbank für jede Entität ein oder mehrere credentials hinterlegt haben. Sie spielen im Kontext der Informationssicherheit eine bedeutende Rolle und sollten einem erhöhten Schutzbedarf unterliegen, da ein erfolgreicher Angriff auf die Daten zur Authentifizierung einem Angreifer erlaubt, Zugriff auf das System unter anderer Identität zu erhalten.

Der Prozess der **Autorisierung** schließt sich an die Authentifizierung an und bestimmt für eine Entität, welche Berechtigungen/Rechte sie im betrachteten System hat. Diese Zuweisung von Rechten kann z. B. anhand von Rollen (RBAC), Attributen (ABAC) oder Zugriffskontrolllisten (ACL) festgelegt werden.

3.2.5 Definition von Bedrohung und Schwachstelle

In der Informationssicherheit bezeichnet der Begriff **Bedrohung** (engl. „threat") ein potenzielles Risiko für die Schutzziele Vertraulichkeit, Integrität oder Verfügbarkeit von Informationen und stellt damit ein potenzielles Ereignis dar, das bei Eintritt einen Schaden verursacht. Bedrohungen in der Informationssicherheit können von unterschiedlichen Quellen ausgehen:

- externe Angreifer wie Hacker, Cyberkriminelle oder staatlich gesponserte Akteure,
- interne Bedrohungen z. B. durch böswillige Mitarbeiter oder unabsichtliche Fehler von Mitarbeitern,
- natürliche oder unbeabsichtigte Ereignisse wie Brände, Überschwemmungen, technisches Versagen oder Stromausfälle.

Eine **Schwachstelle** (engl. „vulnerability") stellt eine Schwäche in einem IT-System, einem Netzwerk oder einer Anwendung dar, die von Angreifern ausgenutzt werden kann, um unbefugten Zugriff zu erlangen, Daten zu stehlen oder Schaden anzurichten. Eine Schwachstelle ermöglicht also unter Umständen, dass eine Bedrohung eintreten und ein Schaden entstehen kann. Schwachstellen können dabei auf unterschiedliche Arten entstehen:

- durch Fehler in der Software oder Hardware, die es Angreifern ermöglichen, Schadcodes auszuführen oder Systeme zu kompromittieren,
- durch Fehlkonfigurationen von Systemen oder Netzwerken, die unbefugten Zugriff ermöglichen oder Sicherheitslücken offenlegen,
- durch mangelnde Sicherheitsmaßnahmen und -prozesse, z. B. schwache Passwörter, unzureichende Zugangskontrollen oder fehlende Verschlüsselung,
- durch menschliches Versagen, z. B. das Öffnen von Phishing-E-Mails oder das unbeabsichtigte Teilen vertraulicher Informationen.

Im Umgang mit Schwachstellen ist es einerseits wichtig zu verstehen, dass sie nicht statischer Natur sind, sondern dass über die Zeit immer wieder neue Schwachstellen auftreten, da sich insbesondere die Softwaresysteme ebenfalls kontinuierlich weiterentwickeln. Andererseits können Schwachstellen mittels regelmäßiger Sicherheitsaudits und/oder Penetrationstests identifiziert, bewertet und behoben werden.

3.3 Schutzziele in der Informationssicherheit

Das Konzept der Schutzziele besteht seit Ende der 1980er-Jahre. Es spielte zunächst eine wesentliche Rolle bei der Herstellung von Datensicherheit für Informationstechnik.[30] Anfang 2008 formulierte das Bundesverfassungsgericht unter Rückgriff auf zwei dieser Schutzziele das Grundrecht auf Gewährleistung der Vertraulichkeit und Integrität informationstechnischer Systeme und legte damit die Basis für die Propagierung in die Gesellschaft und in das Rechtswesen.

Im Kontext der Informationssicherheit beschreibt der Begriff „Schutzziel" die wichtigsten Prinzipien und Konzepte zur Sicherstellung eines autorisierten Zugriffs auf die Informationen und Datenobjekte. Daraus können die wichtigsten Anforderungen für die Implementierung von Sicherheitsmaßnahmen abgeleitet werden. Sie stellen einen wesentlichen Bestandteil des ISMS dar.

In der Literatur wird häufig die sog. CIA-Triade als konzeptionelle Grundlage zur Klassifizierung von **Schutzzielen** in IT-Systemen genannt. In diesem Konzept, welches auch dem IT-Grundschutz zugrunde liegt, wird insbesondere auf die **Informationsvertraulichkeit** (engl. „confidentiality"), **Datenintegrität** (engl. „integrity") und **Verfügbarkeit** (engl. „availability") als Schutzziele abgestellt (o Abb. 3.1).

Wir nutzen in dieser Abhandlung eine Erweiterung der „CIA-Triade" um die Schutzziele **Authentizität** (engl. „authenticity") und **Nichtabstreitbarkeit** (engl. „non-repudiation"), wie sie z. B. Eckert vorschlägt[31], da sie die Anforderungen an den Umgang mit sensiblen, personenbezogenen Daten, wie sie in der Apotheke im täglichen Geschäft kontinuierlich auftreten, besser abdeckt. Diese Kombinationen aus den genannten fünf Schutzzielen werden auch als Grundsäulen der IT-Sicherheit bezeichnet.[32] In der Folge werden die Schutzziele inhaltlich vorgestellt und erläutert, wie das vorliegende Niveau gemessen und überwacht werden kann.

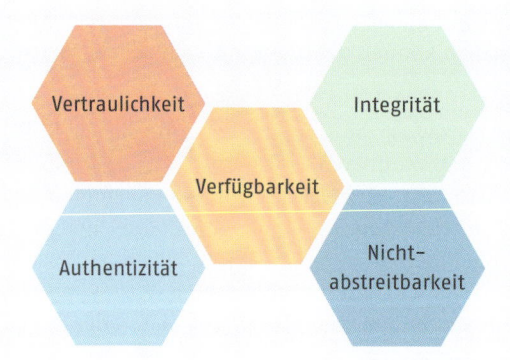

o **Abb. 3.1** Schutzziele der Informationssicherheit

---

30 Vgl. *Voyduck und Kent*, 1983, S. 138
31 Vgl. *Eckert*, 2023 (S. 7 ff.)
32 Vgl. *Hellmann* 2023, S. 7 f.

3.3.1 Vertraulichkeit

Sie stellt sicher, dass sensible oder vertrauliche Informationen in der Apotheke vor unbefugtem Zugriff, Offenlegung, Veränderung oder Zerstörung geschützt sind. Vertraulichkeit gewährleistet, dass Informationen nur an autorisierte Personen, Systeme oder Prozesse weitergegeben werden, die die notwendigen Berechtigungen und Zugriffsrechte haben, sodass diese nicht in die falschen Hände geraten und missbraucht werden können. Eine wichtige Voraussetzung zur Erreichung von Vertraulichkeit sind beispielsweise kryptografische Maßnahmen zur Absicherung der Kommunikation. Einige beispielhafte Metriken umfassen:

- Die **Anzahl der Sicherheitsverletzungen,** die zu Verstößen gegen die Vertraulichkeit führen. Eine geringe Anzahl von Sicherheitsverletzungen deutet auf ein hohes Niveau von Vertraulichkeit hin.
- Die **Anzahl der nicht autorisierten Zugriffe:** Eine geringe Anzahl von nicht autorisierten Zugriffen deutet auf ein hohes Niveau von Vertraulichkeit hin.
- Die **Anzahl der Zugriffe auf vertrauliche Informationen:** Eine geringe Anzahl von Zugriffen deutet auf ein hohes Niveau von Vertraulichkeit hin.
- Die **Anzahl der Zugriffe auf vertrauliche Informationen durch unbefugte Benutzer:** Eine geringe Anzahl von Zugriffen durch unbefugte Benutzer deutet auf ein hohes Niveau von Vertraulichkeit hin.
- Die **Zeit, die benötigt wird, um eine Sicherheitsverletzung zu erkennen und zu beheben** (siehe MTTR): Eine schnelle Erkennung und Behebung von Sicherheitsverletzungen deuten auf ein hohes Niveau von Vertraulichkeit hin.
- Die **Anzahl der Schulungen und Sensibilisierungsmaßnahmen:** Eine hohe Anzahl von Schulungen und Sensibilisierungsmaßnahmen deutet auf ein hohes Niveau von Vertraulichkeit hin.

3.3.2 Integrität

Die Integrität beschreibt die Sicherstellung der Korrektheit, Vollständigkeit und Unversehrtheit von Informationen und Daten in einem System. In der Apotheke ist sie essenziell, da Kunden, Partner und Mitarbeiter auf die Korrektheit der sensiblen Daten angewiesen sind. Eine absichtliche oder unabsichtliche Manipulation von Daten und damit eine Verletzung der Integrität kann allerdings in der Regel nur a posteriori festgestellt werden. Zur Überprüfung und der Rekonstruktion der Veränderungen von Daten kommen häufig Prüfsummen, Richtungsindikatoren oder auch Sequenznummern zum Einsatz. Folgende Metriken können zur Messung der Integrität herangezogen werden.

- **Anzahl der Integritätsverletzungen:** misst die Verletzungen der Integrität von Daten in einem System über die Zeit. Je geringer die Anzahl von Integritätsverletzungen, desto höher die Integrität des Systems.
- **Fehlerrate:** Die Fehlerrate ist eine Metrik, die die Anzahl der fehlerhaften Daten im Verhältnis zur Gesamtzahl der Daten misst. Eine niedrige Fehlerrate bedeutet, dass die Daten in der Regel korrekt sind und die Integrität der Daten hoch ist.
- **Änderungsrate:** Gemessen wird die Anzahl der Änderungen an Daten im Verhältnis zur Gesamtzahl der Daten in einem System. Je niedriger die Änderungsrate, desto stabiler das System und desto höher die Integrität der Daten.

- **Hashwert-Übereinstimmung:** Verglichen wird, ob die Hashwerte vor und nach der Übertragung oder Speicherung von Daten übereinstimmen. Wenn keine Übereinstimmung vorliegt, handelt es sich um eine Verletzung der Integrität.
- **Anzahl der Audit-Trails:** Die Anzahl der Audit-Trails ist eine Metrik, die die Anzahl der aufgezeichneten Aktivitäten von Benutzern und Systemen misst. Eine hohe Anzahl von Audit-Trails bedeutet, dass die Integrität der Daten überwacht und überprüft wird.

3.3.3 Verfügbarkeit

Die Verfügbarkeit bezieht sich auf den Zugang und Zugriff zu Informationen und Systemen, sodass autorisierte Benutzer diese ohne Beeinträchtigungen und Unterbrechungen jederzeit, von überall und mit jedem Gerät nutzen können. Eine hohe Verfügbarkeit ist die Grundvoraussetzung für die Gewährleistung einer hohen Produktivität und die Sicherstellung der Geschäftskontinuität von Organisationen. Zur Abgrenzung und Bestimmung der Anforderungen der Verfügbarkeit an IT-Systeme können zwei Ansätze herangezogen und kombiniert werden: einerseits die Verfügbarkeitsklassifikation (Availability Environment Classification, AEC) der Harvard Research Group (HRG) und andererseits das 9er-System des BSI.

Die Klassifikation des AEC stützt sich auf zwei Dimensionen und erzeugt 6 unterschiedliche Klassen (AEC0 bis AEC5).[33] Die erste, quantitative Dimension stellt die maximal akzeptable Nichtverfügbarkeit eines Systems dar. Die zweite Dimension ist qualitativer Natur und bewertet die Möglichkeiten der Wiederherstellung von Transaktionen, Datenobjekten und Informationen während einer Nichtverfügbarkeit.

- **Klasse 1 (AEC0 = conventional):** umschließt Systeme, die längere Ausfallzeiten tolerieren können. Daten können verloren gehen oder verfälscht werden. Beispiele hierfür sind Archivierungssysteme oder Sicherungssysteme.
- **Klasse 2 (AEC1 = highly reliable):** ist für Systeme gedacht, die Ausfallzeiten von mehreren Stunden pro Jahr tolerieren können. Die Daten können allerdings aufgrund redundanter Datenspeicherung und unterbrochener Transaktionen durch Rekonstruktion via Logdateien wiederhergestellt werden. Beispiele für Systeme, die in diese Klasse fallen können, sind E-Mail-Systeme, Dateiserver und Webserver.
- **Klasse 3 (AEC2 = high availability):** beherbergt Systeme mit minimalen akzeptablen Unterbrechungszeiten. Diese werden hier definiert als Ausfallzeiten von maximal mehreren Minuten pro Monat. Typische Systeme dieser Klasse stellen Transaktionsverarbeitungssysteme, Onlinebestellsysteme und Reservierungssysteme dar.
- **Klasse 4 (AEC3 = fault resilient):** umfasst Systeme, die Ausfallzeiten von mehreren Sekunden pro Monat verkraften können (sog. unterbrechungsfreier Betrieb). Beispiele für Systeme, die in diese Klasse fallen können, sind Echtzeit-Kontrollsysteme, Finanzhandelssysteme und Notfallsysteme.
- **Klasse 5 (AEC4 = fault tolerant):** ist für Systeme gedacht, die aufgrund der Kritikalität der Geschäftsprozesse eine kontinuierliche Verfügbarkeit erfordern, sodass sie 24h am Tag, 7 Tage die Woche, 365 Tage im Jahre erreichbar und funktionsfähig sind.
- **Klasse 6 (AEC5 = disaster tolerant):** beschreibt Systeme, die unter allen Umständen, auch im Fall einer Katastrophe (Erdbeben, Überflutung, Stromausfall über längere Zeiten oder Cyberangriff), verfügbar und ohne Funktionseinschränkung nutzbar sind.

---

33 Vgl. *Harvard Research Group*, 2001

Tab. 3.1 Vergleich der unterschiedlichen Verfügbarkeitsklassifikationen (VK) nach AEC und BSI

VK nach AEC	Verfügbarkeit nach BSI-9er-System	Max. Ausfallzeit pro Jahr
AEC 0	Ohne zugesicherte Verfügbarkeit	
AEC 1	99 %	< 3 Tage 15 Stunden 40 Minuten
AEC 2	99,9 %	< 8 Stunden 46 Minuten
AEC 3	99,99 %	< 53 Minuten
AEC 4	99,999 %	< 6 Minuten
AEC 5	99,9999 % (disaster tolerant)	Weniger als 1 Minute

Dies setzt insbesondere redundante Komponenten im System voraus. In diese Kategorie fallen z. B. lebenswichtige Systeme in Krankenhäusern oder in der Elektrizitätsübertragung.

Das Klassifikationssystem des BSI zielt insbesondere auf die quantitative Verfügbarkeit von Systemen im Monats- und/oder Jahresmittel ab. In Tab. 3.1 sind beide Klassifikationen gegenübergestellt.

Häufig wird von sog. **hochverfügbaren Systemen** gesprochen, wenn einerseits die Anforderungen der Klasse 3 der AEC-Kategorisierung und andererseits eine quantitative Verfügbarkeit von 99,9 % erreicht sind.

Neben der Sicht auf die reine Verfügbarkeit eines singulären IT-Systems oder Prozesses sollten weitere Metriken zur Bewertung der Zuverlässigkeit herangezogen werden.

- Mean Time Between Failure (MTBF): gibt die mittlere ausfallfreie Zeit eines Systems/Prozesses zwischen zwei Ausfällen an.
- Mean Time To Repair/Recovery (MTTR): beschreibt die durchschnittliche Zeit, die benötigt wird, um das System/den Prozess nach einem Ausfall wieder in den betriebsbereiten und fehlerfreien Zustand zu versetzen.

3.3.4 Authentizität

Das Schutzziel der Authentizität im Kontext der Informationssicherheit bezieht sich auf die Eigenschaft von Daten, Informationen oder Systemen, dass sie tatsächlich von der angegebenen Quelle bzw. dem Urheber stammen und dass sie nicht verfälscht oder manipuliert wurden, also echt sind. Sie umfasst die drei Eigenschaften der Echtheit, der Überprüfbarkeit und der Vertrauenswürdigkeit.[34]

Es gibt verschiedene Arten von Authentizität, darunter:

- Identitätsauthentizität bezieht sich auf die Fähigkeit, die Identität eines Benutzers oder Systems eindeutig zu bestimmen und zu überprüfen.
- Datenauthentizität bezieht sich auf die Fähigkeit, die Integrität und Echtheit von Daten zu überprüfen und sicherzustellen, dass sie nicht verfälscht oder manipuliert wurden.
- Systemauthentizität bezieht sich auf die Fähigkeit, die Integrität und Echtheit von Systemen zu überprüfen und sicherzustellen, dass sie nicht kompromittiert wurden.

---

34 Vgl. *Porath*, 2020, S. 43

Ist die Authentizität einer Person oder eines Systems überprüft und ist sie/es auch durch ein Berechtigungskonzept berechtigt, also autorisiert, dann sollte ein funktionsfähiges System Zugriff auf die Informationen oder Datenobjekte gewähren. Ist dies der Fall, handelt es sich um ein verfügbares System.

Authentizität kann nicht direkt gemessen werden, sondern nur durch die Kombination von Authentifizierung, Integritätsprüfung, Zugriffskontrolle, Überwachung und Auditing gewährleistet werden.

3.3.5 Nichtabstreitbarkeit

Nichtabstreitbarkeit oder auch Verbindlichkeit bezieht sich auf die Fähigkeit, die Urheberschaft und Herkunft von Informationen oder Transaktionen eindeutig zuzuordnen und gegenüber Dritten zu beweisen. Eine Person oder ein System ist demzufolge nicht in der Lage, eine Aktion oder Transaktion abzustreiten. So kann sichergestellt werden, dass Informationsübermittlung und -verarbeitung rechtlich und vertraglich bindend ausgestaltet werden können. Die Basis dafür legen z. B. elektronische Signaturen. Im Kontext der Nichabstreitbarkeit kann zwischen der Herkunft und dem Erhalt von Datenobjekten und Informationen unterschieden werden.[35] So soll es sowohl dem Absender als auch dem Empfänger unmöglich gemacht werden, den Versand bzw. den Erhalt der Information oder des Datenobjektes abzustreiten.

Die Nichtabstreitbarkeit ist ein qualitatives Schutzziel und kann daher nicht direkt gemessen werden. Allerdings kann die Wirksamkeit der eingesetzten Mechanismen überprüft werden:

- Durch die Prüfung von Protokollen, die die Aktionen oder Transaktionen im IT-System aufzeichnen, kann sichergestellt werden, dass die Protokolle die notwendigen Informationen enthalten, um die Urheberschaft eindeutig zuzuordnen und zu beweisen.
- Anhand von Simulationen von Angriffen auf die eingesetzten Mechanismen zur Nichtabstreitbarkeit kann sichergestellt werden, dass die Maßnahmen funktionieren und die entsprechenden Resultate liefern.
- Durch die Überprüfung der Implementierung von Mechanismen zur Nichtabstreitbarkeit kann gewährleistet werden, dass die notwendigen Sicherheitsfunktionen enthalten sind.
- Durch Zertifizierungen, die von unabhängigen Dritten ausgestellt wurden, kann überprüft werden, ob die Mechanismen zur Nichtabstreitbarkeit den geltenden Standards und Best Practices entsprechen.

3.3.6 Exkurs: Schutzziele des Datenschutzes

Zusätzlich zu den Schutzzielen der Informationssicherheit, die sich insbesondere auf den funktionssicheren Betrieb von Systemen und Organisationen beziehen, bedarf es weiterer, spezifischer Schutzziele, die die Perspektive der individuell betroffenen Personen gegenüber Organisationen (Unternehmen, Behörden etc.) in Bezug auf den Datenschutz einnehmen. Hierzu dienen drei zusätzliche Schutzziele, die als Schutzziele des Datenschutzes bezeichnet werden.[36]

---

35 Vgl. *Gadatsch und Mangiapane*, 2017, S. 22
36 Vgl. *Rost*, 2012, S. 355

Transparenz

Das Schutzziel der Transparenz im Kontext des Datenschutzes bezieht sich auf die Notwendigkeit, personenbezogene Daten klar, verständlich und zugänglich darzustellen, damit Betroffene ihre Rechte wahrnehmen (z. B. der Verarbeitung ihrer Daten zustimmen oder dieses verweigern) und die Verarbeitung ihrer Daten überprüfen können. Transparenz ist erforderlich, um sowohl Betroffene als auch Betreiber von IT-Systemen und zuständige Kontrollinstanzen in die Lage zu versetzen zu erkennen, welche Daten für welchen Zweck erhoben und verarbeitet werden, welche Systeme und Prozesse dafür genutzt werden, wohin die Daten zu welchem Zweck fließen und wem die Daten und Systeme in den verschiedenen Phasen einer Datenverarbeitung gehören.

Zur Umsetzung der Transparenzanforderung können Monitoring-Systeme, Protokollierungen und Dokumentationen eingesetzt werden. Im Rahmen der Umsetzung offenbaren sich oftmals Regelungslücken in der Datenverarbeitung. Transparenz ist letztlich auch eine Voraussetzung dafür, dass eine Datenverarbeitung rechtskonform betrieben werden kann.

Intervenierbarkeit

Die Intervenierbarkeit bezieht sich auf die Möglichkeit von Betroffenen und Betreibern von Systemen, die Verarbeitung personenbezogener Daten zu beeinflussen und gegebenenfalls zu ändern oder zu stoppen. Das bedeutet, dass Betroffene die Möglichkeit haben, ihre Einwilligung zur Verarbeitung ihrer Daten jederzeit zu erteilen oder zu widerrufen.

Technisch wird dieses Ziel z. B. durch eine Abfrage in einem Pop-up-Fenster innerhalb einer Softwareanwendung gelöst, bei dem der Nutzer der Verarbeitung seiner Daten temporär über einen Button (An-aus-Knopf) zustimmen kann. Diese Funktionalität ist vergleichbar mit einer rechtlichen Einwilligung, die erteilt oder verweigert werden kann.

Die Intervenierbarkeit ist ein wichtiges Schutzziel im Datenschutz, da es Betroffenen ermöglicht, die Verarbeitung ihrer Daten zu überwachen und zu kontrollieren. Durch die Möglichkeit, die Verarbeitung von Daten zu beeinflussen und gegebenenfalls zu stoppen, können Betroffene sicherstellen, dass ihre Daten korrekt und rechtmäßig verarbeitet werden.

Die Umsetzung des Schutzziels der Intervenierbarkeit erfordert eine klare und transparente Kommunikation mit Betroffenen, zum Beispiel durch die Bereitstellung von Kontaktinformationen für Datenschutzbeauftragte und andere Ansprechpartner. Unternehmen und Organisationen müssen sicherstellen, dass Betroffene ihre Rechte einfach und unkompliziert ausüben können, zum Beispiel durch die Bereitstellung von Onlineformularen oder andere benutzerfreundliche Technologien.

Nichtverkettbarkeit

Das Schutzziel der Nichtverkettbarkeit bezieht sich auf die Anforderung sicherzustellen, dass personenbezogene Daten nur für den Zweck verarbeitet und ausgewertet werden (sog. Zweckbindung), für den sie erhoben wurden, und auf diese Weise eine vertrauensvolle Beziehung zwischen einer Person und einer Organisation zustande kommen kann. Mit anderen Worten: Die Nichtverkettbarkeit ist der technische Ausdruck der Anforderung an Zweckbindung und Zwecktrennung, die als Funktionstrennungen einen wesentlichen Mechanismus zur Umsetzung von Checks und Balances darstellen.[37]

---

[37] Vgl. *Rost*, 2012, S. 358

Die Umsetzung der Nichtverkettbarkeit erfordert einerseits eine klare Begründung der Erforderlichkeit der Datenverarbeitung und andererseits das Bekenntnis, Datensparsamkeit auszuüben, aber auch eine transparente Kommunikation mit Betroffenen, zum Beispiel durch die Bereitstellung von Informationen darüber, welche Daten erhoben und verarbeitet werden und für welchen Zweck. Darüber hinaus müssen Unternehmen und Organisationen sicherstellen, dass personenbezogene Daten angemessen geschützt werden, zum Beispiel durch die Anwendung von Zugriffsbeschränkungen und anderen Sicherheitsmaßnahmen. Eine sehr wirksame Maßnahme, das Schutzziel zu erreichen, ist die Anonymisierung oder Pseudoanonymisierung der personenbezogenen Daten vor der Datenverarbeitung. Die Nichtverkettbarkeit trägt demzufolge dazu bei, das Vertrauen von Betroffenen in die Verarbeitung ihrer personenbezogenen Daten zu stärken und sicherzustellen, dass ihre Daten korrekt und rechtmäßig verarbeitet werden. Durch die Beachtung der Schutzziele und deren Umsetzung durch Schutzmaßnahmen können Organisationen nachweisen, dass sie ihre Prozesse und Systeme beherrschen und dabei an Fairness orientiert sind, weil sie sich an die Regeln halten.

3.4 Grundlegende Sicherheitstechniken in der Informationssicherheit

Dieser Abschnitt widmet sich den grundlegenden Sicherheitsprinzipien und -techniken. Wir werden uns mit den wichtigsten Strategien befassen, die Sie anwenden können, um Ihre IT-Systeme und sensiblen Daten zu schützen. Doch keine Sorge, unser Ziel ist es, Ihnen diese Konzepte auf eine klare und verständliche Weise näherzubringen. Sie benötigen keine fortgeschrittenen IT-Kenntnisse, um diese Prinzipien zu verstehen.

3.4.1 Sicherheitsprinzipien und -modelle

Zero-Trust-Security-Modell

Das **Zero-Trust-Security-Modell** ist ein Sicherheitsmodell, das davon ausgeht, dass alle Benutzer, Geräte und Netzwerke von vornherein unzuverlässig sind. Der Zugriff auf Ressourcen wird auf Anfragebasis gewährt, anstatt davon auszugehen, dass Benutzer, Geräte oder Netzwerke vertrauenswürdig sind. Es basiert auf folgenden Grundprinzipien:

- **Nie vertrauen, immer überprüfen** (never trust, always verify). Dieses Prinzip beinhaltet die Überprüfung der Identität und Sicherheit von Benutzern, Geräten und Netzwerken, bevor der Zugriff auf Ressourcen gewährt wird. Hierbei können Multi-Faktor-Authentifizierung, Geräte-Sicherheitsprüfungen und andere Sicherheitsmaßnahmen zum Einsatz kommen.
- Das Prinzip der **geringsten Privilegien** (least privilege) besagt, dass Benutzern, Geräten und Netzwerken nur das Mindestzugriffsniveau gewährt werden sollte, das für die Ausführung ihrer Aufgaben erforderlich ist. Dies kann dazu beitragen, das Risiko unbefugten Zugriffs oder von Datenverletzungen zu verringern.
- Als **Mikrosegmentierung** wird die Aufteilung eines Netzwerks in kleinere, isolierte Segmente bezeichnet, um das Risiko von Seitwärtsbewegungen (Beschränkung auf einen kleinen Teil des Netzwerkes) von Angreifern zu verringern. Dadurch kann das Ausmaß eines Sicherheitsverstoßes begrenzt werden.

- **Kontinuierliches Monitoring** der Systemlandschaft. Ziel ist die kontinuierliche Überwachung und Analyse des Netzwerkverkehrs sowie des Benutzerverhaltens, um Sicherheitsbedrohungen zu erkennen und darauf zu reagieren. Dies kann z. B. die Verwendung von Intrusion-Detection-Prävention-Systemen und Sicherheitsinformations- und Ereignismanagement-Systemen (SIEM) umfassen.
- **Automatisierung und Orchestrierung**: Mittels der Automatisierung von Sicherheitsprozessen können die Effizienz verbessert und das Risiko menschlicher Fehler reduziert werden. Dabei unterstützen Sicherheitsautomatisierungs- und Orchestrierungstools, die Aufgaben wie Bedrohungserkennung, Incident Response und Compliance-Berichterstattung automatisieren.

Privacy by Design

Privacy by Design ist ein proaktiver Ansatz zum Schutz personenbezogener Daten, bei dem Datenschutzaspekte in die Gestaltung und Entwicklung von Informationssystemen (IT-Systemen, Anwendungen, Netzwerken), Prozessen und Produkten integriert werden. Er basiert auf der Idee, dass der Datenschutz in den Kern der Arbeitsabläufe einer Organisation eingebettet sein sollte und nicht nur ein nachträglicher Gedanke. Der Grundsatz des „eingebauten Datenschutzes" umfasst die folgenden sieben Prinzipien[38]:

1. **Proactive, not reactive**: Privacy by Design antizipiert und verhindert Datenschutzprobleme, anstatt auf sie zu reagieren, nachdem sie bereits aufgetreten sind.
2. **Privacy by Default**: Persönliche Daten sollten im Standardzustand eines Informationssystems, eines Prozesses oder eines Produkts automatisch geschützt sein.
3. **Privacy embedded into design**: Der Datenschutz sollte in das Design und die Architektur von Informationssystemen, -prozessen und -produkten integriert werden, anstatt nachträglich hinzugefügt zu werden.
4. **Full function**: Datenschutz durch Design sollte die Funktionalität von Informationssystemen, -prozessen und -produkten nicht beeinträchtigen.
5. **End-to-End-Security**: Personenbezogene Daten sollten während des gesamten Lebenszyklus eines Informationssystems, eines Prozesses oder eines Produkts geschützt werden, von der Erfassung bis zur Entsorgung (Ende-zu-Ende-Sicherheit).
6. **Visibility and transparency**: Die Datenschutzmaßnahmen und -praktiken einer Organisation sollten transparent und für den Einzelnen sichtbar sein.
7. **Respect for user privacy**: Die Privatsphäre des Einzelnen sollte jederzeit respektiert und geschützt werden.

Segregation of Duties

Das Prinzip der Aufgabentrennung (**Segregation of Duties**, SoD) ist ein grundlegendes Sicherheitskonzept, bei dem Aufgaben und Verantwortlichkeiten auf mehrere Personen aufgeteilt werden, um das Risiko von Betrug, Fehlern und anderen Sicherheitsbedrohungen zu verringern. Dies wird erreicht, indem verschiedene Aspekte einer Aufgabe oder eines Prozesses auf mehrere Personen aufgeteilt werden, wodurch es für eine einzelne Person schwieriger wird, unbefugte oder böswillige Aktivitäten auszuführen. Im Kontext einer Apotheke kann das Prinzip der Aufgabentrennung am Beispiel der Warenannahme, Ausgabe und Inventur erklärt werden. Werden diese Tätigkeiten von ein und derselben

---

38 Vgl. *Rost und Bock,* 2011, S. 31

Person durchgeführt, können betrügerische oder fehlerhafte Tätigkeiten ohne Aufsicht oder Überprüfung durchgeführt werden. Daher ist es empfehlenswert, insbesondere bei geschäftskritischen Prozessen, das Prinzip der Aufgabentrennung anzuwenden.

Need-to-know-Prinzip

Das **Need-to-know-Prinzip** (NtK) umfasst alle Maßnahmen, die getroffen werden sollten, um den Zugang zu sensiblen Informationen und Ressourcen auf diejenigen Personen zu beschränken, die wirklich einen legitimen Bedarf daran haben. Das heißt, das Risiko von Sicherheitsverletzungen kann signifikant verringert werden, indem die Anzahl der Personen, die Zugang zu sensiblen Informationen und Ressourcen haben, begrenzt wird. In der Apotheke wäre eine Maßnahme beispielsweise, dass nur ein beschränkter Personenkreis Zugriff auf das System zur Medikamentenausgabe erhält. Eine weitere denkbare Maßnahme ist, alle patientenbezogenen Daten zu verschlüsseln und den Zugang zu den Entschlüsselungsverfahren nur einem begrenzten Teil der Mitarbeitenden zur Verfügung zu stellen.

Defense in Depth

Ein weiteres wichtiges Prinzip in der Informationssicherheit ist der sog. **Defense-in-Depth**-Ansatz (DiD). Er adressiert das Problem, dass keine einzelne Sicherheitskontrolle fehlerfrei und narrensicher ist. Daher beinhaltet er die Implementierung mehrerer Schichten von Sicherheitskontrollen zum Schutz vor Bedrohungen und zur Verringerung des Risikos von Sicherheitsverletzungen. Das DiD-Prinzip kann in verschiedenen Kontexten angewendet werden, z. B. bei der Netzwerksicherheit, der Anwendungssicherheit und der physischen Sicherheit.

Fail-Safe Defaults

Das Prinzip der ausfallsicheren Vorgaben bzw. Voreinstellungen (engl. „Fail-Safe Defaults", FSD) zielt darauf ab, die Konfiguration von Systemen und Anwendungen mit sicheren Standardeinstellungen auszustatten, um das Risiko von Sicherheitsverletzungen zu verringern. Es basiert auf der Erkenntnis, dass viele Sicherheitsverletzungen auf falsch konfigurierte Systeme und Anwendungen zurückzuführen sind. Die Berücksichtigung von Fail-Safe Defaults kann im Falle eines Systemausfalls oder -fehlers unbefugten Zugriff oder Datenverletzungen verhindern. Ein technisches Beispiel zur praktischen Umsetzung ist, Ihre Firewall auf eine Weise zu konfigurieren, dass sie als Voreinstellung keine Verbindungen von außerhalb des Netzwerkes zulässt (Default). Im zweiten Schritt werden für notwendige, vertrauenswürdige Verbindungen Ausnahmen eingerichtet.

Datensparsamkeit

Das Prinzip der **Datensparsamkeit** (engl. „Data Minimization", DM) basiert auf dem Konzept, dass die Erfassung, Verarbeitung und Speicherung der minimalen Datenmenge, die zur Erfüllung eines bestimmten Zwecks erforderlich ist, dazu beitragen können, das Risiko von Sicherheitsverletzungen zu verringern. Die Umsetzung des DM-Prinzips kann die allgemeine Sicherheitslage einer Organisation verbessern und sensible Daten vor unbefugtem Zugriff schützen.

3.4.2 Zugriffssteuerung

Unter **Zugriffskontrolle bzw. Zugriffssteuerung** versteht man den Prozess der Beschränkung des Zugriffs auf Ressourcen wie IT-Systeme, Anwendungen und physische Güter auf autorisiertes Personal. Dadurch werden sensible Informationen und Vermögenswerte vor unbefugtem Zugriff geschützt, die Integrität der Abläufe einer Apotheke wird aufrechterhalten und diese vor Sicherheitsverletzungen bewahrt. Zugangskontrolle kann durch unterschiedliche Maßnahmen umgesetzt werden, dazu zählen Passwörter, Zugangskarten und biometrische Scanner. Diese Maßnahmen dienen der Authentifizierung von Benutzern und der Gewährung des Zugriffs auf bestimmte Ressourcen auf der Grundlage der Identität und der Berechtigungen des Benutzers.

Das sog. **Identity and Access Management** (IAM) umfasst dabei alle Methoden, Prozesse, Maßnahmen und Anwendungsprogramme der Verwaltung von digitalen Identitäten und Erteilung von Zugriffsberechtigungen für Benutzer und Systeme. Mithilfe der **Multi-Faktor-Authentifizierung** (MFA), die mehrere Faktoren, wie etwas, das man weiß (z. B. ein Passwort, PIN), etwas, das man besitzt (z. B. eine Smartcard), und etwas, das darauf beruht, wer man ist (z. B. ein Fingerabdruck, Gesichtsform), verwendet, kann die Identität eines Benutzers und damit die Authentifizierung sicher überprüft werden.

Zur Realisierung der Autorisierung eines Benutzers können rollenbasierte (RBAC) und/oder attributbasierte (ABAC) Zugriffsrechte definiert werden. RBAC ermöglicht es Administratoren, Berechtigungen an Rollen und nicht an einzelne Benutzer zu vergeben. Dies erleichtert die Verwaltung der Zugriffskontrolle. RBAC gewährt den Zugriff auf Ressourcen und Systeme auf der Grundlage der Rolle eines Benutzers innerhalb einer Organisation, während ABAC den Zugriff auf Basis von Attributen eines Benutzers gewährt, z. B. seine Berufsbezeichnung, Abteilung oder Level der Sicherheitsfreigabe. Mit ABAC können Administratoren präzise Zugriffskontrollrichtlinien einrichten, die mehrere Attribute berücksichtigen und so sicherstellen, dass Benutzern nur der Zugriff auf autorisierte Ressourcen gewährt wird. **Zugriffskontrolllisten** (ACLs) sind eine Art der Zugriffskontrolle, die festlegt, welche Benutzer auf bestimmte Ressourcen zugreifen können. ACLs werden in der Regel verwendet, um den Zugriff auf Dateien und Verzeichnisse in einem Dateisystem zu regeln, sie können aber auch zur Kontrolle des Zugriffs auf andere Ressourcen verwendet werden. Eine ACL enthält in der Regel eine Liste von Benutzern und die entsprechenden Berechtigungen, z. B. Lesen, Schreiben oder Ausführen.

Best Practices im Bereich der Zugriffssteuerung umfassen die Implementierung von:

- starken Authentifizierungsmaßnahmen, wie Multi-Faktor-Authentifizierung (MFA),
- Zugriffskontrollen auf der Grundlage des Prinzips der geringsten Privilegien,
- rollenbasierten Zugriffskontrollen (RBAC),
- Zugangskontrollen auf der Grundlage des Need-to-know-Prinzips (NtK),
- Zugangskontrollen nach dem Prinzip der ausfallsicheren Vorgaben (FSD).

3.4.3 Kryptografische Mittel

Unter Verschlüsselung (engl. „encryption") versteht man die Umwandlung von Klartext in Geheimtext unter Verwendung eines Verschlüsselungsalgorithmus und eines geheimen Schlüssels (engl. „secret key"). Er dient dazu, die Vertraulichkeit von Daten zu schützen, indem er sie für Unbefugte unlesbar macht. Die Entschlüsselung (engl. „decryption"), d. h. die Rückumwandlung von Chiffretext in Klartext, ist nur mit dem geheimen Schlüssel möglich. Durch die Verschlüsselung von Daten wird sichergestellt, dass nur befugte

Benutzer darauf zugreifen können, selbst wenn sie abgefangen oder von unbefugten Benutzern eingesehen werden. Neben der Gewährleistung der Vertraulichkeit schützt sie auch die Integrität der Daten, indem sie sicherstellt, dass die Daten während der Speicherung auf einem Datenträger (**data at rest**) und der Übertragung via Netzwerk (**data in transit**) nicht verfälscht werden. Verschlüsselung kann außerdem verwendet werden, um Daten während ihrer Verarbeitung oder während des Benutzerzugriffs zu schützen. Für die genannten Anwendungsfälle wurden in der Vergangenheit unterschiedliche Verschlüsselungsverfahren entwickelt, die in der Praxis angewendet werden. Im Kern kann hier zwischen symmetrischen und asymmetrischen Verfahren unterschieden werden.

Symmetrische Verschlüsselungsalgorithmen verwenden einen einzigen geheimen Schlüssel sowohl für die Verschlüsselung als auch für die Entschlüsselung. Daher müssen Absender und Empfänger eine Kopie des geheimen Schlüssels besitzen, um die Daten zu ver- und entschlüsseln. Obwohl symmetrische Verschlüsselungsalgorithmen im Allgemeinen schneller sind als asymmetrische Algorithmen, erfordern sie eine sichere Methode zum Austausch des geheimen Schlüssels zwischen Sender und Empfänger. Dies stellt eine potenzielle Schwachstelle im Verschlüsselungsverfahren dar.

Asymmetrische Verschlüsselungsalgorithmen, die auch als Public-Key-Verschlüsselungsalgorithmen bezeichnet werden, verwenden ein Schlüsselpaar für die Ver- und Entschlüsselung. Der öffentliche Schlüssel wird für die Verschlüsselung und der private Schlüssel für die Entschlüsselung verwendet. Der öffentliche Schlüssel kann frei verteilt werden, während der private Schlüssel geheim gehalten werden muss. Asymmetrische Verschlüsselungsalgorithmen sind in der Regel langsamer als symmetrische Algorithmen, aber sie erfordern keine sichere Methode zum Austausch des geheimen Schlüssels, da der öffentliche Schlüssel frei verteilt werden kann.

Beispiele für symmetrische Verschlüsselungsalgorithmen sind der Advanced Encryption Standard (AES), der Data Encryption Standard (DES) und Blowfish. Beispiele für asymmetrische Verschlüsselungsalgorithmen sind das Rivest-Shamir-Adleman Verfahren (RSA), das Diffie-Hellman Verfahren (DH) und die Elliptic Curve Cryptography (ECC)[39].

Best Practices im Bereich der kryptografischen Mittel umfassen:

- Bei symmetrischen Algorithmen ist es wichtig, einen starken und sicheren Verschlüsselungsschlüssel zu verwenden, während bei asymmetrischen Algorithmen ein starkes und sicheres öffentliches und privates Schlüsselpaar verwendet werden sollte.
- Um den Schutz von Verschlüsselungsschlüsseln zu gewährleisten, wird empfohlen, sichere Schlüsselverwaltungspraktiken (key management) zu implementieren, z. B. regelmäßige Schlüsselrotation, sichere Speicher- und Übertragungsmethoden und Zugangskontrollen.
- Es wird empfohlen, einen starken und sicheren Verschlüsselungsalgorithmus zu verwenden, z. B. AES für symmetrische Algorithmen und RSA für asymmetrische Algorithmen, und den Algorithmus mit den neuesten Sicherheitspatches und Updates auf dem neuesten Stand zu halten.

---

39 Vgl. *Hellmann*, 2023, S. 33 ff.

Praxistipp
Sprechen Sie Ihren IT-Systemdienstleister auf die eingesetzten Verfahren der Verschlüsselung vor Beauftragung einer Software an, sodass Sie einen Überblick über die Thematik gewinnen können. Während der Benutzung der Systeme können Sie nicht beurteilen, welche kryptografischen Maßnahmen zum Einsatz kommen.

3.4.4 Netzwerksicherheit

Der Zweck der Netzwerksicherheit besteht darin, die Vertraulichkeit, Integrität und Verfügbarkeit des Unternehmensnetzwerks und der Daten, die es durchlaufen, zu schützen. Dies beinhaltet den Schutz des Netzwerks vor unbefugtem Zugriff, Malware und anderen Sicherheitsbedrohungen sowie die Gewährleistung der Verfügbarkeit und Leistung des Netzwerks für autorisierte Benutzer. Um diese Ziele zu erreichen, sollten Unternehmen Sicherheitsmaßnahmen wie Netzwerksegmentierung, virtuelle private Netzwerke (VPNs), Firewalls, Systeme zur Erkennung und Verhinderung von Eindringlingen (IDPS) und Verschlüsselung implementieren. Die genannten Begriffe werden nun erläutert, damit Sie einen besseren Überblick und ein grundlegendes Verständnis dafür erhalten.

Netzwerksegmentierung
Die Aufteilung von IT-Netzwerken in kleinere, abgeschottete Segmente, um den Zugriff auf sensible Daten und Systeme zu beschränken und das Risiko von Cyberangriffen zu minimieren.

In einer Apotheke kann z. B. das Unternehmensnetzwerk in getrennte Netzwerksegmente für verschiedene Funktionen unterteilt werden, z. B. für Patientendaten, Rezeptverarbeitung und Bestandsverwaltung. Die Isolierung in Mikrosegmente erlaubt es Ihnen, das Sicherheitsniveau zwischen den Segmenten zu variieren. So können Sie für das Patientendatensegment stärkere Sicherheitskontrollen (z. B. striktere Firewallregeln oder aufwendigere Verschlüsselungsmethoden) vornehmen als für andere Segmente. Auf diese Weise lässt sich der unbefugte Zugriff auf die Patientendaten verhindern und das Risiko eines Sicherheitsverstoßes verringern.

Virtual Private Networks
Ein VPN (virtual private network) ist eine sichere und verschlüsselte Verbindung, die es Benutzern, deren Endgeräte (Client) nicht Teil des Netzwerkes sind, ermöglicht, auf ein Netzwerk zuzugreifen, als wären sie direkt mit diesem verbunden. Es ist besonders nützlich, um Mitarbeitenden, die zu Hause arbeiten, oder Auftragnehmern einen sicheren Zugriff auf das Netzwerk zu ermöglichen. Eine inkorrekte Konfiguration und Verwaltung des VPN kann auch Sicherheitsrisiken mit sich bringen. Die Kombination aus Netzwerksegmentierung und VPN stellt z. B. einen sinnvollen Defense-in-Depth-Ansatz dar.

Firewalls
Eine Firewall ist ein Sicherheitsgerät, das den ein- und ausgehenden Netzwerkverkehr auf der Grundlage einer Reihe von Sicherheitsregeln (z. B. durch Kontrollen und Filterungen von Datenpaketen) überwacht und kontrolliert.[40] Firewalls können in Hardware, Soft-

---
40 Vgl. *Eckert*, 2023, S. 734

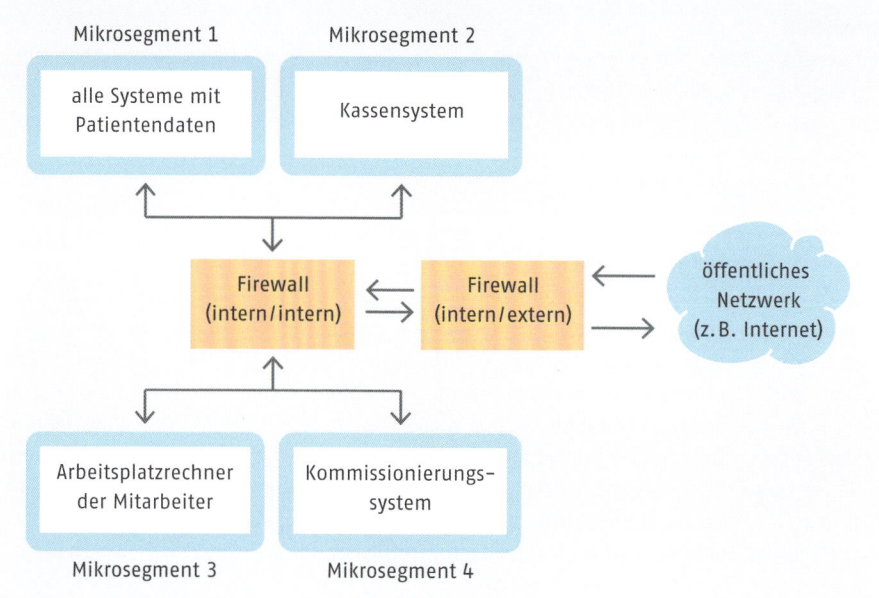

○ **Abb. 3.2** Beispielhafte Implementierung von Firewalls in einem mikrosegmentierten Netzwerk einer Apotheke

ware oder einer Kombination aus beidem implementiert sein. Ihr Hauptzweck besteht darin, ein privates Netzwerk vor unbefugtem Zugriff und bösartigem Datenverkehr aus dem öffentlichen Netzwerk zu schützen, während der autorisierte Datenverkehr zwischen beiden frei fließen kann.

In der Apotheke sollte mindestens eine Firewall den ein- und ausgehenden Verkehr zwischen dem Apothekennetz und dem Internet kontrollieren.

Wenn Sie den Ansatz der Mikronetzwerksegmentierung beherzigen, wird dieser über eine oder mehrere Firewall-Lösungen umgesetzt. Die Firewall überwacht dann auch die Datenflüsse zwischen den Netzwerksegmenten. Eine Darstellung, wie dies in der Praxis realisiert werden könnte, ist in ○ Abb. 3.2 dargestellt.

Intrusion-Detection-and-Prevention-Systeme
Intrusion Detection and Prevention Systems (IDPS) sind Sicherheitsgeräte, die den Netzwerkverkehr auf Anzeichen bösartiger Aktivitäten überwachen und Maßnahmen ergreifen, um diese Aktivitäten zu verhindern oder abzuschwächen. IDPS können in Hardware, Software oder einer Kombination aus beidem implementiert sein. Es gibt zwei Haupttypen von IDPS: netzwerkbasierte IDPS (NIDS) und hostbasierte IDPS (HIDS). NIDS überwachen den Netzwerkverkehr auf Anzeichen bösartiger Aktivitäten, z. B. Versuche, Schwachstellen auszunutzen, oder nicht autorisierte Zugriffsversuche. HIDS überwachen die Aktivitäten auf einem bestimmten Host, z. B. einem Server oder einem Arbeitsplatzrechner. Open-Source-IDPS-Tools sind z. B. Snort und Suricata. Es existieren aber auch eine Reihe kommerzielle Produkte, die in Firewalls inkludiert sind.

Sicherstellung der Vertraulichkeit und Verfügbarkeit

Für die Sicherstellung der Vertraulichkeit und Verfügbarkeit von data in transit sollten Sie auf die Verwendung sicherer Kommunikationsprotokolle wie **Secure Sockets Layer** (SSL) oder **Transport Layer Security** (TLS) achten. Die Integrität von Daten in Bewegung kann über **digitale Signaturen** oder sog. **Message Authentication Codes** (MACs) sichergestellt werden. Der Einsatz der Verfahren reduziert das Risiko von Man-in-the-Middle-Angriffen und anderen Bedrohungsszenarien, in denen die Daten während der Übertragung abgefangen und verändert werden.

Eine digitale Signatur wird erstellt, indem ein privater Schlüssel verwendet wird, um den Hashwert des Dokuments oder der Nachricht zu verschlüsseln. Der Empfänger kann mithilfe des entsprechenden öffentlichen Schlüssels die Signatur des Hashwerts entschlüsseln und die Authentizität und Integrität des Dokuments oder der Nachricht überprüfen.[41] Es handelt sich hier also um ein asymmetrisches Verschlüsselungsverfahren.

Ein MAC wird mithilfe eines geheimen Schlüssels und eines Hash-Algorithmus erzeugt, um einen eindeutigen Code zu erstellen.[42] Dieser wird der Nachricht hinzugefügt. Der Empfänger der Nachricht kann denselben geheimen Schlüssel und Hash-Algorithmus verwenden, um einen neuen MAC zu erzeugen und ihn mit dem MAC zu vergleichen, der mit der Nachricht empfangen wurde. Wenn die beiden MACs übereinstimmen, kann der Empfänger sicher sein, dass die Nachricht nicht manipuliert wurde und dass sie vom erwarteten Absender stammt. Es handelt sich hier also um ein symmetrisches Verschlüsselungsverfahren.

Beide Verfahren weisen Ähnlichkeiten auf, allerdings kann ein Empfänger einer Nachricht, die mittels MACs zusätzlich abgesichert wurde, nicht beweisen, wer der Absender der Nachricht war, da der geheime Schlüssel sowohl zur Verschlüsselung als auch zur Entschlüsselung genutzt wird.

3.4.5 Datensicherung und Wiederherstellung

Die **Datensicherung** (engl. „data backup") bezeichnet die Erstellung von Kopien wichtiger Daten und deren digitaler Speicherung oder physischen Lagerung an einem sicheren Ort. Dies dient dem Schutz vor Datenverlusten aufgrund von Hardwareausfällen, menschlichen Fehlern oder böswilligen Handlungen. Die **Wiederherstellung** von Daten (engl. „recovery") bezieht sich auf den Prozess der Reaktivierung eines zuvor gespeicherten Datenbestandes aus einer Sicherungskopie. Dies ist im Falle eines Datenverlusts, einer Datenbeschädigung oder einer unautorisierten Datenveränderung notwendig. Es gibt verschiedene Arten von Datensicherungsmethoden, die in der Folge vorgestellt werden[43]:

- Bei einem **vollständigen Back-up** werden alle Daten eines oder mehrerer Systeme zu einem festgelegten Zeitpunkt kopiert und gesichert. Der Ansatz ist zeitaufwendig und kann bei sehr großen Datenmengen auch signifikante Kosten nach sich ziehen. Allerdings sind Voll-Back-ups einfach zu implementieren und stellen die einzige Option im Fall einer Katastrophe oder eines Datenverlusts in größerem Ausmaß dar (z. B. Angriff durch Ransomware). Außerdem stellt das vollständige Back-up die Basis für inkrementelle und differenzielle Datensicherungen dar.

---

41 Vgl. *Müller*, 2018, S. 182 f.
42 Vgl. *Eckert*, 2023, S. 380 ff.
43 Vgl. *Müller*, 2018 S. 419 ff.

- Bei der Durchführung von **inkrementellen Sicherungen** werden nur die Daten in die Sicherungskopie aufgenommen, die sich seit der letzten Sicherung geändert haben. Dies kann schneller und effizienter sein als vollständige Back-ups, erfordert jedoch mehrere Back-up-Datensätze, um die Daten wiederherzustellen.
- Bei **differenziellen Sicherungen** wird eine Kopie aller Daten erstellt, die sich seit der letzten Vollsicherung geändert haben. Dies kann schneller und effizienter sein, als ein vollständig neues Voll-Back-up durchzuführen, und erfordert nur zwei Back-up-Sets zur Wiederherstellung der Daten.

Datenwiederherstellung beschreibt den Prozess der Wiederherstellung von Daten aus einer oder mehreren Sicherungskopie(n) und umfasst in der Regel die folgenden Schritte:

1. Zunächst wird die Ursache des Datenverlusts ermittelt, um die geeignete Wiederherstellungsmethode zu bestimmen.
2. Die Auswahl des geeigneten Sicherungssatzes hängt einerseits von der Art der Sicherung und andererseits von der Ursache des Datenverlusts ab.
3. Die Wiederherstellung der Daten kann mit einer Sicherungssoftware oder den vom Sicherungssystem bereitgestellten Tools erfolgen.
4. Nachdem die Daten wiederhergestellt wurden, ist es wichtig, ihre Vollständigkeit und Richtigkeit zu überprüfen. Dies kann durch einen Vergleich der wiederhergestellten Daten mit den Originaldaten oder durch die Verwendung von Prüfsummen oder anderen Verifizierungstechniken erfolgen.
5. Testen Sie die wiederhergestellten Daten und überprüfen Sie, ob alle betroffenen Systeme und Anwendungen funktionsfähig sind und wie vorgesehen verwendet werden können.
6. Zum Abschluss aktualisieren Sie das Sicherungssystem, denn nach der Wiederherstellung der Daten soll das Sicherungssystem aktuell sein und für künftige Sicherungen die wiederhergestellten Daten enthalten.

Data Loss Prevention (DLP): Die Verwendung von DLP-Lösungen, um Datenverluste und -lecks zu verhindern, indem der unbefugte Zugriff, die Weitergabe und der Diebstahl von sensiblen Daten verhindert werden.

3.4.6 Redundanz und Ausfallsicherung

Redundanz und **Ausfallsicherung** (engl. „failover") sind zwei verwandte Konzepte im Bereich der Informationssicherheit und des Systemdesigns. Sie dienen dazu, die Verfügbarkeit und Zuverlässigkeit von geschäftskritischen Systemen und Diensten sicherzustellen. Redundanz bezieht sich in diesem Kontext auf die Duplizierung kritischer Komponenten oder Systeme, um sicherzustellen, dass sie auch bei einem Ausfall oder einer Störung weiterhin funktionieren.[44] Ausfallsicherung bezeichnet den Prozess der automatischen Umschaltung auf eine redundante Komponente oder ein redundantes System im Falle eines Ausfalls oder einer Störung. Sie wird in der Regel durch ein Überwachungssystem ausgelöst, das einen Ausfall oder eine Leistungsverschlechterung der primären Komponente oder des Systems feststellt.

In der Apotheke können Sie ebenfalls Redundanz und Ausfallsicherung einführen. Um das Schutzziel der Verfügbarkeit zu erreichen, sollten Sie z. B. das Apothekenverwaltungs-

---

44 Vgl. *Darms et al.*, 2019, S. 253

system redundant auslegen und für Ausfallsicherungsmaßnahmen sorgen. So können redundante Server und Speichersysteme im Falle eines Ausfalls oder einer Störung den Betrieb des Primärsystems übernehmen. Außerdem kann eine Notstromversorgung, wie eine unterbrechungsfreie Stromversorgung (USV) oder ein Generator, sicherstellen, dass das System auch bei Stromausfällen betriebsbereit bleibt. Ein Beispiel für einen Ausfallsicherungsmechanismus, der verhindert, dass das Apothekenverwaltungssystem einen Ausfall erleidet, wenn Sie einem DDos-Angriff ausgesetzt sind, ist ein sog. Load Balancer. Dies ist ein Stück Software, das den Datenverkehr automatisch auf einen redundanten Server umleitet und damit die Last von Ihrem Primärsystem nimmt.

Welches Niveau an Redundanz und Ausfallsicherung für Ihre Organisation notwendig oder erstrebenswert ist, können Sie über zwei Metriken definieren. Einerseits das sog. **Recovery Time Objective** (RTO), das die Zielzeit beschreibt, innerhalb der ein Geschäftsprozess nach einer Unterbrechung wiederhergestellt werden muss, um unannehmbare Folgen zu vermeiden.[45] Mit anderen Worten: Sie legen hier fest, in welcher Zeit alle geschäftskritischen Prozesse nach einem Ausfall wieder in den Normalzustand zurückversetzt werden müssen. Nehmen wir dafür einmal an, Ihr Kassensystem ist Ziel eines bösartigen Angriffs geworden, und Ihre Mitarbeitenden müssen nun alle Abrechnungen von Medikamenten per Hand mit Stift, Papier und Taschenrechner durchführen. Wie lange (in Stunden, Tagen etc.) akzeptieren Sie diesen Zustand als Geschäftsführer? Das RTO ist also ein Maß für die maximal akzeptable Zeitspanne, die ein System oder ein Prozess ausfallen kann, bevor sich dies erheblich auf das Geschäft auswirkt.

Andererseits können Sie über das sog. **Recovery Point Objective** (RPO) die maximale Zeitspanne, in der Daten aufgrund eines größeren Vorfalls verloren gehen, festlegen.[46] Bleiben wir beim Beispiel des Ausfalls des Kassensystems. Haben Sie hier ein RPO von sieben Tagen festgelegt, bedeutet dies im schlimmsten Fall, dass Ihnen abrechnungsrelevante Daten von sechs Geschäftstagen fehlen, die Sie nicht rekonstruieren können. Das heißt, Sie legen demzufolge über das RPO fest, wie lang der maximale zeitliche Abstand zwischen Datensicherungen in unterschiedlichen Systemen liegen darf.

3.4.7 Endpunktsicherheit

Unter Endpunkt- oder Endgerätesicherheit versteht man den Schutz einzelner Geräte, z. B. Laptops, Desktops und mobile Geräte, vor Sicherheitsbedrohungen. Die Endpunktsicherheit ist eine wichtige Komponente der gesamten Informationssicherheitsstrategie eines Unternehmens, da diese Geräte oft Zugriff auf sensible Daten haben und anfällig für Angriffe sind. Sie umfasst in der Regel den Einsatz von Sicherheitssoftware wie Antivirenprogramme, Firewalls und Intrusion Detection Systeme, um Geräte vor Malware, Phishing-Angriffen und anderen Sicherheitsbedrohungen zu schützen. Mittlerweile gibt es auch Sicherheitssoftware, die speziell für die Absicherung von Endgeräten entwickelt wurde. Unter dem Begriff Endpoint Detection and Response (EDR) oder auch Endpoint Threat Detection and Response (ETDR) sind sie darauf ausgelegt, fortschrittliche Bedrohungen in „Echtzeit" zu erkennen, zu analysieren und darauf zu reagieren, sodass Sicherheitsteams potenzielle Sicherheitsvorfälle schnell erkennen und beheben können.

---

45 Vgl. *Grünendahl und Steinbacher*, 2017, S. 323
46 Vgl. *Müller*, 2018, S. 596

- Sammlung von Endpunktdaten: EDR-Lösungen verwenden Software-Agenten, um Daten von Endgeräten zu sammeln. Dazu gehören Systemprotokolle, Netzwerkverkehr und Prozessinformationen. Diese Daten werden analysiert, um verdächtige Aktivitäten zu erkennen.
- Erkennung von Bedrohungen: EDR-Lösungen nutzen fortschrittliche Analysen und Algorithmen für maschinelles Lernen, um bekannte und unbekannte Bedrohungen zu erkennen. Dazu gehören Malware und Ransomware.
- Reaktion auf Vorfälle: EDR-Lösungen bieten automatisierte Reaktionsmöglichkeiten, wie beispielsweise die Isolierung von Endpunkten, das Beenden von Prozessen und das Blockieren von Netzwerkverbindungen, um schnell auf Vorfälle reagieren zu können.
- Die Suche und Untersuchung von Bedrohungen sind ebenfalls möglich. EDR-Lösungen ermöglichen es Sicherheitsteams, proaktiv nach Bedrohungen zu suchen und potenzielle Vorfälle zu untersuchen, indem sie nach Kompromittierungsindikatoren (Indicators of Compromise, IOCs) und anderen Bedrohungsdaten suchen können.

Darüber hinaus können EDR-Lösungen in andere Sicherheitslösungen integriert werden, z. B. in SIEM-Systeme, Threat-Intelligence-Plattformen sowie Orchestrierungs- und Automatisierungstools (◉ Abb. 3.3). Allerdings sollten Sie vor der Auswahl einer EDR-Lösung Ihre Anforderungen an die Software festlegen, da es mittlerweile eine Vielzahl von Angeboten mit sehr unterschiedlichem Preispunkt im Markt gibt. Eine Übersicht von Anbietern und EDR-Software finden Sie hier[47].

Neben dem Einsatz von EDR-Lösungen und den oben beschriebenen Sicherheitstechniken sollten folgende Aspekte für die Sicherheit von Endgeräten zusätzlich in Erwägung gezogen werden:

- Stellen Sie Sicherheitssoftware wie Antivirus und Intrusion-Detection-Systeme über eine automatisierte Softwareverteilung bereit.
- Implementieren Sie eine starke Passwortrichtlinie für die Nutzung von Endgeräten.
- Statten Sie die Endgeräte mit E-Mail-Sicherheitslösungen aus, um Spam, Phishing und Malware in E-Mails zu erkennen und zu blockieren.
- Verwenden Sie Mobile-Device-Management-Tools (MDM): MDM-Tools können dabei helfen, mobile Geräte zu verwalten und zu sichern, indem sie Sicherheitsrichtlinien durchsetzen, z. B. die Verwendung starker Passwörter und die Verschlüsselung von Daten.[48]
- Implementieren Sie eine Bring-Your-Own-Device-Richtlinie (BYOD): BYOD-Richtlinien können sicherstellen, dass persönliche Geräte, die für die Arbeit verwendet werden, sicher sind und nicht das Netzwerk und die Systeme der Organisation gefährden.
- Implementieren Sie ein Patch-Management-Verfahren z. B. über eine Softwareverteilung, die Ihnen das regelmäßige Aktualisieren von Geräten und Software mit den neuesten Sicherheitspatches erleichtert.

---

47 www.capterra.com/endpoint-detection-and-response-software/
48 Vgl. *Klein-Hennig*, 2018, S. 650

> **MERKE** Eine starke Passwortrichtlinie machen folgende Punkte aus[49]:
> - Passwörter sollten eine minimale Komplexität aufweisen und schwer zu erraten sein (Passwords should be complex and hard to guess). Dies kann durch die Anforderung einer Mindestlänge (z. B. mindestens 12 Zeichen) und die Verwendung einer Mischung aus Groß- und Kleinbuchstaben, Zahlen und Sonderzeichen erreicht werden.
> - Um zu verhindern, dass Benutzer alte Passwörter wiederverwenden, sollte die Passwortrichtlinie eine Passwortvergangenheit enthalten, die es Benutzern untersagt, ihre vergangenen Passwörter wiederzuverwenden.
> - Passwortalterung: Um Nutzer zu ermutigen, ihre Passwörter regelmäßig zu ändern, sollte die Passwortrichtlinie eine Passwortalterungsfunktion enthalten, die Benutzer verpflichtet, ihr Passwort alle 60–90 Tage zu ändern.
> - Um Benutzerkonten gegen Brute-Force-Angriffe zu schützen, sollte die Passwortrichtlinie eine Kontosperrfunktion enthalten, die das Konto nach einer bestimmten Anzahl fehlgeschlagener Anmeldeversuche sperrt.
> - Die Passwortrichtlinie sollte einen sicheren Passwort-Storage-Mechanismus umfassen, der Passwörter in gehashtem und salted Format speichert, damit Passwort-Cracking-Angriffe verhindert werden können.

3.4.8 Penetration Testing

Bei **Penetrationstests**, auch Pen-Tests oder Ethical Hacking genannt, werden Cyberangriffe auf ein IT-System und deren Komponenten, ein Netzwerk oder eine Webanwendung simuliert, um Schwachstellen zu ermitteln und die Wirksamkeit der vorhandenen Sicherheitskontrollen zu bewerten. Das Ziel von Penetrationstests ist es, Schwachstellen im System zu erkennen, bevor sie von böswilligen Angreifern ausgenutzt werden können, und Empfehlungen zur Behebung ebendieser zu geben. Penetrationstests werden in der Regel von zertifizierten ethischen Hackern durchgeführt, die einer strukturierten Methodik folgen, um gründliche, kontrollierte und legale Tests zu gewährleisten.[50]

Methodik der Penetrationstests

1. **Planung und Erkundung:** Umfasst die Definition des Umfangs und der Ziele des Tests, die Identifikation der Zielsysteme und -netze und die Sammlung erster Informationen über das Ziel mithilfe von Open-Source-Intelligence-Techniken (OSINT).
2. **Untersuchung und Scannen:** Auf Basis der recherchierten und bereitgestellten Informationen werden die Zielsysteme und -netzwerke mithilfe automatisierter Tools auf Schwachstellen gescannt. Dies kann Netzwerk-Scans, Port-Scans und Schwachstellen-Scans umfassen.
3. **Ausnutzung (exploitation):** In dieser Phase wird versucht, die ermittelten Schwachstellen auszunutzen, um sich unbefugten Zugang zu den Zielsystemen und -netzwerken zu verschaffen. Hierbei werden sowohl bekannte als auch unbekannte (sog. Zero-Day-Schwachstellen) Schwachstellen ausgenutzt.

---

49 Vgl. *Darms et al.*, 2019, S. 14 ff.
50 Vgl. *Schläger und Thode*, 2022, S. 677 ff.

4. **Post-Exploitation:** In der Folge werden die Eintrittswahrscheinlichkeiten und Auswirkungen der Schwachstellenausnutzung bewertet und Belege für die Ausnutzung zur späteren Analyse gesammelt und dokumentiert.
5. **Zusammenfassung und Berichterstattung**: Zum Abschluss werden die Ergebnisse des Pen-Tests dokumentiert, einschließlich einer Beschreibung der festgestellten Schwachstellen, der Auswirkungen des Angriffs und Empfehlungen für Abhilfemaßnahmen.

Üblicherweise erhalten Sie als Auftraggeber eines Pen-Tests einerseits ein digitales Dokument, in dem alle Ergebnisse zusammengefasst sind. Dieses Dokument dient als Diskussionsgrundlage für die Zusammenarbeit mit IT-Dienstleistern und Ihren Mitarbeitenden. Andererseits werden die Ergebnisse des Pen-Tests häufig in einem Meeting den beteiligten Parteien vorgestellt. Hier können Nachfragen an den Pen-Test-Dienstleister gestellt werden, um den Kontext und die Rekonstruktion von Schwachstellen zu eruieren.

Arten von Penetrationstests
Es stehen drei unterschiedliche Typen von Penetrationstests zur Verfügung, die sich je nach Anwendungsfall, IT-Systemlandschaft und der Detaillierungstiefe und demzufolge auch der damit verbundenen Aufwände und Kosten unterscheiden.[51]

Black-Box-Penetrationstests
Hier hat der Tester keine Vorkenntnisse über das Zielsystem oder das Zielnetzwerk. Der Pen-Tester erhält lediglich den Namen des Zielunternehmens und soll Schwachstellen aufdecken und ausnutzen, wie es ein echter Angreifer tun würde. Diese Art von Test simuliert die Aktionen eines externen Angreifers, der keine Kenntnisse über das Zielunternehmen hat. Ihre Mitarbeit und der Aufwand sind in diesem Fall minimal.

White-Box-Penetrationstests
In diesem Fall erhält der Pen-Tester umfassende Kenntnisse über das Zielsystem oder -netzwerk, einschließlich Netzwerkdiagrammen, Systemkonfigurationen und Quellcode. Nur White-Box-Penetrationstests ermöglichen die sichere Aufdeckung von Schwachstellen, die von außen möglicherweise nicht sichtbar sind, aber dennoch existieren. In diesem Fall ist Ihre Mitarbeit mindestens genauso wichtig für den Erfolg des Pen-Tests, denn je mehr Informationen der Pen-Tester über Ihre Systemlandschaft und Prozesse von Ihnen erhält, desto genauer und besser kann er etwaige Schwachstellen identifizieren. Allerdings ist hier auch eine Miteinbeziehung und Mitarbeit Ihrer IT-Dienstleister notwendig.

Gray-Box-Penetrationstests
Beim Gray-Box-Penetrationstest erhält der Tester begrenzte Kenntnisse über das Zielsystem oder -netzwerk. Dazu können Benutzerkonten, IP-Adressen oder andere Informationen gehören, die einem Benutzer oder Insider bekannt wären, sodass Sie hiermit einen guten Sicherheitstest für den Angriffsvektor ehemaliger oder böswilliger Mitarbeiter vorliegen haben. Der Gray-Box-Test stellt in der Praxis einen guten Kompromiss aus Aufwand/Kosten und Ertrag/Nutzen dar.

---

51 Vgl. *Eckert*, 2023, S. 192 f.

3.5 Wichtige Cybersicherheitsprozesse

3.5.1 Änderungsmanagement in IT-Systemen

Vor dem Hintergrund der Cybersicherheit können zwei wichtige Prozesse des Änderungsmanagements unterschieden werden:

- Patch-Management,
- Schwachstellenmanagement.

Patch-Management

Unter Patch-Management oder Patch-Verwaltung versteht man den Prozess des Erkennens, Beziehens, Testens und Installierens von Software-Updates oder Patches zur Behebung von Sicherheitslücken, Fehlern oder Problemen in Softwareanwendungen, Betriebssystemen und anderen IT-Infrastrukturkomponenten.

Sie ist ein wichtiger Aspekt eines umfassenden Informationssicherheitsprogramms und hat Schnittmengen mit dem Schwachstellenmanagement. Es hilft Unternehmen, die Sicherheit und Integrität ihrer IT-Infrastruktur aufrechtzuerhalten, das Risiko von Sicherheitsverletzungen und anderen Cyberbedrohungen zu verringern und die Einhaltung gesetzlicher Vorschriften zu gewährleisten. Nach Faber und Behnsen umfasst ein effektives Patch-Management mehrere wichtige Schritte, darunter[52]:

1. **Bestandsverwaltung**: Identifizierung, Erstellung und Pflege eines Inventars aller verwendeten Softwareanwendungen, Betriebssysteme und anderer IT-Infrastrukturkomponenten.
2. **Schwachstellenbewertung**: Identifikation von Schwachstellen in Softwareanwendungen, Betriebssystemen und anderen IT-Infrastrukturkomponenten werden bewertet (siehe Schwachstellenmanagement).
3. **Beschaffung und Testen von Software-Patches**, um deren Kompatibilität und Wirksamkeit zu gewährleisten, sowie deren anschließende Bereitstellung an die entsprechenden Systeme bei möglichst geringer Unterbrechung des Geschäftsbetriebs.
4. **Überprüfung und Überwachung**: Sie umfassen die Sicherstellung, dass die Software-Patches korrekt installiert wurden sowiedie Überwachung der Systeme auf Probleme oder Anomalien.

Schwachstellenmanagement

Schwachstellenmanagement (engl. „vulnerability management") ist der Prozess der Identifizierung, Klassifizierung, Behebung und Entschärfung von Schwachstellen in der IT-Infrastruktur, den Anwendungen und Daten eines Unternehmens. Es ermöglicht, Schwachstellen proaktiv zu identifizieren und zu beheben, bevor Angreifer sie ausnutzen können. Ein standardkonformes Schwachstellenmanagement folgt laut Faber in der Regel folgenden Schritten[53]:

---

52 Vgl. *Faber und Behnsen*, 2017, S. 71
53 Vgl. *Faber*, 2021, S. 155 f.

1. **Schwachstellenbewertung**, im Rahmen dessen Schwachstellen in IT-Systemen, -Anwendungen und -Daten durch regelmäßige Schwachstellenscans und Penetrationstests identifiziert und bewertet werden.
2. Die **Priorisierung von Schwachstellen** ist ebenfalls wichtig. Die Priorisierung der Schwachstellen basiert auf ihrem Schweregrad, ihren potenziellen Auswirkungen und der Wahrscheinlichkeit einer Ausnutzung.
3. **Abhilfemaßnahmen und Schadensbegrenzung**: Implementierung von Abhilfemaßnahmen zur Beseitigung von Schwachstellen, z. B. die Anwendung von Software-Patches, die Konfiguration von Firewalls oder die Implementierung von Zugriffskontrollen.
4. **Verifizierung und Validierung**: Überprüfung, ob die Abhilfemaßnahmen korrekt umgesetzt wurden, und Validierung, ob die Schwachstellen wirksam behoben wurden.
5. **Kontinuierliche Überwachung**: Der Prozess des Schwachstellenmanagements umfasst die kontinuierliche Überwachung von IT-Systemen, Anwendungen und Daten auf neue Schwachstellen und Bedrohungen.

3.5.2 Die integrierte Cybersicherheitslösung

Security-Information-and-Event-Management(SIEM)-Systeme ermöglichen die Echtzeitanalyse von Sicherheitswarnungen und -ereignissen, die von verschiedenen Sicherheitsgeräten und -anwendungen generiert werden. SIEM-Lösungen sammeln Sicherheitsdaten aus verschiedenen Quellen, darunter Firewalls, Intrusion-Detection-Systeme, Antivirensoftware und Datenbanken, um einen umfassenden Überblick über die Sicherheitslage eines Unternehmens zu geben.[54] Die Lösungen nutzen Analytics, maschinelles Lernen und Künstliche Intelligenz, um Sicherheitsdaten zu analysieren, Muster und Trends zu erkennen und dadurch potenzielle Sicherheitsbedrohungen zu entdecken. SIEM-Lösungen sind in der Lage, Echtzeit-Alarmierungen und -Benachrichtigungen Anwendern bereitzustellen, sobald eine potenzielle Sicherheitsbedrohung erkannt wurde.[55]

Extended Detection and Response (XDR) ist ein Sicherheitsansatz, der **Endpoint Detection and Response** (EDR) mit **Network-Detection and Response** (NDR), Threat Intelligence und anderen Sicherheitstechnologien vereint. XDR-Lösungen sammeln, korrelieren und analysieren Sicherheitsdaten aus verschiedenen Quellen, einschließlich Endpunkten, Netzwerken und Cloud-Umgebungen, um einen umfassenden Überblick über die Sicherheitslage eines Unternehmens zu geben. Sie nutzen vergleichbar zu den SIEM-Lösungen maschinelles Lernen und Künstliche Intelligenz, um auf der Grundlage von Mustern und Anomalien in Sicherheitsdaten Sicherheitsbedrohungen in Echtzeit zu erkennen und darauf zu reagieren. Außerdem erstellen sie Nutzungsprofile von Endgeräten und Systemen, um mithilfe dieser Anomalien Sicherheitsverstöße zu identifizieren. Sie können außerdem Echtzeit-Warnungen und -Benachrichtigungen bereitstellen, sobald potenzielle Sicherheitsbedrohungen erkannt werden.

Security Orchestration, Automation and Response (SOAR): SOAR bezeichnet eine Softwarelösung, die eine Reihe von Technologien und Prozessen umfasst und die Unternehmen bei der Automatisierung und Orchestrierung ihrer Sicherheitsabläufe unterstützt. SOAR-Lösungen bestehen in der Regel aus drei Hauptkomponenten:

---

54 Vgl. *Müller*, 2018, S. 545 f.
55 Vgl. *Darms et al.*, 2019, S. 102

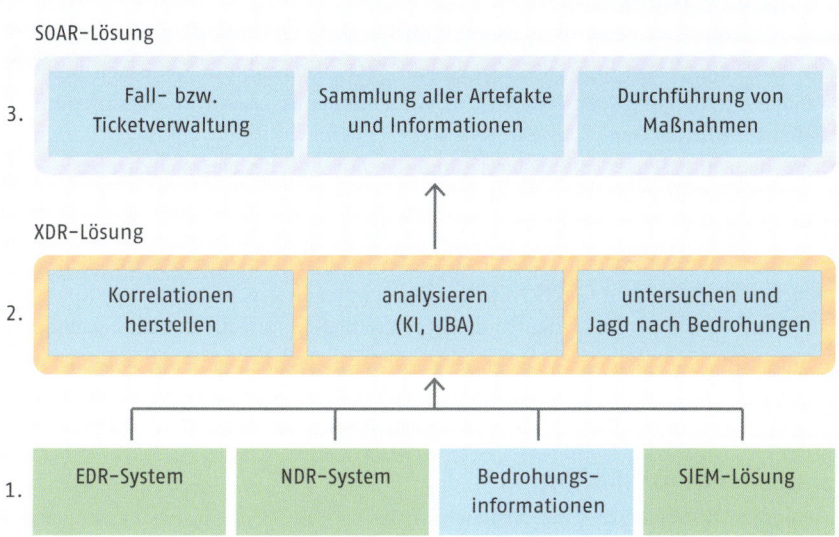

o **Abb. 3.3** Unterschiedliche Schichten von Cybersicherheitslösungen im Zusammenspiel. **SOAR** Security Orchestration, Automation and Response, **XDR** Extended Detection and Response, **KI** künstliche Intelligenz, **UBA** User Behavior Analytics, **EDR** Endpoint Detection and Response, **NDR** Network-Detection and Response, **SIEM** Security Information and Event Management

- Sicherheitsorchestrierung: Integration, Koordination und Datenaggregation von unterschiedlichen Sicherheitstools und -technologien,
- Sicherheitsautomatisierung: Automatisierung sich wiederholender Sicherheitsaufgaben, z. B. die Erkennung von Bedrohungen, die Reaktion auf Vorfälle und die Berichterstattung,
- Sicherheitsreaktion: Definition und Ausführung standardisierter Playbooks für die Reaktion auf Sicherheitsvorfälle, die auf Best Practices und Branchenstandards basieren.

SOAR-Lösungen können die Fähigkeiten Ihres Unternehmens zur Erkennung und Reaktion auf Bedrohungen verbessern, die mittlere Reaktionszeit (MTTR) verkürzen und die Einhaltung gesetzlicher Vorschriften gewährleisten. Darüber hinaus können Sie den Sicherheitsbetrieb optimieren, indem sie in Echtzeit Einblick in Sicherheitsereignisse gewähren und Routineaufgaben automatisieren.

o Abb. 3.3 stellt das Zusammenspiel aller vorgestellten Systeme und Lösungen exemplarisch dar. Allerdings sollten Sie dies nicht als eine Blaupause für Ihre Apotheke verstehen. Die Abbildung stellt ein Cybersicherheitssystem dar, das ein bedeutendes Know-how und Kapital voraussetzt. Wenn Sie im ersten Schritt die grün hinterlegten Lösungsansätze beherzigen, erhöhen Sie die Sichtbarkeit in Bezug auf Sicherheitsverstöße signifikant. Einige SIEM-Lösungen am Markt bieten außerdem die Möglichkeit, die Daten eines EDR- und/oder NDR-Systems in sie zu integrieren, sodass Sie auch hier eine Datensenke für alle erfassten Sicherheitsvorfälle erreichen können.

3.6 Risikomanagement

Die Risikoabschätzung (engl. „risk assessment") ist essenziell, um Sicherheitsbedrohungen und Sicherheitsschwachstellen in IT-Systemen und -daten zu identifizieren. Sie ermöglicht Unternehmen, Schwachstellen zu verstehen, Risiken vorab zu minimieren, wichtige Bedrohungen zu priorisieren und Ressourcen effektiver einzusetzen. Zudem hilft sie bei der Einhaltung gesetzlicher Vorgaben und dient als Nachweis der Sorgfaltspflicht im Falle eines Sicherheitsvorfalls. Eine Risikobewertung ist ein Kernbestandteil einer umfassenden Informationssicherheitsstrategie, die IT-Systeme und -daten vor potenziellen Bedrohungen und Schwachstellen schützt (▶ Kap. 5.3.4).

Eine Risikoabschätzung erfolgt in mehreren Schritten, um potenzielle Sicherheitsbedrohungen und Schwachstellen in den IT-Systemen und Daten einer Organisation zu ermitteln. Die Schritte einer Risikoabschätzung nach ISO 27001 sind in ○ Abb. 3.4 dargestellt. Auf diese wird in der Folge genauer eingegangen.

3.6.1 Risikoidentifikation

Der erste Schritt im Prozess der Risikoabschätzung besteht darin, die Vermögenswerte der Organisation (Assets) zu **identifizieren**, einschließlich Hardware, Software, Netzwerke, Daten und andere Ressourcen, die geschützt werden müssen. In der Regel werden hierzu digitale Kataloge (Datenbanken) angelegt, die mit weiteren Informationen angereichert werden. Folgende Prozessschritte sollten bei der Identifikation von Vermögenswerten bzw. Assets durchlaufen werden:

1. **Definition des Umfangs:** Es muss festgelegt werden, welche Systeme, Anwendungen, Daten und anderen Assets in den Anwendungsbereich der Risikoabschätzung fallen.
   Beispiel: Die Apotheke möchte eine Bewertung der IT-Infrastruktur durchführen, die für den Betrieb der Apothekenverwaltungssoftware und die Speicherung von Patientendaten verwendet wird.
2. **Identifizierung der Asset-Eigentümer:** Nach der Festlegung des Umfangs besteht der nächste Schritt darin, die Eigentümer (Asset Owner) der Anlagen zu ermitteln und diese in den Prozess der Identifizierung einzubinden. Asset Owner sind Einzelpersonen oder Gruppen, die für die Assets innerhalb des Anwendungsbereichs verantwortlich sind.
   Beispiel: Die Eigentümer der IT-Infrastruktur sind der Apothekeninhaber und der IT-Support-Mitarbeiter.
3. **Identifizierung der Vermögenswertkategorien:** Die ermittelten zu schützenden Assets werden in der Folge nach der Art des Vermögenswerts kategorisiert.

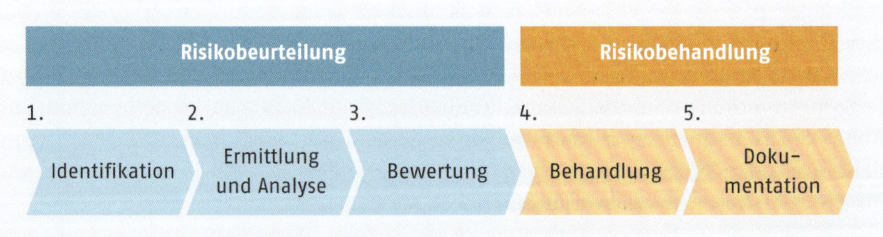

○ **Abb. 3.4** Darstellung der Risikoabschätzung als Prozess nach ISO 27001

Beispiel: Die Kategorien von Vermögenswerten sind Server, Arbeitsplatzcomputer, Point-of-Sale-Systeme, Apothekenverwaltungssoftware, Patientendaten und Cloud-Dienste.
4. **Identifizierung spezifischer Vermögenswerte:** Der nächste Schritt ist nun die Identifizierung der spezifischen Vermögenswerte in jeder Kategorie. Wenn Hardware beispielsweise eine Vermögenswertkategorie darstellt, sollten die spezifischen Hardware-Vermögenswerte, wie Server, Laptops und mobile Geräte, identifiziert und dokumentiert werden.
   Beispiel: Die spezifischen Vermögenswerte in der Kategorie Hardware sind ein Windows-Server und ein SQL-Server.
5. **Dokumentation von Vermögenswertdetails:** Dazu gehören Informationen wie der Vermögenswertname, Beschreibung, Standort, Eigentümer und Wert. Der Wert eines Vermögenswerts kann auf unterschiedliche Weise definiert werden, z. B. durch finanziellen Wert, Betriebswert oder strategischen Wert.
   Beispiel: Der Windows-Server hat den Namen „WIN-01", ist ein physischer Server, befindet sich im Serverraum der Apotheke, wird vom IT-Support-Mitarbeiter verwaltet und hat einen Wert von 5000 €.
6. **Identifizierung von Vermögenswertabhängigkeiten:** Der nächste Schritt ist nun die Identifizierung der Abhängigkeiten zwischen Vermögenswerten, damit diese fehlerfrei und verfügbar funktionieren. Die Transparentmachung der Abhängigkeiten zwischen Assets deckt potenzielle Risiken auf, die bei einer singulären Betrachtung jedes einzelnen Vermögensgegenstandes nicht aufgefallen wären, und erhöht somit das Sicherheitsniveau insgesamt.
   Beispiel: Die Apothekenverwaltungssoftware ist abhängig vom SQL-Server, um die Patientendaten zu speichern und zu verwalten. Wenn der SQL-Server ausfällt, könnte dies zu einer Unterbrechung des Betriebs der Apothekenverwaltungssoftware führen.
7. **Überprüfung und Aktualisierung des Vermögenswerteinventars:** Nachdem der anfängliche Identifizierungsprozess abgeschlossen ist, sollte das Inventar regelmäßig überprüft und aktualisiert werden, um sicherzustellen, dass es aktuell und genau ist.
   Beispiel: Die Apotheke führt eine Überprüfung des Inventars alle sechs Monate durch, um sicherzustellen, dass neue Vermögenswerte hinzugefügt, ausgemusterte Vermögenswerte entfernt und Vermögenswertdetails aktualisiert werden.

Am Ende der Identifikationsphase erhalten Sie einen Überblick über alle sicherheitsrelevanten Assets, deren Wert für die Organisation, deren Verantwortliche und ihre Abhängigkeiten untereinander.

3.6.2 Risikoermittlung

Nach Identifikation der Vermögenswerte müssen im nächsten Schritt die Risiken für diese Vermögenswerte **ermittelt** werden. Hierfür werden potenzielle Bedrohungen und Schwachstellen anhand bekannter Angriffsvektoren überprüft, die die Vertraulichkeit, Integrität oder Verfügbarkeit der Ressourcen gefährden könnten. ◘ Tab. 3.2 listet die Methoden, die eingesetzt werden können. Das Ergebnis dieser Phase ist eine Erweiterung der obigen Liste um die aufgedeckten, potenziellen Sicherheitsschwachstellen (Risiken), die mit den Assets in Verbindung gebracht werden.

Tab. 3.2 Methoden zur Risikoermittlung

Methode	Ziel
Tools zum Scannen von Schwachstellen in IT-Systemen und Netzwerken	Aufdecken von veralteter Software und nicht gepatchten Systemen, die von Angreifern ausgenutzt werden könnten
Penetrationstests der IT-Systeme und Netzwerke	Identifikation von Vulnerabilitäten, die durch Schwachstellenscans nicht erkannt werden können
Social engineering tests	Überprüfung der Anfälligkeit der Organisation gegenüber Social-Engineering-Angriffe wie Phishing oder Pretexting
Tests der physischen Sicherheit	Ermittlung von Schwachstellen in der physischen Infrastruktur wie Türen, Fenster und Lüftungssysteme

3.6.3 Risikoanalyse und -bewertung

Nach der Ermittlung der Risiken werden nun die Wahrscheinlichkeit und Auswirkungen dieser Risiken **analysiert**. Dabei werden die Wahrscheinlichkeit des Eintretens der Risiken und die möglichen Folgen bzw. der Schaden ihres Eintretens bewertet. Aus diesen beiden Dimensionen ergibt sich dann die Risikobewertung als Metrik.

Die Eintrittswahrscheinlichkeit und die Auswirkungen eines Risikos können entweder mittels qualitativer (z. B. niedrig, mittel, hoch) oder quantitativer (prozentuale Eintrittswahrscheinlichkeiten, finanzielle Kosten in € etc.) Methoden beschrieben werden. Beide Herangehensweisen basieren dabei entweder auf statistischen Analysen (z. B. durch Modellierung und Prognose), Branchenbenchmarks oder auch auf den Erfahrungen der bewertenden Person.

Die Beschreibung mit qualitativen Kategorien ermöglicht eine einfache und schnelle Erfassung sowie eine relative Gegenüberstellung von Risiken. Daher eignet sie sich auch gut in der Kommunikation gegenüber Stakeholdern (Behörden, Mitarbeitenden etc.). Der Nachteil jeder Simplifizierung ist der Verlust an Genauigkeit und Aussagekraft.

Was bedeutet eine niedrige Eintrittswahrscheinlichkeit oder eine hohe Auswirkung des Risikos konkret für mein tägliches Geschäft?

Um diese Fragen besser beantworten zu können, sollten insbesondere für geschäftskritische Systeme und Anwendungen auch quantitative Bewertungen erstellt werden. Jedoch bleibt jede Risikobewertung letztlich bis zu einem gewissen Grad subjektiv und unsicher. Daher ist es umso wichtiger, die Annahmen, unter denen diese Bewertungen getroffen worden sind, zu dokumentieren und zu kommunizieren. In Tab. 3.3 sind die der ermittelten und bewerteten Assets beispielhaft dargestellt.

Zur Risikobewertung von Assets kann die sog. Risikomatrix herangezogen werden. Diese existiert in einer Vielzahl von Varianten, die sich in der Regel im Detaillierungsgrad (Anzahl der Kategorien) unterscheiden (Tab. 3.4).

In der Praxis hat sich herausgestellt, dass die monetäre Bewertung eines Risikoeintritts für alle Beteiligten die größtmögliche Transparenz und beste Grundlage zur Entscheidungsfindung darstellt. Durch die Kombination aus einer quantitativen Eintrittswahrscheinlichkeit und den potenziellen ökonomischen Auswirkungen auf den Geschäftsbetrieb kann der Erwartungswert (in €) des Risikos bestimmt werden. Dieser wiederum kann als Vergleichsgröße herangezogen werden, um mögliche Kosten zur Abschwächung des potenziellen Risikos zu begründen.

◻ **Tab. 3.3** Beispielhafte Listendarstellung von bewerteten Assets nach Risikokategorien

Asset	Bedrohung, Schwachstelle	Eintrittswahrscheinlichkeit	Auswirkungen, Schaden	Risikobewertung
Windows-Server	Ungepatchtes Betriebssystem	Mittel	Hoch	Hoch
Windows-Server	Physischer Zugang zu Serverraum ungeregelt	Niedrig	Hoch	Mittel
Apothekenverwaltungssoftware	Unsichere Passwortrichtlinie	20 %	30 000 €	6 000 €
Laptop Apo-01 Laptop Apo-02 Laptop Apo-03	Phishing-Attacke	Niedrig	Medium	Geringes bis mittleres Risiko
Laptop Apo-01 Laptop Apo-02 Laptop Apo-03	Ungesichertes WLAN	Mittel	Niedrig	Geringes bis mittleres Risiko

◻ **Tab. 3.4** Beispielhafte Risikobewertungsmatrix

	Geringe Auswirkungen	Mittlere Auswirkungen	Hohe Auswirkungen
Geringe Eintrittswahrscheinlichkeit	Geringes Risiko	Geringes bis mittleres Risiko	Mittleres Risiko
Mittlere Eintrittswahrscheinlichkeit	Geringes bis mittleres Risiko	Mittleres Risiko	Hohes Risiko
Hohe Eintrittswahrscheinlichkeit	Mittleres Risiko	Hohes Risiko	Sehr hohes Risiko

3.6.4 Priorisierung und Behandlung von Risiken

Im nächsten und damit dritten Schritt werden die Risiken nach ihrer Kritikalität priorisiert, und es wird entschieden, welche in der Folge behoben werden sollen und welche im operativen Geschäft akzeptabel sind. Der Entscheidungsprozess umfasst hierbei in der Regel folgende Punkte:

- Definition von Risikokriterien (Risikotoleranzschwellen), anhand derer die Akzeptanz für die Organisation bewertet werden kann, z. B.:
    - Einhaltung von gesetzlichen Vorschriften (Muss-Kriterium),
    - Gewährleistung der Patientensicherheit (Muss-Kriterium),
    - Schutz der Privatsphäre und Datensicherheit (Muss-Kann-Kriterium),
    - Betriebsfortführungsanforderungen (Business Continuity; Muss-Kann-Kriterium),
- Vergleich der Risiken mit den festgelegten Kriterien (qualitativ oder quantitativ),
- Entscheidung über die Risikoakzeptanz (Werturteile und Abwägungen),
- Dokumentation der Entscheidungen und deren Begründungen,
- regelmäßige Überprüfung der Risikokriterien.

Auf der Grundlage dieser Bewertung können geeignete Maßnahmen zur **Risikobehandlung** (4.) bestimmt werden. Die Risikobehandlung ist der Prozess der Auswahl und Umsetzung von Maßnahmen zur Änderung von Informationssicherheitsrisiken. Die Änderungen der Risiken können auf vier unterschiedliche Weisen erreicht werden.

Dabei kann es sich um die Vermeidung, Verringerung, Aufteilung oder Beibehaltung des Risikos handeln.

1. **Vermeidung des Risikos:** Bedeutet, dass das Risiko beseitigt wird, indem die Tätigkeit, die das Risiko verursacht, nicht ausgeführt wird.
    - Das Risiko einer Datenschutzverletzung kann vermieden werden, indem Sie keine sensiblen Kundendaten wie Kreditkartennummern oder medizinische Daten auf Ihren Servern oder Computern speichern.
2. **Verringerung des Risikos**: Es werden Handlungen unternommen, die die Wahrscheinlichkeit oder die Auswirkungen des Risikos verringern.
    - Um das Risiko eines unbefugten Zugriffs auf Ihr Netzwerk zu verringern, können Sie strenge Zugangskontrollen einführen. Dazu gehören starke Passwörter und die Beschränkung des Zugriffs auf sensible Daten auf die Mitarbeiter, die ihn benötigen.
3. **Teilung des Risikos:** Es werden Maßnahmen ergriffen, durch die das Risiko ganz oder teilweise auf eine andere Partei übertragen wird.
    - Das Risiko eines finanziellen Verlusts aufgrund einer Datenschutzverletzung, können Sie bspw. durch den Abschluss einer Cyberversicherung auf die Versicherung übertragen.
4. **Behalten des Risikos:** Sie können Risiken auch akzeptieren und keine Maßnahmen zur Änderung des Risikos ergreifen. Dies kann angemessen sein, wenn die Kosten für die Vermeidung, Verringerung oder Teilung des Risikos höher sind als der erwartete Verlust aus dem Risiko. Hier können Sie auch das sog. ALARP-Prinzip heranziehen.

Das ALARP-Prinzip erkennt an, dass es nicht praktikabel ist, alle Risiken vollständig zu beseitigen. Stattdessen besteht das Ziel darin, die Risiken auf ein Niveau zu reduzieren, das so niedrig wie vernünftigerweise durchführbar ist. Dabei werden die Kosten, der Nutzen und die Durchführbarkeit von Risikominderungsmaßnahmen berücksichtigt.

Zur Beurteilung, welche Risiken in die jeweiligen Behandlungskategorien fallen, müssen alle vorherigen Informationen zusammengetragen werden. Eine Unterstützung bei der Entscheidungsfindung kann eine Visualisierung der jeweiligen Risiken in einer Grafik, wie sie in ○ Abb. 3.5 dargestellt ist, bieten. Jedoch muss für jede Maßnahme eine individuelle Entscheidung darüber getroffen werden, wie mit ihr umgegangen wird.

Wichtig ist: Abgesehen von den gesetzlichen Anforderungen entscheiden am Ende Sie, welche Risiken für Ihr Unternehmen akzeptabel erscheinen und welche nicht.

Das Ergebnis der vorgestellten Schritte ist am Ende eine Liste bzw. ein zeitlicher Plan mit den entsprechenden Behandlungsmaßnahmen zur Risikoänderung und einer zeitlichen Befristung, bis wann die Änderung vorgenommen wird. Für alle akzeptierten Risiken sollten ebenfalls geeignete Kontrollen zur Bewältigung definiert werden.

3.6.5 Dokumentation von Risiken und Maßnahmen

Der letzte Schritt im Prozess des Risikomanagementprozesses besteht darin, die Ergebnisse der Bewertung zu **dokumentieren** und regelmäßig zu **überprüfen**, um sicherzustellen, dass sie einerseits aktuell und relevant bleiben sowie andererseits wirksam gehandhabt werden. Dazu gehören:

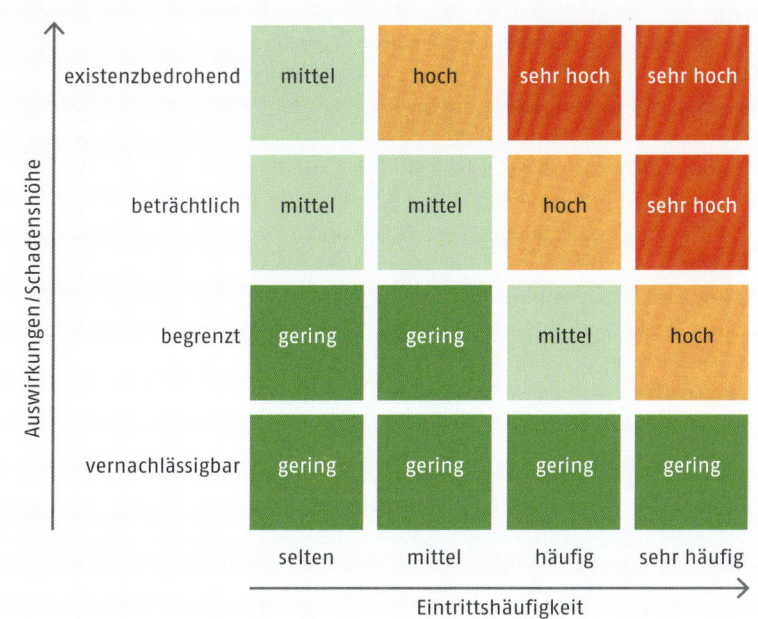

○ **Abb. 3.5** Visualisierung der Risikomatrix zur Einstufung von Risiken nach BSI-Standard 200-3. Risikobewertung: grün = gering, gelb = mittel, orange = hoch, rot = sehr hoch

- Das Erkennen von Veränderungen oder Trends, die die Wahrscheinlichkeit oder die Auswirkungen der Risiken beeinflussen können. Dazu kann auch die Überwachung von Veränderungen im Umfeld, bei den Arbeitsabläufen oder anderen Faktoren gehören, die sich auf die Risiken auswirken können.
- Regelmäßige Überprüfung der Risikobewertungen, um sicherzustellen, dass sie korrekt und relevant bleiben.
- Regelmäßige Berichterstattung über Risiken an entsprechende Stakeholder. Auf diese Weise kann sichergestellt werden, dass alle Beteiligten über die Risiken und die zu ihrer Bewältigung getroffenen Maßnahmen informiert sind.

3.7 Business-Continuity-Management

Inhaltlich mit dem IT-Schutz und dem Risikomanagement verbunden ist das Business-Continuity-Management (BCM). Als solches stellt es für Apotheken in rechtlicher Hinsicht keine verpflichtende Aufgabe dar, jedenfalls solange die strengen Vorgaben der KritisV nicht auf diese angewendet werden (▶ Kap. 2.6, ▶ Kap. 2.7). Gleichwohl ist es auch für Apotheken sehr empfehlenswert, sich mit den Grundprinzipien und -methoden des BCM vertraut zu machen. Denn es geht dabei im Kern darum, wie eine Organisation – in Ihrem Fall Ihre Apotheke – in einem Notfall eine betriebliche Beeinträchtigung vermeiden oder zumindest nach einer Unterbrechung so schnell wie möglich wieder zum normalen Betrieb zurückkehren kann. BCM beschränkt sich hierbei nicht auf Ausfallzeiten, die sich durch Cyberangriffe bzw. IT-Ausfälle ergeben könnten. Vielmehr handelt es sich um ein generisches Prinzip zum Umgang mit Notfällen, die zu Betriebsstörungen führen können. Die Beschäftigung mit dem BCM lohnt sich daher über das Thema Cybersicherheit hinausgedacht und liegt aus wirtschaftlichen Erwägungen heraus in Ihrem ureigenen Interesse.

Die Prinzipien und Methoden, die im Rahmen der Erstellung eines Informationssicherheits-Managementsystems (▶ Kap. 5.3) sowie bei der Notfallplanung (▶ Kap. 6) angewendet werden, sind sehr vergleichbar. Mit Blick auf die IT baut beides aufeinander auf. Man könnte (näherungsweise) von einem Schutz erster und zweiter Ordnung sprechen. Erst versuchen Sie, Ausfallzeiten zu vermeiden, und wenn doch etwas passiert, haben Sie einen Notfallplan in der Hinterhand. Damit stellen Sie sicher, dass Sie nicht nur auf Cyberangriffe und Sicherheitsvorfälle vorbereitet sind. Da BCM über den Bereich der IT hinaus „denkt", sichern Sie sich gegen eine breite Palette von Ereignissen, die den normalen Betrieb beeinträchtigen könnten, ab.

Aufgrund der vorhandenen Synergien und der zunehmenden Relevanz der Notfallplanung für Apotheken stellen wir Ihnen das BCM kurz vor, bevor wir es in ▶ Kap. 6 zur Anwendung bringen. BCM umfasst mehrere Schritte und Überlegungen.

Risikoanalyse und Auswirkungsanalyse: Identifikation von potenziellen Risiken, die den Betrieb der Apotheke beeinträchtigen könnten (z. B. Naturkatastrophen, Cyberangriffe, Pandemien). Dazu gehört auch die Analyse, wie sich diese Risiken auf verschiedene Geschäftsbereiche auswirken könnten. Demnach kommt auch hier die Risikoanalyse vor, die Sie zuvor bereits kennengelernt haben.

Entwicklung von Kontinuitätsstrategien: Erstellung von Strategien, um kritische Betriebsfunktionen aufrechtzuerhalten oder schnell wiederherzustellen. Dazu gehören Back-up-Konzepte; es könnten auch Redundanzen bei IT-Systemen, alternative Lieferketten oder Notfallbetriebspläne sein.

Im Bereich der Notfallplanung liegt der Fokus auf dem **Zeitpunkt nach dem negativen Ereignis** (Angriff, Ausfall, Störung etc.). Durchdenken Sie Ihre Sicherheitsmaßnahmen nochmals aus dieser Perspektive.

Notfallbetriebspläne: Spezifische Pläne für den Fall, dass wichtige Betriebsfunktionen ausfallen. Dies umfasst Pläne für die Aufrechterhaltung oder schnelle Wiederherstellung der Geschäftsprozesse, z. B. Medikamentenversorgung, Kundenbetreuung und andere kritische Dienstleistungen.

Hier liegt der Fokus dieses Kapitels. Wir möchten Ihnen dabei helfen, für Sie passende Notfallpläne zu entwickeln.

Kommunikationspläne: Detaillierte Pläne für die interne und externe Kommunikation während und nach einem Notfall. Dies ist entscheidend, um Mitarbeiter, Kunden und andere Stakeholder, z. B. die Behörden, auf dem Laufenden zu halten.

Überprüfung und Aktualisierung der BCM-Pläne: Regelmäßige Überprüfung und Anpassung der BCM-Pläne, um sicherzustellen, dass sie aktuell sind und auf die neuesten Bedrohungen und Geschäftsänderungen zugeschnitten sind.

Training und Übungen: Regelmäßiges Training und Durchführung von Übungen mit dem Personal, um sicherzustellen, dass jeder im Falle eines Notfalls weiß, was zu tun ist.

4 Bedrohungsvektoren in einer Apotheke

4.1 Einführung

In der heutigen digitalisierten Welt ist es unerlässlich, sich der verschiedenen **Bedrohungsvektoren** bewusst zu sein, denen Apotheken ausgesetzt sind.

Ein Bedrohungsvektor ist **ein Weg oder eine Methode**, die von einem Angreifer verwendet wird, um **unberechtigten Zugang** zu einem System zu erlangen oder Schaden anzurichten. Für Apotheken, die eine Vielzahl sensibler Patientendaten verwalten und täglich wichtige Geschäftstransaktionen durchführen, ist es entscheidend, die verschiedenen Arten von Bedrohungen zu verstehen, um effektive Schutzmaßnahmen ergreifen zu können. Insofern bildet dieses Kapitel sowohl die theoretische als auch die methodische Vorarbeit für die Folgekapitel, deren Schwerpunkt wiederum auf der Erarbeitung und der Umsetzung der „Verteidigungsstrategie" liegt. Werden gegen Risikovektoren gerichtete Maßnahmen bereits in diesem Kapitel genannt, so dient dies damit vorerst lediglich dem besseren Verständnis.

Die Bedrohungsvektoren in Apotheken können in mehrere Kategorien unterteilt werden: physische Sicherheit, digitale Sicherheit, menschliche Faktoren, interne Bedrohungen, Lieferkette und Drittanbieter, Cloud-Speicher und -Dienste, mobile Geräte, Internet der Dinge (IoT) und medizinische Geräte sowie komplexe Systeme und Netzwerke. Jede dieser Kategorien beinhaltet Vektoren, die spezifische Risiken bergen und eine gezielte Herangehensweise erfordern, um die Sicherheit zu gewährleisten. Gleichwohl existieren inhaltliche Überschneidungen und praktische Verbindungen, wie wir aufzeigen werden. IT-Sicherheit ist ein **multifaktorieller Komplex**.

In den Gefährdungskatalogen des BSI finden Sie die wohl umfangreichste Sammlung verschiedener Gefährdungen. Es wird unterschieden zwischen:

- elementaren Gefährdungen,
- höherer Gewalt,
- organisatorischen Mängeln,
- menschlichen Fehlhandlungen,
- technischem Versagen,
- vorsätzlichen Handlungen.

In den folgenden Abschnitten dieses Kapitels haben wir uns an den BSI-Informationen orientiert, diese aber auf apothekenspezifische Belange angepasst bzw. reduziert. Wir werden die bekannten Bedrohungsvektoren in Apotheken genauer betrachten, um ein tieferes Verständnis für die spezifischen Risiken und Herausforderungen zu entwickeln, die sie darstellen; eine „**IT-Risiko-Anamnese**", wenn man so will. Ziel ist es, Ihnen das notwendige Wissen an die Hand zu geben, damit Sie Ihre Einrichtungen und Daten effektiv schützen können. Anschauliche Praxisbeispiele und Schritt-für-Schritt-Umsetzungshilfen zu den einzelnen Angriffsvektoren folgen in den späteren Kapiteln.

4.2 Die Angreifer

Bevor wir uns den Bedrohungsvektoren im engeren Sinne widmen, werfen wir noch einen Blick auf die möglichen Angreifer, sprich diejenigen, die der Apotheken-IT gefährlich werden können.

Es empfiehlt sich, zunächst zwischen zwei Gruppen zu unterscheiden: **böswillige Angreifer** und nicht mit Absicht handelnde, also **fahrlässige „Angreifer"**. In die erste Kategorie fallen etwa Scriptkiddies, Hacker, Hacktivisten, Terroristen, Cyberkriminelle, Konkurrenten, ehemalige (gekündigte) Mitarbeiter, frustrierte, z. B. bei einer Beförderung übergangene Mitarbeiter. Die Motivationen und Methoden der unterschiedlichen Angreifer-Gruppen variieren hierbei stark. Gemeinsam haben sie **Vorsatz** und **Absicht**. Sie sind Angreifer auf die IT-Sicherheit der Apotheke im eng verstandenen Sinne. ◘ Tab. 4.1 verschafft einen kurzen Überblick.

Eine wirksame Verteidigung gegen diese Angreifer-Gruppen erfordert insbesondere technische Sicherungsvorkehrungen.

In die zweite Kategorie fällt z. B. unachtsames, ungeschultes oder übermüdetes Personal. Die Gruppe kann die IT-Sicherheit der Apotheke zwar ebenfalls (stark) gefährden, jedoch handeln die „Angreifer" nicht in böser Absicht. Die Gefahr ergibt sich aus **Fahrlässigkeit** und/oder **Unwissen**. Die beste Verteidigung gegen IT-Sicherheits-Vorfälle, die durch diese Gruppe ausgelöst werden können, stellen Wissensvermittlung und Awareness-Maßnahmen dar.

4.3 Physische Sicherheit

Die physische Sicherheit ist ein grundlegender Aspekt der IT-Sicherheit, der oft übersehen wird. Er ist jedoch von entscheidender Bedeutung, insbesondere in Einrichtungen wie Apotheken, die sowohl sensible Daten als auch wirkstarke/teure Medikamente lagern.

Während das Arzneimittel- bzw. Betäubungsmittelrecht sowie die Apothekenbetriebsordnung das Thema der physischen Sicherheit der Arzneimittel unmittelbar adressieren (Stichworte: Selbstbedienungsverbot oder BtM-Tresor), fehlt es an derlei Vorgaben in den „apothekennahen" Rechtsvorschriften für den Bereich Daten/Informationen. Entsprechende Überlegungen ergeben sich allenfalls aus dem Datenschutzrecht und eben der praktischen Gefahrenabwehr im Bereich der IT-Sicherheit.

Die physische Sicherheit ist ein fundamentaler Teil der Gesamtsicherheitsstrategie einer Apotheke. Durch die Implementierung effektiver Maßnahmen in diesem Bereich können Sie nicht nur Ihre Ressourcen schützen, sondern auch eine solide Grundlage für die digitale Sicherheit schaffen.

Tab. 4.1 Cyberangreifer-Gruppen und ihre Ziele

Angreifer	Motivationen	Handlungen, Ziele
Cyberkriminelle	Finanzieller Gewinn	Diebstahl finanzieller Daten, Erpressung, Betrug
Hacktivisten	Politische oder soziale Ziele	Öffentliche Aufmerksamkeit, Verbreitung einer Botschaft
Staatsgesponserte Hacker	Staatliche Interessen, Spionage	Sammeln von Informationen, Störung der Infrastruktur, (Cyber-)Kriegshandlungen
Insider	Persönliche Bereicherung oder Rache	Datenmanipulation, Sabotage, Datendiebstahl
Skript-Kiddies	Unterhaltung oder Lernen	Vandalismus, geringfügige Cyberangriffe, Erfahrungsgewinn
Wirtschaftsspione	Wettbewerbsvorteil oder Unternehmensspionage	Diebstahl von geistigem Eigentum, Geschäftsgeheimnissen
Terroristen	Politische Motive, Schaffung von Chaos	Störung der öffentlichen Sicherheit und Ordnung, Einschüchterung
Konkurrenten	Wettbewerbsvorteil	Erlangung von Marktinformationen, Störung des Betriebs
Ehemalige Mitarbeiter	Rache, Unzufriedenheit	Schädigung des ehemaligen Arbeitgebers, Datenlecks
Organisierte Kriminalitätsringe	Geldwäsche, illegaler Handel	Nutzung von Apothekensystemen für kriminelle Aktivitäten
Gelegenheitsangreifer	Opportunistische Gründe	Ausnutzung offensichtlicher Schwachstellen für verschiedene Ziele

4.3.1 Unbefugter Zutritt bzw. Zugriff

Einer der Hauptbedrohungsvektoren ist der unbefugte Zutritt zu den Geschäftsräumen. Dies kann durch Einbruch, aber auch durch unbemerkt bleibendes, während der Geschäftszeiten erfolgtes Vordringen in nicht zulässige Bereiche geschehen. Solche Vorfälle können nicht nur zum Diebstahl physischer Güter führen, sondern auch zu einem unberechtigten **Zugriff auf vertrauliche Informationen**, falls die Eindringlinge Zugang zu Computern oder anderen Datenträgern erhalten.

Die Absicherung gegen Einbrüche ist bereits aufgrund der Arzneimittel ein Thema, für welches Apothekeninhaber sensibel sind. Auch die räumliche Aufteilung einer typischen Apotheke und die Abläufe innerhalb dieser lassen den unbemerkten Zugriff auf Computer vordergründig unwahrscheinlich erscheinen. Gleichwohl lauern Risiken dieses Gefahrenvektors an sprichwörtlich jeder Ecke, wenn man an dieser Stelle die „analoge" Datensicherheit mitdenkt.

Beispiel 1
Aufgrund des sich ausweitenden Leistungsspektrums der Apotheken werden Beratungsräume und/oder Räume für besondere Leistungen, z. B. die Durchführung von Schutzimpfungen oder die pharmazeutischen Dienstleistungen (pDL), immer häufiger genutzt. Organisatorisch werden auch die gesetzlich-vertraglich vorgeschriebenen Patientendokumentationen im Zugriffsbereich erfasst, gelagert und gespeichert, zumeist also im selben Raum.

Bedingen nun kurze Wartezeiten des Patienten, dass dieser kurzzeitig allein im Raum anwesend sein kann, macht dies zwingend Sicherheitsvorkehrungen sowohl für Papier sowie für vorhandene EDV-Systeme erforderlich. Kurze Augenblicke reichen bereits, um etwa Daten zu kopieren. Dazu genügt bereits ein Handy. Praktisch jedes Handy ist heute mit einer **Kamera-Funktion** ausgestattet. Besondere „Hacker-Fähigkeiten" sind jedenfalls keine Grundbedingung für Datendiebstahl.

Beispiel 2
Bürokratie ist ein allgegenwärtiges Thema in der Apotheke. Um die Offizin nicht unbeaufsichtigt zu lassen, werden da auch mal die einen oder anderen Arbeiten, z. B. Ausfüllen von Genehmigungsanfragen oder (Nach-)Taxieren von Rezepten, am HV-Arbeitsplatz erledigt. Zu beachten ist, dass alle Informationen oder Informationsträger, die (kurzzeitig) von Kunden bzw. Patienten einsehbar oder erreichbar sind, einem Zugriffsrisiko ausgesetzt sind. Ein kurzes Umdrehen oder Weggehen im Bedienvorgang wird damit zum Sicherheitsrisiko.

Es wird ersichtlich, dass jeder Raum bzw. jeder Bereich der Apotheke ein unterschiedliches Risikoprofil aufweist. Insofern bietet es sich an, in „Zonen" zu denken, wie Sie es vermutlich bereits aus dem Hygienemanagement kennen (zur Zonenplanung für Ihre Apotheke: ▶ Kap. 5.2.2).

4.3.2 Diebstahl von Geräten oder Datenträgern

Ein weiteres Risiko ist der **Diebstahl** von Geräten wie Laptops, Tablets, Datenträgern oder sogar ganzen Servern, die sensible Daten enthalten. Dies stellt nicht nur einen Verlust von Hardware dar, sondern auch ein **potenzielles Datenleck**. Insofern besteht der Unterschied zwischen dem unerlaubten Zugang bzw. dem unerlaubten Zugriff darin, dass die Daten aus Sicht der Apotheke nicht bloß kopiert werden, sondern diese im Zweifel auch nicht mehr vorliegen; jedenfalls nicht ohne entsprechende Back-ups.

Während die Absicherung der Räumlichkeiten der Apotheke bereits aufgrund der apothekenrechtlichen Vorgaben regelmäßig auf einem guten Niveau vorhanden ist, geraten Schwachstellen in den Randbereichen oft aus dem Blick. Und an dieser Stelle geht es nicht um die Einschätzung der Wahrscheinlichkeiten, sondern um die Schulung des Blicks für die Identifizierung von Risiken.

Bereits angesprochen ist der Bereich der Gesundheitsdienstleistungen. Wenn kurze Zeitfenster genügen, in denen Patienten nicht beaufsichtigt werden (können), um Daten von Endgeräten zu kopieren, so reichen sie im Zweifel ebenfalls aus, ebendiese Endgeräte zu entwenden. Natürlich kommt es hier auf die individuellen Gegebenheiten an. Das unbemerkte Entwenden einer Workstation dürfte sich schwierig gestalten; dies gilt jedoch weniger für angeschlossene oder im Zugriffsbereich befindliche Speichermedien sowie mobile Endgeräte. Dies fällt im Zweifel erst deutlich später auf – wenn überhaupt.

4.3.3 Weitere physische Sicherheitsrisiken

Weitere Risiken umfassen **elementare Gefährdungen** wie (Natur-)Katastrophen, z. B. Brände, Blitzeinschlag oder Überschwemmungen, die zu **Datenverlust** führen können. Auch Stromausfälle können die Betriebskontinuität beeinträchtigen. Diese Faktoren sind vom Apotheker keinesfalls beherrschbar, die kurz-, mittel- und langfristigen Folgen lassen sich jedoch versichern und/oder abmildern.

Auch die Abfallentsorgung zählt zur physischen Sicherheit. Dabei geht es nicht bloß um die datenschutzkonforme Entsorgung von papiergebundenen (Patienten-)Informationen, an welche Sie reflexartig denken werden. Auch sensible Geschäftsdaten können in falsche Hände geraten. Spätestens wenn der Abfall außerhalb Ihrer Apotheke auf die Abholung wartet, greifen Ihre physischen Sicherheitskonzepte nicht mehr. Damit wird jeder Passant zum möglichen „Angreifer".

Weitet man den Blick über das Papier hinaus, so erkennt man, dass sich die Gefahr inzwischen stark in Richtung der digitalen Datenträger verschiebt. Nie war es wichtiger, diese in den apothekeneigenen Abfallentsorgungsplan aufzunehmen. Es bedarf konkreter Vorgaben für die Entsorgung von Festplatten, USB-Sticks, CD-ROMs oder ganzen PC-Arbeitsstationen etc. Hierbei ist technisches Grundverständnis gefragt, um die Wiederherstellung von Daten durch unbefugte Dritte zu vermeiden; oder Sie überlassen die Entsorgung sofort dem Spezialisten.

Praxistipp

Sensible papiergebundene Informationen zerreißen genügt nicht; die Einzelteile können mit etwas Aufwand wieder zusammengefügt werden. Angebracht ist die Nutzung entsprechend klassifizierter Schredder oder die fachmännische Entsorgung über verschlossene Behälter (Dienstleister).

Auch digitale Datenträger müssen fachgerecht entsorgt werden. Glauben Sie nicht, dass es genügt, Daten vorher zu „löschen". Löschen im eng verstandenen Sinne tun die gängigen Betriebssysteme nämlich nichts. Die Speicherplätze werden lediglich für künftige Aktionen zum Überschreiben freigegeben. Ob und wann dies geschieht, können Sie allerdings nicht wissen.

4.4 Digitale Sicherheit

Die digitale Sicherheit ist ein, wenn nicht „der" zentrale Aspekt der IT-Sicherheit in Apotheken. In diesem Abschnitt stellen wir Ihnen die verschiedenen Arten von digitalen Bedrohungen vor, die besonders praxisrelevant sind. Der Fokus liegt auf dem Erkennen und Verstehen dieser und weiterer Bedrohungsvektoren. Ein besseres Verständnis für die Art und Weise, wie diese Bedrohungen funktionieren, ist entscheidend für die Entwicklung effektiver Strategien zu ihrer Abwehr, die im nächsten Kapitel ausführlich behandelt werden.

4.4.1 Netzwerkangriffe

Netzwerkangriffe sind bösartige Aktivitäten, die darauf abzielen, das interne Netzwerk einer Apotheke zu kompromittieren. Diese Angriffe können auf verschiedene Weisen erfolgen, beispielsweise durch das Ausnutzen von Netzwerkschwachstellen, das Durchführen von **Denial-of-Service-Angriffen** oder das Eindringen in **ungesicherte Wi-Fi-Netzwerke**. Die Konsequenzen eines solchen Angriffs können gravierend sein, von der Unterbrechung des Betriebs bis hin zum Diebstahl sensibler Daten.

Denial-of-Service-Angriffe (DoS) und Distributed Denial-of-Service-Angriffe (DDoS)
Diese Angriffe zielen darauf ab, die Systeme bzw. Dienste einer Apotheke lahmzulegen, indem sie das Netzwerk mit einer **Überlast an Anfragen** bombardieren. Bei DDoS-Angriffen werden hierfür mehrere Systeme genutzt, um die Angriffskraft zu erhöhen. Die Folge ist oft eine vollständige Unzugänglichkeit der betroffenen Dienste.

Man-in-the-Middle-Angriffe (MitM)
Bei dieser Art von Angriff platziert sich der Angreifer technisch zwischen zwei Kommunikationspartnern (z. B. zwischen der Apotheke und einem Lieferanten). Er wird zum **unerkannten bzw. unerwünschten „Mittelsmann"** und kann Informationen abfangen, lesen oder manipulieren. Dies kann besonders gefährlich sein, wenn sensible Daten wie Patienteninformationen übertragen werden (z. B. bei patientenindividuellen Bestellungen wie Sensibilisierungslösungen).

Eindringen in (unzureichend) gesicherte Wi-Fi-Netzwerke
Angreifer können Schwachstellen in Wi-Fi-Netzwerken ausnutzen, um Zugang zu internen Netzwerken zu erhalten. Dies ist besonders riskant, wenn Apotheken ihren Kunden unzureichend gesicherte öffentliche Wi-Fi-Netzwerke anbieten und diese nicht von den operativ notwendigen Netzwerken getrennt betrieben werden.

Exploits von Netzwerkschwachstellen
Angreifer nutzen oft **bisher unerkannte Sicherheitslücken** in Netzwerkgeräten oder Software aus, um unberechtigten Zugriff auf das Netzwerk zu erlangen. Solche Schwachstellen können in Routern, Switches oder anderen Netzwerkkomponenten vorhanden sein.

Sniffing
Bei der Sniffing-Technik nutzen Angreifer spezielle Software, um den Netzwerkverkehr zu überwachen und sensible Daten wie Passwörter oder finanzielle Informationen zu erfassen. Dies ist insbesondere bei Wi-Fi-Netzen vergleichsweise leicht möglich. Gelingt es den Angreifern, einen „LAN-Sniffer", ein sog. Hacker-Gadget, welches ohne weitere Stromversorgung auskommt, zwischen Switch und PC anzubringen, ist dies allerdings auch in kabelgebundenen Netzwerken möglich.

Session Hijacking
Hierbei kapert ein Angreifer eine bestehende Netzwerksitzung, oft nachdem Log-in-Daten durch andere Methoden wie Phishing oder Sniffing erlangt wurden.

Router-Mimikry oder „Evil-Twin"
Angreifer können ein gefälschtes WLAN einrichten, das das offizielle WLAN einer Apotheke imitiert. Damit werden Geräte angelockt, um Anmeldeinformationen abzugreifen. Diese sogenannten Evil-Twin-Hotspots können sogar von einem nahe gelegenen Parkplatz aus betrieben werden. Sie nutzen **Deauthentifizierungssignale**, um Geräte vom legitimen Netz zu trennen, sodass diese beim Wiederverbinden auf den gefälschten Hotspot stoßen. Ist die Verbindung erst hergestellt, kann der Angreifer den Datenverkehr überwachen und sensible Informationen stehlen, z. B. Passwörter.

Spezialfall: Radio- bzw. Funkwellen-Angriff

Ein Angriff auf die technische Infrastruktur einer Apotheke kann – leider recht kostengünstig – auch über Radiowellen erfolgen. So ist es Angreifern möglich, Alarmanlagen zu deaktivieren, Botenfahrzeuge zu entriegeln, SMS zu erfassen und mehr. Im technisch verstandenen Sinne handelt es sich auch hierbei um „Netzwerke", in die die Angreifer eindringen. Selbst das Abhören von Telefongesprächen kann auf diese Weise realisiert werden. Die Tatsache, dass eine Apotheke mit einer marktüblichen oder professionellen Alarmanlage ausgestattet ist, garantiert keine Unverletzlichkeit dieser Systeme.

Angreifer können existierende Funkverbindungen stören. Mit der entsprechenden Nähe ist es ihnen möglich, das Signal zum Öffnen einer Tür oder zum Deaktivieren einer Alarmanlage aufzuzeichnen und zu einem späteren Zeitpunkt, wenn die Apotheke unbesetzt ist, dieses Signal erneut zu senden, um Zutritt zu erlangen. Zudem können sie das Signal unterbrechen (**Hamming-Attacke**), um beispielsweise zu verhindern, dass sich eine Tür schließt.

Darüber hinaus gibt es Geräte, die speziell RFID-Chips ins Visier nehmen. Diese können genutzt werden, um beispielsweise Zugangskarten zu klonen oder zu manipulieren. Für Apotheken, die solche Technologien für den Zugang einsetzen, stellt dies ein zusätzliches Sicherheitsrisiko dar.

Fazit

Netzwerkangriffe können, wie bereits erwähnt, eine Vielzahl von Zielen verfolgen, von Datendiebstahl über die Störung von Diensten bis hin zur Vorbereitung weiterer Angriffe. Die Kenntnis der grundlegenden Angriffstechniken erleichtert das Verständnis insbesondere für im Alltag als lästig empfundene Sicherheitsvorkehrungen. So werden etwa Sinn und Zweck einer End-to-End-Verschlüsselung leicht ersichtlich, wenn man einmal von der „Man-in-the-Middle-Methode" gehört hat.

4.4.2 Malware, Viren und Co.

Malware (Viren, Würmer und Trojaner) ist **eine der häufigsten Bedrohungen** aus dem Cyberspace. Diese Programme können auf unterschiedliche Weise in Systeme eindringen, beispielsweise über infizierte E-Mail-Anhänge, kompromittierte Websites oder über Netzwerke. Einmal aktiviert, können sie Daten beschädigen, löschen oder verschlüsseln und sogar die Kontrolle über betroffene Systeme übernehmen.

Im Detail zählen zur Malware:

- Viren,
- Würmer,
- Trojaner,
- Ransomware,
- Spyware,
- Adware.

Viren

Viren sind eine Art von Malware, die **sich selbst repliziert**, indem sie sich an andere Programme anhängt. Dieser Vorgang wiederholt sich, ist aber vom Programm als „Wirt" abhängig. Einmal aktiviert, können sie schädliche Aktionen durchführen, wie das Beschädigen oder Löschen von Daten. In einer Apotheke könnten Viren beispielsweise wichtige

Dateien wie Patientenakten bzw. Patientenkarteien oder Abrechnungsdaten beschädigen oder unbrauchbar machen.

Würmer

Würmer sind **selbstständige Malware-Programme**, die sich über Netzwerke verbreiten, ohne dass sie sich an ein bestimmtes Programm anhängen müssen. Sie nutzen oft Netzwerkschwachstellen, um sich von einem System zum nächsten zu bewegen, und können dabei massive Ausbreitungen erreichen, die ganze Netzwerke lahmlegen.

Trojaner

Man fühlt sich bei dieser Bezeichnung nicht umsonst an die berühmte griechische Geschichte erinnert. Trojaner sind betrügerische Softwareprogramme, die **als harmlose Anwendungen getarnt** sind – wie das große Holzpferd oft als „Geschenk" verpackt –, aber im Hintergrund schädliche Funktionen ausführen bzw. diese vorbereiten. In Apotheken könnten sie beispielsweise dazu verwendet werden, um unbemerkt sensible Daten wie Kundeninformationen zu stehlen.

Ransomware

Ransomware ist eine besonders schädliche Form von Malware, die **Daten verschlüsselt** oder den Zugriff auf Systeme sperrt und ein Lösegeld für die Freigabe fordert. Leider hat sich gerade diese Methode in den letzten Jahren als Geschäftsmodell entwickelt. Für Apotheken kann dies verheerend sein, da der Zugriff auf kritische Daten und Systeme plötzlich blockiert wird. Auf diese Weise können Abrechnungen verhindert bzw. verzögert werden (Liquidität!), und der laufende Betrieb muss schlimmstenfalls zeitweise eingestellt werden.

Spyware

Spyware ist darauf ausgelegt, Informationen **heimlich** zu sammeln und zu übertragen. Sie kann beispielsweise zum Sammeln von persönlichen und finanziellen Informationen von Kunden oder der Apotheke sowie zum Protokollieren von Tastatureingaben eingesetzt werden. Mit diesen Informationen können weitere Angriffe vorbereitet werden.

Adware

Obwohl weniger schädlich, kann Adware störend sein und die Leistung von Computersystemen beeinträchtigen. Sie zeigt **unerwünschte Werbung** an und kann in einigen Fällen zu Sicherheitsrisiken führen, wenn sie mit schädlicher Funktionalität gepaart ist.

Fazit

Malware bildet aufgrund der zunehmend digitalen Kommunikation mit Geschäftspartnern und Kunden den im Apothekenalltag **wichtigsten Bedrohungsvektor**. Sie müssen nicht von einem Angreifer explizit als Ziel ausgewählt werden, um Opfer solcher Angriffe zu werden.

Nicht immer verlaufen Angriffe aus diesem Feld so „glimpflich" wie in unserer Eingangsstory (▶ Kap. 1.1). Es ist aber auch zweifelsohne der Bedrohungsvektor, gegen den man sich bereits mit geringen Investitionen wirksam schützen kann. Insbesondere die Sensibilisierung und Schulung des Apothekenteams ist eine einfache, aber effektive Sicherheitsmaßnahme. Wie Sie dies optimal umsetzen können, dazu kommen wir in ▶ Kap. 5 und ▶ Kap. 7.

4.4.3 Hacking

Hacking bezieht sich auf das unbefugte Eindringen in Computersysteme. Hacker nutzen dabei oft Schwachstellen in Software oder schlecht gesicherte Netzwerke, um Zugang zu Systemen zu erlangen. Zu den Zielen können das Stehlen von Daten, das Installieren von Malware oder das Durchführen von Sabotageakten gehören. Besonders gefährlich sind sogenannte Advanced Persistent Threats (s. u.), langfristig angelegte, schwer zu entdeckende Angriffe.

Wie Sie merken, überschneiden sich die Bereiche Hacking, Netzwerkangriffe und Malware in gewisser Weise. Der Begriff „Hacking" kann als übergeordnete Kategorie verstanden werden, die verschiedene Methoden und Techniken umfasst, um unberechtigten Zugriff auf Computersysteme zu erlangen. Hierbei werden oft Netzwerkschwachstellen ausgenutzt und Malware eingesetzt, aber es gibt auch spezifische Aspekte, die Hacking als eigenständigen Bedrohungsvektor kennzeichnen:

- Zielgerichtetheit,
- Methodenvielfalt,
- manuelle Eingriffe,
- Ausnutzung von Insiderwissen,
- Advanced Persistent Threats (APT).

Zielgerichtetheit

Hacking ist oft zielgerichteter als andere Arten von Cyberangriffen. Während Malware breit gestreut werden kann, um eine möglichst große Anzahl an Opfern zu erreichen, sind Hacking-Angriffe häufig auf spezifische Ziele ausgerichtet. Teilweise macht es die Angriffstechnik über Malware gar erforderlich (DDoS-Angriffe ▶ Kap. 4.4.1). Hacking hingegen kann auch lediglich auf einen Nutzer-PC fokussieren.

Methodenvielfalt

Hacker nutzen eine Vielzahl von Techniken, die über das bloße Ausnutzen von Netzwerkschwachstellen oder die Verbreitung von Malware hinausgehen. Dazu gehören beispielsweise Social Engineering, Brute-Force-Angriffe, SQL-Injection und andere spezialisierte Methoden. Auch Spear-Phishing als zielgerichtete Variante des Phishing gehört hierzu. Hierbei werden speziell auf die Empfänger zugeschnittene Nachrichten verwendet, um eine höhere Erfolgsquote zu erzielen.

Manuelle Eingriffe

Im Gegensatz zu automatisierten Malware-Angriffen beinhalten Hacking-Angriffe häufig direkte, manuelle Eingriffe durch den Angreifer. Dies ermöglicht es Hackern, flexibel auf verschiedene Sicherheitssysteme zu reagieren und ihre Angriffsstrategien anzupassen.

Ausnutzung von Insiderwissen

Hacking kann auch das Ausnutzen von Insiderwissen beinhalten, um Zugang zu Systemen zu bekommen. Dies unterscheidet sich von generischen Malware-Angriffen, die auf breit bekannte Schwachstellen abzielen. Hier besteht insofern eine Verbindung zum „Bedrohungsvektor Mensch" (▶ Kap. 4.5).

Advanced Persistent Threats (APT)
Hacking kann Teil komplexer, langfristiger Angriffskampagnen sein (sogenannte APTs), bei denen Angreifer über längere Zeit unbemerkt in Netzwerken bleiben und kontinuierlich Informationen sammeln oder Schaden anrichten.

Fazit
Zusammenfassend sollte Hacking als eigener Bedrohungsvektor verstanden werden, der verschiedene Techniken und Strategien umfasst, um in **zuvor ausgewählte Systeme** einzudringen und Informationen zu stehlen oder Schaden anzurichten. Diese spezifischen Aspekte von Hacking heben es von anderen Bedrohungsvektoren wie allgemeinen Netzwerkangriffen oder der Verbreitung von Malware ab.

4.4.4 Schwachstellen in Software und Systemen

Schwachstellen in Software und Systemen (engl. „exploits") sind unentdeckte und/oder nicht behebbare Fehler, die es Angreifern ermöglichen, in Systeme einzudringen oder sie zu manipulieren. Diese können in Betriebssystemen, Anwendungssoftware oder sogar in der Hardware selbst vorhanden sein. Häufig werden solche Schwachstellen ausgenutzt, bevor sie durch den Hersteller gepatcht werden können – ein Phänomen, das als „Zero-Day-Exploit" bekannt ist.

Sie fühlen sich beim Stichwort Exploits an die Netzwerkangriffe erinnert? Sie haben recht! Auch dort war bereits die Rede von dieser Angriffstechnik. Abermals werden die Überschneidungen und Gemeinsamkeiten verschiedener Bedrohungsvektoren ersichtlich. Hier ist der Unterschied, dass zwar die Methode identisch ist (Ausnutzung von Schwachstellen), sich allerdings das Angriffsziel unterscheidet. Ist bei einem Netzwerkangriff der Zugang ins Netzwerk das Ziel, so geht es in diesem Fall um den Zugang zur „Administrator- oder Programmierebene" der Software. Änderungen auf dieser Ebene können dazu führen, dass sich Programme vordergründig so verhalten, wie sie es sollen. Im Hintergrund werden allerdings schädliche Aktionen ausgeführt.

> **Beispiel**
> Ein Beispiel ist die Veränderung einer IBAN-Nummer im Hintergrund der Buchhaltungssoftware. Vordergründig werden alle Zahlungen an den korrekten Empfänger ausgelöst. Tatsächlich werden Ihre Überweisungsaufträge allerdings mit den Kontodaten des Angreifers an die Bank weitergeleitet.

4.5 Faktor Mensch

In diesem Abschnitt richten wir unser Augenmerk auf den Menschen als Bedrohungsvektor in der IT-Sicherheit. Dies spielt insbesondere im Unterbereich der Cybersicherheit eine wichtige Rolle. Denn trotz fortschrittlichster technischer Sicherheitsmaßnahmen bleibt der Mensch oft das schwächste Glied in der Sicherheitskette. Auch in Apotheken können menschliche Fehler und Nachlässigkeiten technische Verteidigungsmaßnahmen aushebeln und so zu ernsthaften Sicherheitsvorfällen führen.

Der menschliche Faktor ist komplex, da er sowohl **psychologische** als auch **verhaltensbezogene Aspekte** umfasst. Für Apothekeninhaber ist es daher unerlässlich, ein Bewusstsein für diese menschlichen Risiken zu schaffen und Strategien zu entwickeln, um sie zu minimieren. In den folgenden Abschnitten werden wir diese menschlichen Bedrohungsvektoren detailliert untersuchen und verstehen, wie sie sich auf die Sicherheit in Apotheken auswirken können.

4.5.1 Social Engineering

Social Engineering bezieht sich auf **Manipulationstechniken**, bei denen Angreifer die menschliche Psychologie ausnutzen, um an vertrauliche Informationen zu gelangen oder unerwünschte Handlungen zu provozieren. Gerade in Apotheken, wo Motivation und Drang zur Hilfe naturgemäß stark ausgebildet sind, kann Social Engineering potenziell zu ernsthaften Sicherheitsrisiken führen.

Typische Merkmale des Social Engineering sind:

- Vertrauensmissbrauch,
- Informationsgewinnung durch Täuschung,
- Manipulation von Verhaltensweisen,
- Ausnutzung von Hilfsbereitschaft.

Vertrauensmissbrauch

Social Engineering baut oft darauf auf, das natürliche **Vertrauen der Menschen** zu missbrauchen. Ein Angreifer könnte sich beispielsweise als Lieferant, IT-Support oder als eine andere vertrauenswürdige Person oder Institution ausgeben, um Mitarbeiter zu täuschen.

Informationsgewinnung durch Täuschung

Oft sammeln Angreifer durch geschicktes Fragen Informationen, die für einen späteren Angriff nützlich sein könnten. Sie könnten etwa vorgeben, eine Umfrage durchzuführen oder Hilfe bei einem vermeintlichen technischen Problem zu benötigen, um an wertvolle Daten oder Einblicke in die internen Prozesse der Apotheke zu gelangen. Auch das **Aufgreifen aktueller Ereignisse**, z. B. Lieferdefekte und die sich hieraus ergebende Not, könnten instrumentalisiert werden. Der Fantasie sind hier leider keine Grenzen gesetzt.

Manipulation von Verhaltensweisen

Social Engineers versuchen oftmals, recht schnell **Druck** auszuüben oder **Dringlichkeit** zu erzeugen, um die Zielpersonen zu schnellen, unüberlegten Handlungen zu verleiten. Beispielsweise könnten sie vorgeben, dass ein dringendes Problem vorliegt, das sofortige Aufmerksamkeit erfordert, was die Mitarbeiter dazu veranlasst, standardmäßige Sicherheitsprotokolle zu umgehen.

Ausnutzung von Hilfsbereitschaft

Viele Social-Engineering-Angriffe zielen darauf ab, die Hilfsbereitschaft der Menschen auszunutzen. Ein Angreifer könnte vorgeben, in Not zu sein oder dringend Hilfe zu benötigen, um beispielsweise Zugang zu gesperrten Bereichen oder Systemen zu erhalten. Man kennt dieses Vorgehen von den Anrufen oder SMS, bei denen sich angeblich die eigenen Kinder unter neuer Telefonnummer mit einem angeblichen Notfall (z. B. Unfall) melden und um schnelle Hilfe bitten. Gut erkennbar: Oft werden die o. g. Techniken kombiniert.

Fazit
Die Vielfalt und Raffinesse solcher Social-Engineering-Angriffe erfordern ein hohes Maß an Wachsamkeit und Schulung des Personals, um diese Bedrohungen effektiv zu erkennen und zu verhindern.

4.5.2 Phishing-Angriffe

Phishing ist eine spezifische Form des Social Engineerings, die sich durch die Verwendung betrügerischer Kommunikationsmittel auszeichnet, um vertrauliche Informationen zu erlangen. Es kann zwischen einigen Unterklassen unterschieden werden.

E-Mail-Phishing
Dies ist die häufigste und bekannteste Form des Phishings. Hierbei erhalten Mitarbeiter E-Mails, die scheinbar von legitimen Quellen stammen, z. B. Banken oder Lieferanten. Diese E-Mails enthalten oft **Links zu gefälschten Websites oder Anhänge**, die Malware enthalten. Das Ziel ist es, die Empfänger dazu zu bringen, vertrauliche Informationen wie Log-in-Daten einzugeben oder schädliche Software zu installieren. Diese Form des Phishings kennt man in der Regel auch aus dem privaten Umfeld.

Spear-Phishing
Im Gegensatz zu allgemeinem Phishing, das breit gestreut wird, sind Spear-Phishing-Angriffe zielgerichtet und basieren oft auf im Vorfeld recherchierten Informationen über das Opfer (vgl. auch „Hacking" ▶ Kap. 4.4.3).

In einer Apotheke könnte ein Spear-Phishing-Angriff beispielsweise eine E-Mail umfassen, die speziell auf den Apothekenleiter zugeschnitten ist (**Personalisierung**) und gerade dann eingeht, wenn dieser im Urlaub weilt. Detaillierte Informationen erwecken den Anschein, dass der Absender vertrauenswürdig ist; oft kombiniert mit einer vermittelten Dringlichkeit, die die Vertretung nachlässig machen soll.

Telefonisches Phishing (Vishing)
Hierbei nutzen Angreifer Telefonanrufe („V" wie Voice), um direkt mit ihren Opfern in Kontakt zu treten. Sie geben sich als Vertrauenspersonen aus. Auf überzeugende Art und Weise sollen persönliche oder geschäftliche Informationen erlangt werden („hishing" aus Phishing). In Apotheken könnte ein solches Vishing beispielsweise in Form von Anrufen geschehen, bei denen die Anrufer vorgeben, von einer Gesundheitsbehörde, einer Krankenkasse oder einem Lieferanten zu stammen.

SMS-Phishing (Smishing)
Bei dieser Technik werden betrügerische Textnachrichten (insbesondere SMS) verwendet, um Empfänger dazu zu verleiten, auf einen Link zu klicken oder sensible Informationen preiszugeben. Diese Nachrichten können besonders täuschend sein, da sie oft inmitten legitimer Benachrichtigungen auf einem mobilen Gerät erscheinen.

Als Variante können diese Nachrichten naturgemäß über alle gängigen Messenger verschickt werden. Dies macht die Methode nicht ungefährlicher.

Fazit
Auch Phishing-Angriffe können schwerwiegende Folgen für Apotheken haben, z. B. den Verlust vertraulicher Daten, finanziellen Schaden oder den Verlust des Vertrauens der Kunden. Da man sich den Markt- bzw. Kundenerwartungen an die parallele Nutzung der vielfältigen Kommunikationskanäle („Multichannel") heute kaum noch entziehen kann – oder will (Stichwort: Marketing) –, ist es entscheidend, dass Apothekenteams in der Erkennung und Handhabung von Phishing-Versuchen geschult werden.

4.5.3 Mitarbeiterfehler und -nachlässigkeit

Mitarbeiterfehler und -nachlässigkeit stellen einen wesentlichen Bedrohungsvektor für die IT-Sicherheit von Apotheken dar. Oft sind es **unbeabsichtigte Handlungen** oder (fahrlässige) Unterlassungen von Mitarbeitern, die zu Sicherheitslücken oder Datenverlusten führen können. Es geht hierbei nicht um böse Absicht, sondern um Fehler, die sich aus Unwissenheit oder dem täglichen Tohuwabohu ergeben. Die folgende Auflistung ist sicherlich nicht abschließend, verdeutlicht allerdings die Problematik.

Unbeabsichtigte Datenfreigabe
Dies kann geschehen, wenn Mitarbeiter versehentlich sensible Informationen an die falschen Personen senden oder vertrauliche Daten auf unsicheren Plattformen teilen. In einer Apotheke könnte dies den ungewollten Versand von Patientendaten per E-Mail oder die Freigabe vertraulicher Informationen über soziale Medien umfassen. Auch die Freischaltung der Fernwartung für einen „falschen" Mitarbeiter des IT-Supports fiele hierunter (▶ Kap. 2.2).

Unsachgemäßer Umgang mit Passwörtern
Häufige Fehler sind das Verwenden **schwacher Passwörter**, das Teilen von Passwörtern mit Kollegen oder das Notieren von Passwörtern an leicht zugänglichen Orten. Solche Praktiken können es Angreifern erleichtern, Zugang zu geschützten Systemen zu erhalten.

Vernachlässigung von Software-Updates und Patches
Das Versäumen der Durchführung regelmäßiger Updates und Sicherheitspatches kann bereits bekannte Schwachstellen von Betriebssysteme und Software offenlassen. Dies ist besonders problematisch, da Sicherheitslücken, die – naturgemäß mit Zeitversatz – dem Hersteller bekannt wurden, spätestens mit Veröffentlichung der Patches und den Erläuterungen zu diesen („Patch-Notes") in der Breite bekannt sind. Die Anzahl möglicher Angreifer steigt in diesem Moment.

Während das Warenwirtschaftssystem der Apotheke in der Regel automatisiert vom Softwareanbieter aktualisiert wird, so geraten „Randsysteme" bei dem Thema leider schnell aus dem Fokus.

Unsachgemäßer Umgang mit Geräten
Fehler wie das Verlieren oder unsichere Aufbewahren von Geräten, die sensible Daten enthalten, können erhebliche Risiken darstellen. Dazu gehören z. B. Laptops, Tablets oder USB-Sticks, die ungeschützt gelassen werden und so leicht in falsche Hände geraten können.

Diese Gefahrenquelle hat in jüngster Vergangenheit deutlich zugenommen. Denn hierbei ist heutzutage über die Grenzen der Apothekenbetriebsräume hinwegzudenken. Die Ausstattung des Botendienstes mit mobilen Endgeräten stellt vor dem Hintergrund der situativ einschlägigen Vor-Ort-Beratungspflicht (Telepharmazie) keine Seltenheit mehr dar. Auch bei der Stationsbegehung von Heimen und/oder Krankenhäusern werden moderne Endgeräte mit sensiblen Daten eingesetzt; erst recht, wenn pharmazeutische Dienstleistungen vor Ort durchgeführt werden.

Mangelndes Bewusstsein für Sicherheitspraktiken
Oft fehlt den Mitarbeitern das Bewusstsein für grundlegende Sicherheitspraktiken, wie die sichere Handhabung von E-Mails, die Vermeidung verdächtiger Links oder das Erkennen von Anzeichen eines Sicherheitsvorfalls.

„Schatten-IT"
Schatten-IT bezeichnet den Einsatz von Software, Anwendungen oder Geräten innerhalb einer Organisation, die nicht offiziell genehmigt oder vom IT-Team verwaltet werden. In Apotheken kann dies beispielsweise die Nutzung privater Endgeräte oder nicht genehmigter Cloud-Speicherdienste, Kommunikationstools sowie mobiler Apps durch Mitarbeiter umfassen. Obwohl oft gut gemeint, um die Arbeitseffizienz zu steigern, können solche unautorisierten Technologien ernsthafte Sicherheitslücken öffnen und betriebliche Sicherheitsmechanismen unterlaufen.

Nicht genehmigte Anwendungen oder Geräte werden möglicherweise nicht den gleichen Sicherheitsüberprüfungen und -standards unterzogen wie die offiziellen Endgeräte. Auch Kompatibilitätsprobleme können sich ergeben und im schlimmsten Fall zu Datenverlusten führen. Die Verwendung von Schatten-IT kann zudem zu Verstößen gegen Datenschutzvorschriften führen, insbesondere wenn es um die Speicherung oder Verarbeitung sensibler Patientendaten geht.

Fazit
Mitarbeiterfehler und -nachlässigkeit sind, wie die Beispiele zeigen, nicht auf böswillige Absichten zurückzuführen. Sie fußen vielmehr auf Unwissenheit, Vergesslichkeit oder Überlastung im Arbeitsalltag. In Apotheken, wo der Umgang mit vertraulichen Patientendaten und kritischen Betriebsprozessen zur Tagesordnung gehört, ist es daher unerlässlich, ein starkes Bewusstsein für Cybersicherheit zu schaffen und kontinuierliche Schulungen und Sensibilisierungsmaßnahmen durchzuführen.

4.6 Interne Bedrohungen

Zwar geht es auch in diesem Abschnitt über interne Bedrohungen um die Gefahr, die von Menschen ausgeht. Jedoch ist der Bedrohungsvektor in diesem Fall das **absichtliche bzw. vorsätzliche Aushebeln von Sicherheitsmaßnahmen**, während sich ▶ Kap. 4.5 mit unbeabsichtigtem bis allenfalls fahrlässigem Verhalten befasst hat.

Die Auseinandersetzung mit internen Bedrohungen erfordert ein differenziertes Vorgehen, das sowohl präventive Maßnahmen als auch Strategien zur Früherkennung und Reaktion umfasst. Es geht also um eine Art „Härtung" der eigenen Sicherheitsvorkehrungen und -prozesse gegen bewusste Angriffe von innen heraus.

> **Hinweis**
> Wer sich an dieser Stelle an Prinzipien **interner Kontrollsysteme** (IKS) erinnert fühlt, liegt nicht ganz falsch. Auch IKS umfassen eine Reihe von Verfahren, Richtlinien und Maßnahmen, die Effektivität und Sicherheit von Geschäftsprozessen sicherstellen sollen. Zu den Zielen eines klassischen IKS gehören die Sicherstellung der Zuverlässigkeit und Integrität von Finanz- und Betriebsinformationen, die Einhaltung von Gesetzen und Vorschriften sowie der Schutz von Vermögenswerten vor Verlust. In der Fachsprache der Wirtschaftsprüfer werden hiergegen gerichtete Tatbestände unter dem Begriff der „**dolosen Handlungen**" zusammengefasst. Der Unterschied liegt insofern lediglich in der Fokussierung. In einem weiteren Begriffsverständnis würde der Vergleich jedoch tragen.

4.6.1 Risiken durch Mitarbeiter

Dieser Abschnitt befasst sich mit den Sicherheitsrisiken, die durch vorsätzliches Handeln von Mitarbeitern in Apotheken entstehen können. Solche Handlungen sind oft motiviert durch **persönliche Interessen, finanzielle Anreize** oder **Unzufriedenheit** am Arbeitsplatz und können ernsthafte Sicherheitsbedrohungen darstellen. Die Gefahr nimmt dabei tendenziell zu, je vertrauenswürdiger die Positionen sind, die die Mitarbeiter ausfüllen. Denn regelmäßig gehen damit erweiterte Zugriffsrechte auf Systeme und Daten einher.

Häufige Gefahrenquellen bzw. schädliche Aktionen sind:

- Datenmanipulation und Datendiebstahl,
- Sabotage,
- Installation schädlicher Software.

Datenmanipulation und -diebstahl

Ein Mitarbeiter könnte absichtlich Patientendaten oder andere sensible Informationen manipulieren oder stehlen. Dies könnte beispielsweise durch Verkauf vertraulicher Daten an Dritte oder durch die Veränderung von Datensätzen aus persönlichen Gründen geschehen.

An das „IBAN-Beispiel" aus ▶ Kap. 4.4.4 sei in diesem Zusammenhang erinnert. Lediglich würde die Datenmanipulation hier nicht verdeckt im Hintergrund durch einen externen Angreifer erfolgen, sondern im zugänglichen Frontend, also der Eingabemaske, durch den für die Zahlvorgänge zuständigen Mitarbeiter selbst.

Sabotage

Ein unzufriedener Mitarbeiter könnte absichtlich Schaden anrichten, beispielsweise durch das Löschen wichtiger Daten oder durch Beschädigung von Computersystemen, und damit die Störung des Apothekenbetriebs verursachen. Solche Sabotageakte sind selten, können allerdings schwerwiegende Auswirkungen auf die Betriebsabläufe und die Glaubwürdigkeit der Apotheke haben.

Installation schädlicher Software

Mitarbeiter könnten bewusst Malware oder Spyware auf Unternehmensgeräten installieren, um sensible Informationen zu stehlen oder Schaden anzurichten. Dies könnte auch im Rahmen eines Insiderangriffs geschehen, bei dem der Mitarbeiter mit externen Parteien zusammenarbeitet. Insofern kann die Installation von Schadsoftware in beiden zuvor benannten Szenarien Anwendung finden.

Fazit
Die Prävention gegen interne Bedrohungen erfordert ein **mehrschichtiges Sicherheitskonzept**. Regelmäßige Überprüfungen der Mitarbeiteraktivitäten, die Einschränkung von Zugriffsrechten auf das Notwendige und die Schaffung eines wertschätzenden Arbeitsumfelds, in welchem ethische Standards hochgehalten werden, sind einige wichtige Grundsäulen. Sensibilisierung und regelmäßige Schulungen zum Thema Insiderbedrohungen sind ebenfalls entscheidend, um das Bewusstsein und die Wachsamkeit unter den Mitarbeitern zu fördern.

4.6.2 Bedrohungen durch ehemalige Angestellte

Ehemalige Angestellte können eine besondere Sicherheitsbedrohung für Apotheken darstellen, insbesondere wenn der Austritt aus dem Unternehmen unter negativen Umständen erfolgte und zugleich **nachlässig mit dem Entzug von Zugriffsrechten** umgegangen wird. Die Risiken sind dann vergleichbar zu denen aktiver Mitarbeiter:

- Zugriff auf Systeme und Daten,
- Kenntnis interner Abläufe,
- Missbrauch von Insiderwissen,
- Weitergabe von sensiblen Informationen.

Zugriff auf Systeme und Daten
Ehemalige Mitarbeiter, die weiterhin Zugang zu Apothekensystemen haben, stellen ein erhebliches Risiko dar. Sie könnten Zugriff auf sensible Daten wie Patientenakten, Finanzinformationen oder interne Kommunikation haben. Dieses Risiko besteht besonders, wenn Zugangsdaten nicht rechtzeitig geändert oder Zugriffsrechte nicht entzogen werden.

Vor dem Hintergrund, dass sich auch die Arbeitswelt der Apotheken stark verändert, droht insbesondere dieses Risiko stiefmütterlich betrachtet zu werden. Der Gedanke: „Ohne Zugang zu meiner Apotheke nutzen die Zugangsdaten dem Mitarbeiter nichts." Doch diese Aussage stimmt in Zeiten von modernen Arbeitswelten und der Nutzung von VPN-Tunneln und Webapplikationen immer weniger. All diese Technologien ermöglichen den **Remote-Zugriff**. Dies gilt es zu beachten.

Missbrauch von Insiderwissen
Ehemalige Angestellte verfügen oft über detaillierte Kenntnisse der internen Prozesse und Sicherheitsmaßnahmen. Diese Informationen könnten sie nutzen, um gezielte Angriffe durchzuführen oder um Dritten, die böswillige Absichten hegen, zu assistieren

Ehemalige Mitarbeiter könnten ihr Insiderwissen nicht nur missbrauchen, um Schaden anzurichten. Auch die Erpressung einer Apotheke ist denkbar. Diese kann sich auf die Androhung der künftigen Ausnutzung bzw. Weitergabe von bekannten Schwachstellen beziehen oder aber auf verschwiegene Sicherheitsvorfälle oder Datenlecks in der Vergangenheit.

Weitergabe von sensiblen Informationen
Es besteht auch das Risiko, dass ehemalige Mitarbeiter vertrauliche Informationen an Wettbewerber oder andere externe Parteien weitergeben. Dies könnte die Wettbewerbsfähigkeit der Apotheke gefährden und rechtliche Konsequenzen nach sich ziehen.

Fazit
Um diese Risiken zu minimieren, ist ein standardisierter **Deboarding-Prozess** (auch Offboarding, als Gegenteil vom Onboarding für neue Mitarbeiter) für scheidende Mitarbeiter zu etablieren. Schlüsselelemente sind etwa die Änderung von Passwörtern, die Deaktivierung von Benutzerkonten, die Rückgabe von Unternehmenseigentum und die Überprüfung von Zugriffsrechten auf sensible Bereiche (▶ Kap. 5).

4.7 Lieferkette und Drittanbieter

Auch Lieferketten und Drittanbieter stellen Bedrohungsvektoren dar. Apotheken sind in zunehmendem Maße auf **externe Partner** angewiesen, um ihre Dienstleistungen und Produkte zu anzubieten. Die Zeiten, in denen lediglich Geschäftsbeziehungen zum pharmazeutischen Großhandel und ggf. einzelnen Direktlieferanten bestanden, sind längst vorbei. Hard- und Softwareanbieter haben dieses Feld bereits seit geraumer Zeit erweitert. Und der Trend zu komplexeren Geflechten ist ungebrochen, beispielsweise:

- Softwareanbieter A für das Warteschlangenmanagement beim Impfen,
- Softwareanbieter B für das Medikationsmanagement,
- Softwareanbieter C für das Laborprogramm,
- Webapplikation des DAV für die Abrechnung der Impfbescheinigungen,
- Onlineportal des Landesapothekerverbands für das HiMi-Vertragsmanagement,
- Onlineplattform des Anbieters D für Pflichtschulungen,
- (Werbe-)Agentur XY für Webauftritt und -shop.

Diese Liste ließe sich bereits für eine Apotheke mit „Standardversorgung" lange fortführen. Beim apothekenrechtlich gemeinten „klassischen" Outsourcing im Bereich der Spezialversorgung (z. B. Verblisterung und Zytostatika) wären wir noch nicht einmal angelangt. Leicht erkennbar wird jedenfalls, dass es zunehmend schwer wird, den Überblick zu behalten, und dies gilt auch für die Aspekte der IT-Sicherheit. Denn Komplexität und Schnittstellen können neue bzw. weitere Sicherheitsrisiken mit sich bringen.

4.7.1 Lieferanten

Mit Lieferanten sind in diesem Abschnitt die „klassischen" Produkt-Lieferanten der Apotheke in der Lieferkette gemeint. Auch wenn dies auf den ersten Blick nicht ersichtlich scheinen mag, so ist auch die Lieferkette für Medikamente und medizinische Produkte in Apotheken IT-Sicherheitsrisiken ausgesetzt. Dies liegt an der inzwischen engen Verzahnung verschiedener Informationssysteme und digitalen Prozesse.

Der Schwerpunkt der Betrachtung liegt hierbei allerdings auf Aspekten, die die Apotheke zumindest mittelbar beeinflussen kann. Auch für das Gesamtsystem relevante IT-Infrastruktur und Software, z. B. SecurPharm, leistet zwar einen entscheidenden Beitrag zur Arzneimittelsicherheit, doch von Störungen und Kompromittierungen wären Apotheken auch betroffen, allerdings entzieht sich dieses System jeglicher Einflussnahme durch diese. Nicht einmal die Frage nach der Anbieterauswahl stellt sich bei solchen Systemlösungen.

Worauf man allerdings achten sollte, wenn echte Einflussnahme – und sei es über Anbieterauswahl und/oder Vertragsgestaltung – möglich ist, verdeutlichen die folgenden Risiken.

Cyberangriffe auf Lieferanten
Auch Lieferanten sind zunehmend das Ziel von Cyberangriffen. Ein erfolgreicher Angriff auf ihre Systeme kann die Lieferkettenintegrität beeinträchtigen, beispielsweise durch die Verfälschung von Lieferdaten oder die Manipulation von Bestandsinformationen. Naturgemäß kann es hierdurch zudem zum (temporären) Komplettausfall eines Lieferanten kommen.

Datensicherheitsverletzungen bei Lieferanten
Datenschutzverletzungen und Datenlecks bei Lieferanten können dazu führen, dass sensible Informationen, einschließlich Patientendaten, die im Rahmen des Lieferprozesses ausgetauscht werden, kompromittiert werden.

Schwachstellen in der Lieferanten-Software
Lieferanten bieten zunehmend Onlinelösungen für Bestellvorgänge an. Schwachstellen in dieser Software können es Angreifern ermöglichen, in die Systeme der Apotheke einzudringen oder den Lieferprozess zu stören.

Unsichere Datenübertragung und -speicherung
Die Übertragung und Speicherung von Daten entlang der Lieferkette muss sicher erfolgen. Unsichere Methoden können das Risiko von Datenlecks oder Datendiebstahl erhöhen.

Mangelnde Transparenz und Kontrolle
Eine mangelnde Transparenz in der Lieferkette erschwert es, potenzielle IT-Sicherheitsrisiken zu erkennen und zu managen. Ohne angemessene Überwachung und Kontrolle können Sicherheitslücken unbemerkt bleiben.

Fazit
Um diese und ähnliche Risiken zu minimieren, sollten auch Apotheken insbesondere die Cybersicherheitspraktiken ihrer Lieferanten bewerten. In jedem Fall muss sichergestellt sein, dass angemessene Sicherheitsmaßnahmen sowohl bei der Übertragung als auch bei der Speicherung von Daten eingehalten werden. Nicht damit gemeint ist eine technische Prüfung durch die Apotheke selbst. Der Nachweis regelmäßiger Sicherheitsaudits und -bewertungen bzw. die hieraus resultierenden Sicherheitszertifikate (z. B. ISO 27001) können als Auswahlkriterium dienen und vertragliche Zusicherungen untermauern.

4.7.2 Software- und Dienstleistungsanbieter
In diesem Abschnitt konzentrieren wir uns auf die Risiken, die sich aus der Nutzung von externen Softwarelösungen und Dienstleistungen in Apotheken ergeben. Diese externen Ressourcen sind wichtig für den täglichen Betrieb, bergen jedoch auch potenzielle Sicherheitsrisiken.

Kompromittierte Software-Updates
Eine der größten Bedrohungen sind kompromittierte Software-Updates von Drittanbietern. Angreifer könnten Schadsoftware in Updates einbetten, die dann unwissentlich von Apotheken heruntergeladen und installiert werden. Ein solcher Angriff kann dazu führen, dass sensible Daten gestohlen oder Systeme sabotiert werden.

Unzureichende Sicherheitsmaßnahmen bei Anbietern
Nicht alle Software- und Dienstleistungsanbieter haben die gleichen strengen Sicherheitsprotokolle, die in einer Apotheke erforderlich wären; nicht zwingend aus böser Absicht heraus. Gerade neue Anbieter („Start-ups") tun sich oftmals schwer mit den strengen Regularien des deutschen Gesundheitssystems. Es dauert eine Weile, bis sie die Anforderungen im Detail durchdringen. Aber „langsam" entspricht nicht unbedingt dem „agilen Mindset" dieser Unternehmen. Im Gegenteil soll mit kleinsten mehrwertstiftenden Produkten („**Minimal Viable Produkts**, MVPs") schnell Erfahrung am Markt gesammelt werden. Soll sagen: Vorsicht ist geboten. Denn Schwachstellen in deren Systemen können indirekt die Sicherheit der Apotheke gefährden, insbesondere wenn durch diese Dienste sensible Daten verarbeitet oder gespeichert werden.

Datenlecks durch Drittanbieter
Wenn ein Dienstleister, der Zugriff auf Patientendaten oder andere sensible Informationen der Apotheke hat, einen Datenverlust erleidet, kann dies ernsthafte Folgen für die Privatsphäre der Patienten und das Vertrauen in die Apotheke haben. Eine solche Gefahr ist insbesondere bei **Cloud-Diensten** gegeben.

Unautorisierte Zugriffe
Ein weiteres Risiko ist der unautorisierte Zugriff durch Mitarbeiter des Dienstleisters auf sensible Systeme oder Daten der Apotheke. Ohne angemessene Mitarbeiterauswahl, Zugangskontrollen und Überwachungsmaßnahmen beim Drittanbieter besteht das Risiko, dass diese Zugriffe missbraucht werden.

Abhängigkeit von externen Systemen
Eine zu starke Abhängigkeit von externen Systemen, die ihrerseits unzureichend abgesichert sind, kann problematisch sein, wenn diese Systeme ausfallen. Dies kann dazu führen, dass Apotheken vorübergehend nicht in der Lage sind, wichtige Leistungen anzubieten oder Aktionen durchzuführen.

Fazit
Um diese Risiken zu minimieren, ist es wichtig, dass Apotheken sorgfältig die Sicherheitspraktiken und die Reputation potenzieller Software- und Dienstleistungsanbieter bewerten, bevor sie sich für eine Zusammenarbeit entscheiden. Regelmäßige Sicherheitsüberprüfungen und eine klare Kommunikation über Erwartungen und Anforderungen an die Datensicherheit sollten ebenso Teil des Vertragsmanagements mit diesen Anbietern sein wie der Nachweis von entsprechenden Sicherheitszertifikaten (z. B. ISO 27001).

4.8 IT-Geräte

Unterschiedliche IT-Geräte bergen unterschiedliche Schwachstellen für Angriffe. In diesem Abschnitt möchten wir Ihnen einen Überblick über die Geräte-Vielfalt in der Apotheke geben und für die unterschiedlichen Risiken sensibilisieren, die mit ihrem Einsatz einhergehen. Dieses Verständnis bildet die Grundlage für die später folgenden Empfehlungen zur Absicherung der Geräte.

4.8.1 Standard-PC

Keine Apotheke kommt mehr ohne PC aus, sei es am HV-Tisch, als Backoffice-Arbeitsplatz oder im Labor. Diese typischen Arbeitsgeräte sind einem hohen Risiko ausgesetzt, Angriffsziel zu werden – nicht zuletzt wegen des oft freizügig eingerichteten Internetzugangs. Dadurch sind diese Computer ständigen Bedrohungen ausgeliefert, die in diesem Buch detailliert beschrieben werden. Doch es gibt auch einen wesentlichen Vorteil: Bei korrekter Konfiguration werden Sicherheitsupdates und Virendefinitionen automatisch heruntergeladen und installiert. So ist der Computer geschützt, falls beispielsweise unbewusst Malware über einen USB-Stick eingeschleust wird.

Zusätzliche Sicherungsmaßnahmen (z. B. passwortgesicherte Benutzerkonten, automatische Sperrungen, Deaktivierung von USB-Ports etc.) werden umso wichtiger, je leichter Dritte unbemerkt auf den PC zugreifen könnten. Erinnern Sie sich bitte an unser Beispiel mit dem Beratungsraum, in welchem eine Überwachung nicht kontinuierlich gewährleistet ist (▶ Kap. 4.3.1). Denn grundsätzlich können Angreifer über jede Schnittstelle in das System eindringen, z. B.:

- LAN-Kabel,
- WLAN,
- USB-Schnittstellen (Stick, Festplatte, Tastatur, Maus etc.),
- Bluetooth-Schnittstellen,
- Drucker-Schnittstellen (bei alten Geräten),
- serielle Schnittstellen oder
- SD-Card-Schnittstellen.

Um die Risiken zu adressieren, bedarf es der Befolgung einer wichtigen Grundregel: „So wenig wie möglich!" Dies meint, dass PCs so wenig Software installiert haben und Hardware bzw. aktive Schnittstellen bieten sollten, wie dies für den jeweiligen Einsatzzweck zwingend erforderlich ist.

4.8.2 Mobile Geräte

Der Bedrohungsvektor „mobile Endgeräte" gewinnt, wie bereits erwähnt, auch in Apotheken zunehmend an Bedeutung. Während die Ausstattung von Boten mit Mobiltelefonen lange gängige Praxis ist, ist auch der Einsatz von Tablets im Rahmen der Dienstleistungen in der Apotheke keine Seltenheit mehr. Weiterhin können inzwischen viele Dienstleistungen auch außerhalb der eigenen räumlichen Strukturen angeboten werden (z. B. pharmazeutische Dienstleistungen in Pflegeheimen). Dies alles führt zu einer Vermehrung der mobilen Endgeräte im Verantwortungsbereich des Apothekeninhabers. Mobile Geräte wie Smartphones, Tablets und Laptops sind in der modernen Apothekenpraxis insofern allgegenwärtig, bringen jedoch eigene Sicherheitsherausforderungen mit sich.

Aufgrund dieser Bedeutung und einiger charakteristischer Risiken, die sich aus dem Einsatz von mobilen Endgeräten ergeben, haben wir uns entschieden, diesen Teil separat aufzugreifen. Gleichwohl werden Ihnen einige Bedrohungsvektoren bereits bekannt vorkommen.

Verlust oder Diebstahl von Geräten
Mobile Endgeräte sind aufgrund ihrer Größe und Mobilität besonders anfällig für Verlust oder Diebstahl. Zudem erhöht sich das Risiko über Wegzeiten, insbesondere in öffentlichen Transportmitteln. Geht ein Gerät verloren, das sensible Daten enthält oder Zugriff auf das Apothekennetzwerk hat, kann dies ein erhebliches Sicherheitsrisiko darstellen.

Unsichere Netzwerkverbindungen
Die Nutzung öffentlicher oder ungesicherter WLAN-Netzwerke durch mobile Endgeräte kann die Tür für Cyberangriffe öffnen. Angreifer könnten solche Netzwerke nutzen, um Datenverkehr abzufangen oder Malware zu verbreiten.

Unautorisierte Apps und Software
Mitarbeiter könnten unautorisierte oder unsichere Apps auf mobilen Geräten installieren, die entweder bewusst oder unbewusst Sicherheitslücken aufweisen. Solche Apps können ein Einfallstor für Malware oder Datendiebstahl sein.

Mangelnde Sicherheitskontrollen
Im Vergleich zu stationären Systemen haben mobile Geräte oft weniger strenge Sicherheitskontrollen. Dies kann von unzureichender Passwortsicherung bis hin zu fehlenden Verschlüsselungsmechanismen reichen.

Bring-Your-Own-Device-Risiken (BYOD)
Wenn Mitarbeiter – bei BYOD erlaubterweise(!) in Abgrenzung zur „Schatten-IT" – persönliche Geräte für geschäftliche Zwecke nutzen, entstehen zusätzliche Herausforderungen in Bezug auf Datensicherheit und Zugriffsmanagement. Persönliche Geräte haben möglicherweise nicht dieselben Sicherheitsstandards wie betriebliche Geräte und erhöhen so das Risiko von Datenlecks oder Sicherheitsverletzungen.

Fremde Devices
Auch auf die Nutzung von Geräten Dritter durch Dritte ist zu achten. Sensible Daten lassen sich ohne Weiteres abfotografieren. Auch externe Festplatten lassen sich anschließen, um Daten zu kopieren oder Systeme zu kompromittieren. Unbemerkt oder fahrlässig ignorierte Fremd-Geräte, die in der Apotheke „vergessen" wurden, können weitere Gefahrenquellen darstellen. Ein Smartphone kann z. B. ohne großen Aufwand als Wanze oder zur Videoüberwachung genutzt werden.

Fazit
Um die Risiken zu minimieren, die mit der Nutzung mobiler Endgeräte verbunden sind, sollten Apotheken **klare Richtlinien und Sicherheitsprotokolle** für den Einsatz dieser Geräte implementieren. Dazu gehören etwa sichere Passwortrichtlinien, die Verwendung von VPNs für sichere Netzwerkverbindungen, die Überprüfung und Genehmigung von Apps, die Verschlüsselung von Daten auf Geräten und ggf. spezifische BYOD-Richtlinien.

(Die sicherste Lösung ist natürlich, BYOD zu verbieten.) Zudem ist es wichtig, Mitarbeiter regelmäßig über den sicheren Umgang mit mobilen Geräten zu schulen.

4.8.3 Internet der Dinge (IoT) und medizinische Geräte

In diesem Abschnitt werden wir die Sicherheitsrisiken untersuchen, die mit dem Einsatz des Internets der Dinge (IoT) und medizinischer Geräte in Apotheken verbunden sind. Bisher hat diese Technik nur selten Einzug in den Apothekenbereich erhalten, allenfalls bei den wenigen Inhabern, die seit der Covid-19-Pandemie 2020 in modernste Testsysteme investiert haben. Gleichwohl ändert sich dies absehbar mit der zunehmenden Digitalisierung und Vernetzung der Geräte und dem verstärkten Eindringen der Apotheken in den Bereich der Gesundheits(mess)dienstleistungen. Und damit wächst auch die Bedeutung der Sicherheit dieser Geräte.

Schwachstellen in vernetzten Geräten
Viele IoT-Geräte und medizinische Instrumente sind ständig mit dem Internet verbunden. Das macht auch sie anfällig für Cyberangriffe. Schwachstellen in der Software dieser Geräte können es Angreifern ermöglichen, sie zu infiltrieren und zu manipulieren, was zu Fehlfunktionen oder Datenlecks führen kann.

Unautorisierte Zugriffe
Nicht gesicherte oder schwach geschützte IoT-Geräte können leicht von außen zugänglich sein. Angreifer könnten diese Geräte nutzen, um in das Netzwerk einer Apotheke einzudringen und Zugriff auf sensible Daten zu erhalten.

Mangelnde Standardisierung und Updates
Viele IoT-Geräte und medizinische Instrumente verfügen nicht über standardisierte Sicherheitsprotokolle. Zudem werden sie oft nicht automatisch mit Sicherheitsupdates versorgt, was sie anfällig für bekannte Sicherheitslücken macht.

Datenintegrität und -vertraulichkeit
Da IoT-Geräte häufig sensible Gesundheitsdaten erfassen und übertragen, besteht das Risiko, dass diese Daten abgefangen, manipuliert oder unbefugt eingesehen werden.

Mangelndes Bewusstsein und Schulung
Das Bewusstsein für die Sicherheitsrisiken, die mit IoT-Geräten verbunden sind, ist oft noch nicht ausreichend entwickelt. Mitarbeiter in Apotheken sind möglicherweise nicht geschult im Umgang mit diesen Technologien und deren potenziellen Risiken.

Sonderfall: IVA
Das IVA steht für „intelligente virtuelle Assistenz". Hiermit sind Systeme wie **Alexa**, **Siri** oder **Google Now** gemeint. Diese werden zwar in Apotheken kaum bewusst in die eigenen Prozesse integriert, doch sind insbesondere die Sprachassistenten der Mobiltelefon-Hersteller praktisch immer vor Ort – und permanent aktiv. Denn das System muss ja erkennen, wann das Gesprochene als Befehl interpretiert werden soll. Das heißt, alle IVAs sind permanent im „Horchmodus" auf der Lauer nach einem Kommandowort. Wenn dies fällt – auch unabsichtlich oder möglicherweise auch als „sound-alike" –, wird der anschließende Satz an die Cloud übermittelt. Hieraus ergeben sich für Apotheken nicht

nur datenschutzrechtliche Bedenken – Stichwort: Schweigepflicht. Auch IVAs bzw. die Grundgeräte können manipuliert werden; dies betrifft Firmen- und Mitarbeitertelefone gleichermaßen.

Fazit
Um diese Risiken zu adressieren, sollten Apotheken eine aktive Rolle bei der Bewertung und Auswahl von IoT-Geräten und medizinischen Instrumenten einnehmen. Dies beinhaltet die Überprüfung der Sicherheitsmerkmale, die Einrichtung sicherer Netzwerkverbindungen, regelmäßige Software-Updates und die Schulung der Mitarbeiter im sicheren Umgang mit diesen Geräten. Darüber hinaus ist es wichtig, Richtlinien für die Datensicherheit und den Datenschutz im Umgang mit den von diesen Geräten generierten Daten zu implementieren.

4.8.4 USB-Sticks (Datenträger)

Es existiert eine Vielzahl an unterschiedlichen Datenträgen. Zu den bekanntesten – und im Kontext der IT-Sicherheit relevantesten – gehören inzwischen USB-Festplatten und USB-Sticks. Die folgenden Ausführungen würden allerdings größtenteils auch für weitere Datenträger gelten, z. B. CD-ROM oder Diskette.

Der Unheilbringer Nr. 1 ist zweifelsfrei der USB-Stick. Er kann auf unterschiedliche Weise Probleme verursachen. In Anlehnung an Darms et al. lassen sich die folgenden Unterfälle unterscheiden.

Das Fundstück: Ein „zufällig" vor oder in der Apotheke gefundener Stick wird am HV abgegeben. Steckt nun ein Mitarbeiter diesen Stick in den PC, hat die Malware (und damit der Hacker) leichtes Spiel.

Der Fremde: Ein Patient bzw. Kunde bittet einen Mitarbeiter, ihm eine Datei für die Versicherung oder Ähnliches auszudrucken. Alternativ gibt er vor, Gesundheitsinformationen für sein Medikationsmanagement bereitstellen zu wollen. Die Datei auf dem Stick enthält aber nicht nur die versprochenen Daten, sondern auch noch eine Malware.

Der Verführer: Ein Stick wird derart beschriftet, dass es die Neugierde bei Mitarbeitern weckt, z. B. „Mitarbeiterlöhne und Boni". Mit hoher Wahrscheinlichkeit wird der Finder des USB-Sticks ihn verwenden – und so den PC infizieren.

> ■ **MERKE** Ist der über eine dieser Varianten eingeschleuste USB-Stick in den PC gesteckt, nimmt das Unheil seinen Lauf. Zumeist besitzen diese eine eigene (manipulierte) Treiber-Software, die sich dann automatisch installiert und die Malware gleich mit. Ist die Schadsoftware erst einmal installiert, haben Sie keinen Einfluss mehr, was mit Ihrem Gerät passiert. Es kann sowohl zu unerwünschtem Informationsabfluss als auch zur Verschlüsselung von Daten kommen.

Der Killer: Ein USB-Killer-Stick sieht äußerlich wie ein ganz normaler USB-Stick aus. Er kann daher ebenfalls über die oben genannten Wege eingeschleust werden. Lediglich der Zweck ist einer besonderen Erwähnung wert. Werden USB-Sticks in der Mehrzahl der Fälle als Schleuser für Malware genutzt, so dient der **USB-Killer** der boshaften Zerstörung. Steckt man ihn in den PC, lädt er sich elektrisch auf und stößt nach kurzer Zeit eine Spannung aus, der die Geräte nicht gewachsen sind – im schlimmsten Fall ein Totalschaden.

Die Spione: Ein **Tastatur-Logger**, auch bekannt als USB-Keylogger, ist ein unscheinbares Gerät, das zwischen die Tastatur und den Computer gesteckt wird. Es zeichnet alle Tastatureingaben auf – von Patienteninformationen bis hin zu Log-in-Daten. Diese Logger können sogar so eingestellt werden, dass sie die aufgezeichneten Daten automatisch und regelmäßig über ein WLAN-Netzwerk versenden.

Auch ein speziell präparierter USB-Stick kann so konfiguriert werden, dass er von einem Computer als USB-Tastatur erkannt wird. Anschließend führt er automatisch Befehle aus, die zum Beispiel zum Diebstahl von Passwörtern oder zum Herunterladen von Malware dienen können. In der Folge kann der Angreifer eine sogenannte **Backdoor** einrichten, die ihm jederzeit und aus der Ferne Zugriff auf das System ermöglicht. Selbst wenn der PC gesperrt ist, können solche USB-Sticks als Netzwerkkarte getarnt Zugangsdaten aus dem Datenverkehr abfangen, indem sie den regelmäßigen Datenverkehr von E-Mail-Programmen mit dem Server ausnutzen.

Eine getarnte **USB-Netzwerkkarte**, die aussieht wie ein gewöhnlicher USB-Stick, beinhaltet tatsächlich oftmals einen vollständigen **Embedded-Rechner**. Dieses Gerät kann den Netzwerkverkehr eines Computers übernehmen und einen **Reverse-SSH-Tunnel** zu einem externen System aufbauen. Angreifer können sich mit diesem System verbinden und von überall auf der Welt aus Zugriff auf den Netzwerkverkehr erlangen.

> **Hinweis**
> Leider sind der (kriminellen) Kreativität keine Grenzen gesetzt. Eine umfassende Darstellung aller möglichen (USB-)Einfallstore wäre daher nicht nur mühsam, sondern auch schnell überholt. Dennoch wollen wir Ihnen eine Idee vermitteln, welche technischen Möglichkeiten bestehen. Dies sorgt erfahrungsgemäß dafür, dass man einen wacheren Blick für die Technik bzw. Veränderungen an dieser gewinnt.
> Zu den wichtigsten Risikominimierungsstrategien gegen diese Bedrohungen gehören jedenfalls eine rigorose Richtlinienpolitik zum Thema sowie regelmäßige Awareness-Maßnahmen.

4.9 Komplexe Systeme und Netzwerke

Die Komplexität von Systemen und Netzwerken nimmt auch in Apotheken dramatisch zu, wie Ihnen spätestens jetzt deutlich geworden sein wird. Dies ist jedoch ein genereller Trend. Mit der fortschreitenden Digitalisierung werden die IT-Infrastrukturen zunehmend komplexer, was neue Herausforderungen für die IT-Sicherheit mit sich bringt. Letztlich wird die Komplexität aus folgenden Gründen zu einem eigenen Bedrohungsvektor.

Schwierigkeit der Überwachung und Wartung: Mit zunehmender Komplexität der Systeme und Netzwerke wird es schwieriger, alle Komponenten effektiv zu überwachen und zu warten. Dies kann zum Übersehen von Schwachstellen oder Fehlern führen, die von Cyberkriminellen ausgenutzt werden könnten.

Integration verschiedener Technologien: Apotheken nutzen oft eine Vielzahl von Technologien, von Lagerverwaltungssystemen bis hin zu Online-Terminbuchungsplattformen. Die Integration dieser unterschiedlichen Systeme kann Sicherheitslücken erzeugen, insbesondere wenn sie nicht nahtlos miteinander kompatibel sind.

Verwaltung von Benutzerzugriffen: In komplexen Netzwerken ist die Verwaltung von Benutzerzugriffen und -berechtigungen eine Herausforderung. Unzureichend verwaltete Zugriffsrechte können das Risiko interner Bedrohungen und Datenlecks erhöhen.

Abhängigkeit von Drittanbietern: Viele Komponenten komplexer Systeme stammen von verschiedenen Drittanbietern, deren Sicherheitsstandards und -praktiken regelmäßig außerhalb der Kontrolle der Apotheke liegen. Dies kann zu zusätzlichen Risiken führen, insbesondere wenn diese Drittanbieter Ziel von Cyberangriffen werden.

Anfälligkeit für kaskadierende Fehler: In komplexen Systemen kann ein Fehler in einer Komponente kaskadierende Auswirkungen auf andere Teile des Netzwerks haben. Solche **kaskadierenden Fehler** können zu umfassenden Systemausfällen führen.

Um diesen Risiken zu begegnen, sollten Apotheken eine strategische Herangehensweise an das Management ihrer IT-Infrastrukturen an den Tag legen. Dies umfasst regelmäßige Sicherheitsüberprüfungen und -audits, eine klare Dokumentation der IT-Architektur, die Schulung des Personals in Bezug auf Cybersicherheit und die Implementierung von Best Practices für das Netzwerkmanagement. Zudem ist eine enge Zusammenarbeit mit IT-Experten und Drittanbietern notwendig, um sicherzustellen, dass alle Systemkomponenten den aktuellen Sicherheitsstandards entsprechen.

4.10 Künstliche Intelligenz

Die Fortschritte von künstlicher Intelligenz (KI), insbesondere generativer KI, sind in aller Munde. Diese KI-Formen können inzwischen beeindruckende Ergebnisse in Text- und Bild- bzw. Videogenerierung liefern, deren Qualität stark von präzisen Eingabeaufforderungen (Prompts) abhängt. Leider handelt es sich bei diesem Werkzeug allerdings – wie immer – um ein zweischneidiges Schwert. Hierbei reden wir nicht von Disruption und Schreckensszenarien wie der vollständigen Ersetzung von menschlichen Arbeitskräften. Vielmehr geht es uns darum, für Gefahren zu sensibilisieren, die diese Fortschritte insbesondere für die Cybersicherheit Ihrer Apotheke mit sich bringen. Es ergeben sich neue Bedrohungsvektoren, und vorhandene werden gestärkt.

Insgesamt erhöhen die aktuellen Entwicklungen der KI sowohl die Komplexität der Bedrohungen als auch die Anforderungen an die IT-Sicherheit in Apotheken. Es ist daher entscheidend, dass Apothekeninhaber sich dieser Risiken bewusst sind und entsprechende Maßnahmen ergreifen, um ihre Daten und Systeme zu schützen.

4.10.1 Stärkung der Angreifer

KI-Systeme ermöglichen es Cyberkriminellen, Angriffe zu automatisieren und zu skalieren. Das ist ein wichtiger Faktor. Denn der manuelle Aufwand, den ein Angreifer aufbringen kann – oder aus „wirtschaftlichen Erwägungen" aufbringen will –, war lange ein limitierender Faktor für Cyberangriffe. Entfällt bzw. reduziert sich dieser Aufwand, können auch Apotheken, als früher vielleicht wirtschaftlich weniger interessante Ziele, leichter und erfolgreicher ins Visier genommen werden.

Durch den Einsatz von KI können Phishing-E-Mails personalisierter und überzeugender gestaltet werden. Waren entsprechende Mails früher unpersönlich und schlecht übersetzt (Erkennungsmerkmale), so ist das Risiko inzwischen stark erhöht, dass Apothekenmitarbeiter auf Phishing-Mails hereinfallen. Automatisiertes Social-Engeneering in sozialen Netzwerken macht es möglich.

Auch der technische Sprung, der mit der generativen KI einhergeht, ist nicht zu vernachlässigen. So kann sich KI-gestützte Malware schneller an Sicherheitsmaßnahmen anpassen, was die Erkennung und Abwehr erschwert. Zudem ist es inzwischen auch für Laien ein Leichtes, sich Schadsoftware von KI programmieren zu lassen. Eigene Programmierkenntnisse sind nicht mehr erforderlich.

4.10.2 Risiken durch die Anwendung von KI

Zunehmend wird versucht, die Fortschritte von KI auch in Apotheken nutzbar zu machen. Die Anwendungsfälle sind dabei durchaus vielfältig und überzeugend. Fachlich-inhaltlich sind in diesem Bereich noch einige Hürden zu nehmen. So können etwa KI-basierte Medikationsvorschläge im Rahmen des Medikationsmanagements bei unzureichenden oder fehlerhaften Trainingsdaten plausible, aber falsche Inhalte produzieren. Im Kontext der Cybersicherheit liegen die Probleme allerdings an anderer Stelle.

Ein besonderes Risiko besteht etwa im Bereich des Datenschutzes. **Regelmäßig stimmen Sie mit den Nutzungsverträgen von KI-Systemen auch der Nutzung Ihrer bzw. der Daten Ihrer Patienten für weiteres Training der KI zu.** Ohne entsprechende Einwilligungen und/oder Anonymisierungskonzepte kann es daher schnell zu Verstößen gegen Datenschutzgesetze kommen. Fragen stellen sich auch zu der Absicherung Ihres IT-Dienstleisters und wie Sie dies überwachen. Denn eine zu starke Abhängigkeit von KI-Systemen ohne ausreichende menschliche Überprüfung kann zu Schwachstellen in der Datensicherheit führen, insbesondere wenn Systeme manipuliert oder gehackt werden.

Insgesamt sollten Apotheken den Einsatz von KI sorgfältig abwägen und den rechtssicheren Umgang damit planen und trainieren, um die Vorteile zu nutzen und gleichzeitig die Risiken zu minimieren. Hier sind Sie als Verantwortlicher gefordert.

> **Hinweis**
> Haben Sie bei möglichen Datenschutzverstößen bitte nicht eine zu enge Vorstellung von personenbezogenen Daten im Kopf. Harmlos wäre etwa, wenn Sie ganz generell nach der Wechselwirkung zweier Arzneimittel fragen. Dabei werden zwar auch schon personenbezogene Daten übertragen wie die IP-Adresse Ihres Computers, aber das haben Sie selbst in der Hand, und es sind Ihre Daten. Kritischer wird es jedoch bereits, wenn Sie fragen, was ein 47 Jahre alter Mann tun kann, der unter Atemnot leidet, obwohl er sein Asthmaspray wie verordnet einnimmt. Mit diesen Angaben ist man schon mittendrin im Anwendungsbereich des Datenschutzrechts. Denn auch ohne Bezug zu einer konkreten natürlichen Person ist diese durch die Weitergabe der Informationen „identifizierbarer" geworden. Sie haben es über die Angaben zu Alter, Geschlecht, Krankheitsbild, aktuellem Gesundheitszustand sowie eine regionale Eingrenzung über Ihre IP-Adresse ermöglicht. All das engt den Kreis der möglicherweise gemeinten Personen ein. Kommt dies heraus, hätten Sie unbefugt Daten herausgegeben. Sie waren ein Datenleck wider besseres Wissen.

4.11 Zusammenfassung

In diesem Kapitel haben wir die vielfältigen Bedrohungsvektoren untersucht, denen Apotheken in der heutigen digitalisierten Welt ausgesetzt sind. Diese Bedrohungen reichen von internen und externen Risiken bis hin zu spezifischen Gefahren, die sich aus der Nutzung moderner Technologien ergeben.

- Wir haben die Bedeutung der physischen Sicherheit betont, die oft übersehen wird, aber grundlegend für den Schutz sensibler Daten und Ressourcen in Apotheken ist.
- Wir haben uns mit verschiedenen digitalen Bedrohungen wie Netzwerkangriffen, Malware und Hacking befasst und aufgezeigt, wie wichtig es ist, robuste digitale Sicherheitsmaßnahmen zu implementieren.
- Die Rolle des menschlichen Verhaltens, sowohl in Form von Fehlern als auch von absichtlichen Handlungen, wurde hervorgehoben, wobei die Bedeutung von Schulung und Bewusstseinsbildung betont wurde.
- Wir haben die Risiken untersucht, die von Mitarbeitern, sowohl während ihrer Beschäftigung als auch nach ihrem Ausscheiden, ausgehen können.
- Die Risiken, die durch externe Partner entstehen, wurden beleuchtet, einschließlich der Bedeutung von Sicherheitsstandards und Compliance bei Lieferanten und Dienstleistern.
- Die spezifischen Risiken, die sich aus der Nutzung von unterschiedlichen IT-Geräten ergeben, wurden diskutiert. Auf die Notwendigkeit von Sicherheitsrichtlinien und -kontrollen für diese Geräte haben wir hingewiesen.
- Wir haben die Herausforderungen untersucht, die sich aus der zunehmenden Komplexität von IT-Systemen und Netzwerken ergeben, und die Bedeutung eines strategischen Managements dieser Systeme hervorgehoben.
- Abschließend haben wir Sie für neue und wohl noch weitestgehend unbekannte Risiken sensibilisiert, die sich aus den jüngsten Entwicklungen zur generativen KI ergeben.

Das Verständnis dieser verschiedenen Bedrohungsvektoren und -lagen ist entscheidend für Apotheken, um effektive Sicherheitsstrategien zu entwickeln und umzusetzen, ggf. mit Unterstützung Dritter. Die Bewältigung dieser Risiken erfordert einen ganzheitlichen Ansatz, der sowohl technologische als auch organisatorische Maßnahmen umfasst und ein kontinuierliches Engagement für die IT-Sicherheit gewährleistet. Wie dies konkret gelingen kann, dem widmen wir uns nun in ▶ Kap. 5.

Wichtig ist uns noch zu betonen, dass unterschiedliche Räumlichkeiten einer Apotheke bzw. die unterschiedlichen Umgebungen, in welcher IT-Geräte zum Einsatz kommen, spezifische Risikoprofile in Bezug auf die IT-Sicherheit bergen. Sie begünstigen oder verhindern Angriffswege und -methoden. Dies haben wir bereits in den bisherigen Ausführungen einfließen lassen. Gleichwohl sollte dieser Aspekt nochmals klar ausgesprochen werden. Es macht schlicht einen Unterschied, ob wir uns Gedanken über die Absicherung eines stationären PCs ohne Internetzugang im Labor der Apotheke machen oder aber über die Sicherheit im Umgang mit mobilen Endgeräten, die zum Einsatz im Pflegeheim bestimmt sind und zudem dem Mailabruf über das öffentliche und ungesicherte WLAN-Netz des ÖPNV ermöglichen sollen. Auch dieser Aspekt fließt in die Empfehlungen in ▶ Kap. 5 ein.

5 Implementierung von IT-Sicherheit

5.1 Einführung

Herzlichen Glückwunsch! Der erste wichtige Schritt zur Verbesserung der IT-Sicherheit in Ihrer Apotheke ist bereits getan. Denn Sie halten dieses Buch noch immer in Ihren Händen und haben dessen 5. Kapitel soeben begonnen. Demnach sind Sie sich Ihrer Verantwortung für die IT-Sicherheit in Ihrer Apotheke bewusst (Stichwort: „Chefsache") und bereit, Ihr neu erlangtes Wissen auszubauen und in Ihrer Apotheke anzuwenden.

Wir beginnen mit einem „Fast-Track"-Ansatz, der Apothekeninhabern schnelle und effektive Maßnahmen zur sofortigen Verbesserung ihrer IT-Sicherheit an die Hand gibt. Dieser Abschnitt ist besonders für diejenigen gedacht, die schnell einen ersten Selbsttest des eigenen Reifegrades bzw. der eigenen Cyberresilienz durchführen und unmittelbar handeln möchten, um ihre Daten und Systeme zu schützen. Hier werden die zehn wichtigsten IT-Sicherheitsmaßnahmen behandelt.

Anschließend schreiten wir zum „Goldstandard" der IT-Sicherheit voran: der Implementierung eines **Informationssicherheits-Managementsystems** (ISMS). Dieser umfassend-systematische Ansatz bietet eine strukturierte und nachhaltige Strategie, um die Sicherheitspraktiken in Ihrer Apotheke auf ein höheres Niveau zu heben. Wir diskutieren, wie Sie eine Sicherheitspolitik festlegen, ein effektives Risikomanagement betreiben, passende Sicherheitsmaßnahmen implementieren und die Wirksamkeit Ihrer Sicherheitsstrategien kontinuierlich überwachen und verbessern können. Die bereits hier erkennbaren Parallelen zu Ihrem Qualitätsmanagementsystem oder Ihrem Hygienemanagement werden Ihnen das Einfinden in dieses Instrument erleichtern.

Dieses Kapitel wird Ihnen nicht nur praktisches Wissen vermitteln, sondern auch das Vertrauen stärken, dass Sie als Apothekeninhaber proaktiv und kompetent mit den Herausforderungen der IT-Sicherheit umgehen können. Lassen Sie uns gemeinsam diesen Weg beschreiten, um Ihre wertvollen Daten und die Privatsphäre Ihrer Kunden zu schützen.

5.2 Fast-Track – Top Ten der wichtigsten IT-Sicherheitsmaßnahmen

Um Ihnen einen direkten und effektiven Einstieg in die Verbesserung Ihrer IT-Sicherheit zu ermöglichen, präsentieren wir nun die aus unserer Sicht zehn wichtigsten (**Sofort**-)**Maßnahmen**. Dabei ist es gleichgültig, ob Sie eine Serverfarm oder einen einzelnen Server für bzw. in Ihrer Apotheke betreiben, grundlegende Sicherheitsprinzipien sind bei großen und kleinen IT-Landschaften sehr ähnlich. Die Empfehlungen sind zudem so konzipiert, dass sie schnell umgesetzt werden und sofort eine signifikante Verbesserung Ihrer IT-Sicherheit bewirken können. Selbst wenn Sie einige der folgenden Empfehlungen bereits kennen oder implementiert haben sollten, ist der Aufwand lohnend. Nutzen Sie die Gelegenheit für eine Art Selbstinspektion zum Thema. Je mehr Punkte Sie abhaken können, desto besser. Sollten Sie umgekehrt mehr Inhaltstiefe benötigen, um einzelne Empfehlungen umzusetzen, so werfen Sie einen Blick in die nachfolgenden Kapitel.

Führen Sie zunächst einen Selbsttest mithilfe der Checklisten aus ▶Kap. 8.2 durch. Dies gibt Ihnen ein erstes Gefühl für Ihren Reifegrad in Bezug auf die IT-Sicherheit bzw. Cyberresilienz Ihrer Apotheke. Begleiten Sie uns anschließend auf dem Fast-Track, um Ihre Apotheke sicherer zu machen und ein solides Fundament für ein umfassenderes Sicherheitskonzept zu legen.

Praxistipp
Wer bereits tiefergehend den Reifegrad der eigenen IT-Sicherheit überprüfen und/oder für das eigene ISMS vorarbeiten will, der verwendet anstatt der kurzen Checkliste aus ▶Kap. 8.2.1 das „WiBA-Tool" des BSI. Den Link zu dieser Excel-Datei samt erläuternder Informationen zur Anwendung finden Sie in ▶Kap. 8.1. Über die Beantwortung von über 250 Fragen sammeln Sie bereits wertvolle Informationen zur apothekenindividuellen Ausgangslage, mit denen Sie später nahtlos weiterarbeiten können.

5.2.1 Top 1 – Verantwortung tragen und definieren

IT-Sicherheit ist ein strategisches Thema und damit Chefsache. Wir werden nicht müde, dies zu betonen. Gleichwohl müssen Sie nicht alles allein tun. In Apotheken ohne Managementsystem für Informationssicherheit (ISMS; ▶Kap. 5.3) bzw. mit geringem Reifegrad bezüglich der Informationssicherheit ist zu betrachten, ob die Zuständigkeiten und Verantwortlichkeiten klar definiert sind. Anderenfalls ist dies dringend nachzuholen.

Bereits in ▶Kap. 2 wurde über Pflichten gesprochen, die sich aus dem Datenschutzrecht ergeben. Hierzu gehört auch die Benennung eines **Datenschutzbeauftragten** (DSB), sofern eine Apotheke mehr als 20 Mitarbeitende beschäftigt. Oftmals wird allerdings auch unterhalb dieser Grenze empfohlen, einen DSB zu benennen und entsprechend schulen zu lassen. Anderenfalls drohe die Gefahr, auf Halbwissen zu bauen. Zudem ergeben sich praktische Probleme bereits vor dem Hintergrund der grundsätzlichen Pflicht, Datenschutzverletzungen binnen 72 Stunden an die zuständige Behörde zu melden.

Speziell mit den Themen Cybersicherheit und IT-Sicherheit beschäftigt sich in Großunternehmen zumeist ein **Beauftragter für Informationssicherheit** (Informationssicherheitsbeauftragter, ISB). Da ein Teil der Aufgaben des Datenschutzbeauftragten auch die Koordination der hier thematisierten IT-Sicherheitsmaßnahmen und deren Überwachung ist, bietet sich in kleineren Strukturen, wie den Apotheken, die Bündelung der DSB- und ISB-Funktionen an. Unsere Empfehlung: **Machen Sie Ihren DSB zu Ihrer rech-**

ten Hand zum Thema IT-Sicherheit und setzen Sie gemeinsam auf kontinuierliche Bestandsaufnahmen und Umsetzung von technischen, organisatorischen und prozessualen Schutzmaßnahmen. Der Vorteil liegt darin, dass Sie im Thema und damit handlungs- und entscheidungsfähig bleiben. Zudem können Sie im Tandem leicht umsetzbare Vertretungsregelungen schaffen.

Die Alternativen dazu sind wenig überzeugend. Entweder Sie bleiben allein im Thema, und es bleiben nicht nur alle Aufgaben bei Ihnen hängen, sondern auch Ihr Wissen zur IT-Sicherheit bleibt weitestgehend solitär. Oder Sie delegieren das Thema an zwei Personen Ihres Vertrauens und riskieren, sich über die Zeit wieder zu weit vom Thema zu entfernen, was keine gute Grundlage für risikobasierte Entscheidungen darstellt.

Auch für den Notfall sollten Sie planen. Das Thema Notfallmanagement-Prozess ist uns ein eigenes Kapitel wert (▶ Kap. 6). Bis Sie ein solches aufgebaut haben, sollten Sie vorab zumindest regeln, wer wichtige Entscheidungen treffen darf, außerhalb der Öffnungszeiten erreichbar ist, die Behördenkommunikation übernimmt etc. Ob Sie dieser **Notfallbeauftragte** sind oder sich auch diese Rolle teilen, bleibt Ihnen überlassen.

> **Fragen zur Selbstkontrolle**
> - Nehmen Ihre Mitarbeiter Sie als Gestalter der IT- bzw. Cybersicherheit in Ihrer Apotheke wahr?
> - Ist die Zuständigkeit für die IT-Sicherheit klar geregelt? Es muss nicht zwingend ein ISMS sein; Dokumentation im QMS ist ebenfalls in Ordnung.
> - Sind die Verantwortlichen so weit geschult, dass sie nicht nur formal zuständig sind?
> - Existiert eine auch im Ernstfall funktionierende Vertretungsregelung?

5.2.2 Top 2 – Physische Absicherung

Mit der physischen Absicherung ist der Schutz der IT-Geräte gegen physische Gefahren gemeint. Idealerweise befindet sich etwa der Apothekenserver in einem separaten, abgesicherten, klimatisierten Raum mit Notstromversorgung, sodass zudem eine Zutrittsbeschränkung sowie Zutrittsprotokollierung möglich wird. Auf diese Weise lassen sich sowohl Elementargefahren als auch Gefahren, die von internen wie externen Personen ausgehen können, wirksam reduzieren.

Nicht jede Apotheke wird diesen optimalen Zustand ohne Weiteres erreichen können. Umso wichtiger ist es daher, dass die physischen Zugänge (Wege, Türen, Fenster, Balkone, Lüftungsschächte etc.) zur und innerhalb der Apotheke abgesichert sind. Praktisch jede Apotheke sollte entsprechende Vorkehrungen bereits aufgrund des Diebstahlschutzes getroffen haben. Gleichwohl lohnt die Überprüfung des vorliegenden Konzepts aus der Perspektive der IT-Sicherheit im Rahmen einer **Sicherheitszonenplanung**.

Die Sicherheitszonenplanung umfasst eine systematische Analyse der Räumlichkeiten Ihrer Apotheke über mögliche Risiken und Schwachstellen. Sie müssen sich dazu Ihrer wertvollen Daten und Güter bewusst sein, sodass sich Sicherheitszonen und einzelne Sicherheitsmaßnahmen ableiten lassen (◻ Tab. 5.1).

Bereits die Wahl angemessener Fensterscheiben (Klassen RC1N – RC6; Überwindungszeit von 1 bis 20 Minuten) oder die Klärung, wer Zugang zum Firmenmüll hat, kann eine spürbar höhere Schutzwirkung zur Folge haben. Je nach notwendigem Sicherheitslevel variieren die Empfehlungen der technischer Leitlinien und Standards. Daher

◻ **Tab. 5.1** Beispielzuordnung der Apothekenräume zu Sicherheitszonen

Raum	Schutzzone	Begründung
Offizin	Öffentlich	Hochsensible Gesundheitsdaten über Kundenkonten einsehbar; kein Zugang zu PCs bzw. Datenträgern während der Öffnungszeiten möglich
Beratungs- bzw. Impfraum	Begleitet	PC bzw. Datenträger für Impfdokumentation vorhanden (hochsensible Daten); Zugriffsrisiko aufgrund überwiegender Beaufsichtigung gering
Backoffice	Eingeschränkt	PCs bzw. Datenträger mit hochsensiblen Daten vorhanden (Patientendaten, Geschäftsgeheimnisse); Zugangsbeschränkung gewährleistet über … (z. B. visuelle Überwachung)
Serverraum	Stark eingeschränkt	Betriebskritischer Server mit hochsensiblen Daten; Zugangsbeschränkung gewährleistet über … (z. B. Zugangsbeschränkung über Schlüssel oder Transponder)

empfiehlt sich die **Beratung durch professionelle Dienstleister und/oder die Polizei**. Bei dieser Gelegenheit können Sie eine Gesamtbetrachtung anstellen, also inkl. Ihrer weiteren Schutzgüter (Arzneimittel, BtM, Rezepte, Bargeld etc.).

Herauskommen sollte aus einer solchen auf die Räumlichkeiten beschränkte **Strukturanalyse** (▶ Kap. 5.3.3) ein farblich differenzierter Raumplan für Ihre Apotheke. Üblicherweise wird dabei in vier Sicherheitszonen unterschieden (öffentlich, begleitet, eingeschränkt, stark eingeschränkt).

Optimal wäre es beim Zonenkonzept, wenn eine höhere Sicherheitszone lediglich über eine vorherige betreten werden könnte. Damit würden die Sicherheitsvorkehrungen an den Zonenübergängen von Angreifern sequenziell überwunden werden müssen (Zwiebelschalenprinzip). Dies lässt sich in Apotheken aufgrund separater Zugänge insbesondere zum Backoffice allerdings regelmäßig nur bedingt umsetzen (◉ Abb. 5.1).

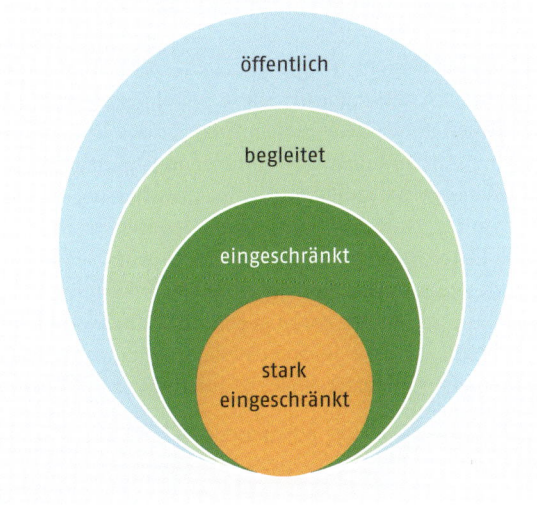

◉ **Abb. 5.1** Sicherheitszonen Ihres Sicherheitszonenkonzepts

Bis Sie Ihr Zonenkonzept entworfen und idealerweise mit Experten abgestimmt haben, gehen Sie pragmatisch vor. Gehen Sie mit den Augen eines Angreifers durch Ihre Apotheke. Sollte es etwa möglich sein, ungehindert durch ein offenes Fenster an einen PC-Arbeitsplatz mit Zugang zu sensiblen Daten (oder Verbindung zu solchen) zu kommen, dann ist dies möglichst schnell zu ändern, entweder durch die Anweisung, die Fenster maximal zu kippen, oder durch Verlegung des PCs an einen anderen Arbeitsplatz. Überprüfen Sie Ihre Apotheke zudem auf „tote Winkel", über die PC-Arbeitsplätze für Dritte (zeitweise) zugänglich sein könnten. Ändern Sie, was Sie erkennen und leicht verbessern können.

Kurzum: Betrachten Sie Ihre Rechner als Wertgegenstände und sichern Sie diese angemessen ab. Insbesondere Server und Rechner mit Administratorrechten vergleicht man im Apothekenkontext besser noch mit Betäubungsmitteln, die unter Verschluss zu halten sind und auf die lediglich unter Sicherheitsvorkehrungen Zugriff gewährt wird.

> **Fragen zur Selbstkontrolle**
> - Haben Sie bereits ein Sicherheitszonenkonzept für Ihre Apotheke implementiert?
> - Könnte sich ein Angreifer durch persönliches Eindringen unbemerkt Zugang zu Ihrer EDV verschaffen?
> - Gibt es „tote Winkel" in Ihrer Apotheke, in denen EDV-Geräte stehen?
> - Wurde der Standort des Apothekenservers unter Berücksichtigung dieser Aspekte bewusst ausgewählt?

5.2.3 Top 3 – Regelmäßige Back-ups

Die regelmäßige Datensicherung (sog. Back-ups), ist das Rückgrat einer sicheren IT-Umgebung. Ohne Datensicherungen, die Sie als Wiederherstellungspunkte nach einem Ausfall, Angriff oder Defekt nutzen können, sind Sie völlig hilflos.

(Cyber-)Kriminelle Ursachen für eine plötzlich nicht mehr gegebene Verfügbarkeit von Daten oder Dateien wurden bereits in ▶ Kap. 3 betrachtet. Diese Liste ist allerdings keineswegs vollständig. Hinzu kommen z. B. Hardware-Defekte, unbeabsichtigtes Löschen von Dateien durch Benutzer oder Administratoren, durch Stromausfall bedingte Schäden oder Softwarefehler. Die regelmäßige Erstellung von Back-ups liegt damit im hohen Eigeninteresse.

Wie oft Sie sinnvollerweise Back-ups erstellen, hängt vor allem vom anfallenden Datenvolumen und der Komplexität der Prozesse ab, die diese Daten generieren. So genügt bei weniger kritischen Daten, die jederzeit wieder eingegeben werden können, ein tägliches Back-up. In Strukturen mit mehreren Hundert oder Tausend gleichzeitig operierenden Workstations wird mindestens zweistündlich eine Datensicherung erstellt. Hier spricht man in der Regel bereits von einer permanenten Spiegelung der Daten.

Übliche Apotheken liegen in puncto Datenvolumen und Komplexität grundsätzlich im Mittelfeld. Klarmachen müssen Sie sich zudem, dass eine Spiegelung der Systeme Ihren Speicherbedarf vervielfacht und dass eine solche Sie zwar gegen z. B. einen einfachen Hardwaredefekt absichert, jedoch regelmäßig nutzlos gegen böswilliges oder unbeabsichtigtes Löschen von Daten ist. Es hat sich daher folgendes Prinzip durchgesetzt:

- **wöchentliches Komplett-Back-up** (zum Beispiel am Wochenende),
- **tägliches, sog. inkrementelles Back-up**.

Beim inkrementellen Back-up werden nur die im Vergleich zum Vortag geänderten Dateien gespeichert. Dabei werden die Back-up-Datenträger auch regelmäßig im Turnus gewechselt. Insofern empfehlen wir mindestens vier Back-up-Medien, derer zwei zum abwechselnden Einsatz für inkrementelle Back-ups und derer zwei für das Wochen-Back-up.

Portable Datenträger (Tape, externe Festplatten, NAS) sollten an einem **sicheren, feuerfesten und wasserdichten Ort** gelagert werden (zum Beispiel Tresor).

Wenn Ihre Datensicherungen Patientendaten beinhalten, denken Sie zudem daran, ein **verschlüsseltes Back-up** durchzuführen. Sollten Ihre Sicherungen trotz entsprechender Vorkehrungen gestohlen werden oder sonst wie abhandenkommen, bleiben die Patientendaten auf diese Weise vor neugierigen Blicken und Missbrauch geschützt. Nur so befolgen Sie Regelungen zur Schweigepflicht und zum Datenschutz.

Praxistipp
Denken Sie daran, den Schlüssel der Back-up-Verschlüsselung separat zu speichern, damit Sie später auf den Inhalt zugreifen können. USB-Stick oder CD-ROM bieten sich als Speicher an, die platzsparend im Tresor gelagert werden können.

Oft wird zudem empfohlen, regelmäßig zu testen, ob das Wiederherstellen der Dateien oder Systeme auch wirklich funktioniert. Dies ist grundsätzlich richtig, doch leider sehr zeitaufwendig. Für diesen Fast-Track empfehlen wir daher, einen entsprechenden Kurz-Test vorerst einmalig durchzuführen, aber zunächst die **Protokolle der Back-up-Software** in Augenschein zu nehmen. Professionelle Back-up-Software erstellt Ihnen diese und zeigt an, ob die Datensicherung erfolgreich durchlaufen wurde. So würde etwa auffallen, wenn ein Datenträger nicht genug freien Speicher für die Sicherung hatte.

Je nach Software besteht die Möglichkeit, sich über (nicht) erfolgreiche Back-ups per E-Mail oder SMS benachrichtigen zu lassen. Dies ist insbesondere bei automatisierten Back-ups sinnvoll. Teilweise besteht ferner die Möglichkeit der Verifikation und Validierung der erstellten Back-ups. Aktivieren Sie entsprechende Optionen und testen Sie diese. Nur auf diese Weise können Sie erkennen, ob alles wie gewünscht funktioniert und nicht etwa Meldungen der Back-up-Software von Ihrem Spamfilter abgefangen werden.

Sind alle Einstellungen kontrolliert, so versuchen Sie sich bitte an einer **Wiederherstellung**, indem Sie von einem Back-up testweise Daten wieder zurückzuholen. Nutzen Sie hierfür keinesfalls ganze Datenbanken, sondern Einzeldaten. Sie gehen wie folgt vor:

1. Vergewissern Sie sich, dass ein aktuelles Back-up erstellt wurde (Protokoll).
2. Benennen Sie eine Datei um, die im Back-up inkludiert sein sollte. (Die Datei dient Ihrer Absicherung, falls die Wiederherstellung aus dem Back-up nicht funktioniert.)
3. Versuchen Sie, die umbenannte Datei mit dem Back-up-Programm wiederherzustellen.
4. Überprüfen Sie, ob im Ursprungsverzeichnis neben der unbenannten (Originaldatei) zudem eine Kopie der Datei vor deren Umbenennung zu finden ist.
5. Öffnen Sie die wiederhergestellte Datei, um deren Funktionalität und Inhalt zu prüfen.

Die regelmäßige Überprüfung der tatsächlichen Funktionsfähigkeit der Wiederherstellungsdateien ist wichtig. Zum einen üben Sie für den Notfall, und zum anderen können Fehler beim Erstellen der Back-ups „tiefliegend" sein. Dies bedeutet, dass die Protokolle keinen Fehler offenbaren, die Sicherung dennoch fehlgeschlagen ist. Auch ein **vollständiger System-Restore-Test** sollte daher (zu einem späteren Zeitpunkt) erfolgen. Nur so lassen sich Unwegsamkeiten im Wiederherstellungsprozess im Vorhinein vermeiden. Ein typisches Problem ergibt sich etwa, wenn die Back-up-Software auf dem (noch) korrekt laufenden System externe Festplatten – Ihre Back-up-Medien in diesem Fall – ansprechen kann, aber Ihrem Notfallsystem die hierzu notwendigen Treiber fehlen.

> **Hinweis**
> Wenn Sie unsicher sind und sich diese Tests nicht zutrauen, ziehen Sie bitte einen Fachmann hinzu.

Fragen zur Selbstkontrolle
- Existiert ein klar definierter Back-up-Plan für Ihre Systeme?
- Entsprechen die vorliegenden Back-ups diesen Vorgaben? (Datum, Umfang, Medium etc.)
- Ist Ihre Back-up-Software an Ihren Bedarf angepasst? (Automatisierung, Benachrichtigung etc.)
- Werden die Sicherungsmedien ordnungsgemäß (sicher, feuersicher, wasserdicht) aufbewahrt?
- Werden Sicherungen mit Patientendaten routinemäßig verschlüsselt?
- Werden die Back-up-Protokolle regelmäßig gesichtet?
- Werden in definierten Abständen Wiederherstellungstests durchgeführt?
- Haben Sie die Back-up-Software und die notwendigen Lizenzen auch zur Hand, wenn Ihre Apotheken-EDV ausfällt? (z. B. über die Übertragung auf die Back-ups)
- Liegen notwendige Passwörter für den Wiederherstellungsfall vor? (Admin-Passwörter, Entschlüsselung etc.)

5.2.4 Top 4 – Sichere Passwörter

Uns ist klar, dass Sie bereits vieles über sichere Passwörter gehört haben. Es gibt unzählige Studien und Abhandlungen zu diesem Thema. Gleichwohl laufen Theorie und Praxis im Alltag oftmals auseinander. Ein kurzer Check-up dürfte daher auch in Ihrer Apotheke lohnen.

Zur Erinnerung daher noch mal die (idealen) Anforderungen an sicheren Passwortschutz:

- möglichst lang, mehr als zehn, besser zwölf Zeichen; das absolute Minimum liegt bei acht Zeichen,
- Groß- und Kleinbuchstaben,
- mindestens zwei Sonderzeichen,
- kein Bezug zur Person oder Firma,
- gut merkbar, damit es nicht aufgeschrieben werden muss,
- kein bestimmtes Schema verwenden,
- regelmäßiger Wechsel.

Praxistipp
Die sog. Memorierbarkeit von Passwörtern kann gesteigert werden, indem sich der Benutzer Eselsbrücken oder Merksätze hierzu überlegt. Aktuelle Empfehlungen für die Softwareentwicklung sehen inzwischen gar vor, dass Passwörter bis 64 Zeichen akzeptiert werden sollen. Dies bedeutet für Sie, dass Sie einen ganzen (Merk-)Satz direkt als Passwort verwenden können. Müssen Sie sich mehrere Passwörter merken, kommen ggf. Passworttresore für Sie infrage, die eine Vielzahl an sicheren Passwörtern verschlüsselt für Sie speichern und mit einem Masterpasswort „geöffnet" werden.

In jüngster Vergangenheit war zunehmend zu hören, dass es wichtiger sei, ein „starkes" Passwort zu garantieren als dessen regelmäßige Erneuerung. Hintergrund ist ein gewisser Pragmatismus, da man gemerkt hat, dass der Aktualisierungszwang mit der Zeit zu objektiv schwächeren Passwörtern führt. Nutzer bauen Schemata in ihre Passwörter ein (z. B. Anfügen der Zahlen von 1–12 für den Monat des letzten Passwortwechsels), damit ihre Merksätze nicht groß verändert werden müssen (sog. Inkrementierung von Passwörtern). Das mag so sein. Ein Abrücken vom zu fordernden Standard rechtfertigt dies unserer Ansicht nach dennoch nicht.

Es gibt gute Gründe, weshalb man auch sicherste Passwörter regelmäßig ändern sollte. So kann ein Angreifer die verschlüsselte Form eines Passworts (Passwort-Hash) abgegriffen haben. Während die Entschlüsselung eines trivialen Passworts (z. B. 123456) Sekunden dauert, nimmt eine Brute-Force-Attacke bei Passwörtern, die den o. g. Anforderungen entsprechen, bis zu mehrere Wochen oder Monate ein. Haben Sie das Passwort inzwischen geändert, war der Aufwand für den Angreifer vergebens, sofern er es nicht bloß leicht modifizieren muss (s. o.).

Insofern raten wir Ihnen, zum einen eine **Passwortrichtlinie** zu erstellen, diese über Ihr ISMS/QMS verbindlich zu machen und darin sowohl die Anforderungen an Passwörter sowie die Aktualisierungshäufigkeit vorzugeben. Zudem sollten die Hinweise ergänzt werden, dass eine bloße Inkrementierung beim Passwortwechsel unzulässig ist (am besten mit Beispiel) und dass sich Mitarbeiter nach erledigter Aufgabe an den PC-Arbeitsplätzen abzumelden haben.

Die Systeme in der Apotheke sollten so konfiguriert sein, dass nach mehreren falschen Passworteingaben die Wartezeit bis zum nächsten Einloggen verlängert wird und der Administrator informiert wird. Dies erschwert zum einen das automatisierte Erraten von Benutzer-IDs und Passwörtern. Zum anderen sinkt das Risiko, dass wichtige Accounts über die (mehrfach) absichtliche Passworteingabe gesperrt werden.

Fragen zur Selbstkontrolle
- Sind die automatischen Bildschirmsperren aktiviert (max. nach 15 min)?
- Existiert eine verbindliche und jedem bekannte Passwortrichtlinie?
- Entsprechen die Vorgaben den gängigen Empfehlungen, und ist eine parallele Nutzung von Passwörtern für private Zwecke ausgeschlossen?
- Ist die Passwortrichtlinie EDV-seitig abgebildet? (z. B. automatische Erinnerung an anstehende Änderungsnotwendigkeit)
- Finden Sie aufgeschriebene Passwörter an typischen Stellen? (Monitor, Unterseite der Tastatur, Schreibtisch etc.).
- Entsprechen auch Ihre und übergreifende Passwörter (z. B. WLAN) den Anforderungen?

5.2.5 Top 5 – Immer up to date

Bleiben Sie up to date! Dies gilt nicht nur in pharmazeutischen Angelegenheiten, sondern auch im Bereich Ihrer IT-Welt. Regelmäßige **Software- und Firmware-Updates sind Pflicht**. Es ist essenziell, auf allen Computersystemen in Ihrer Apotheke – sei es am HV-Arbeitsplatz, auf dem Server oder auf sonstigen Systemen – regelmäßig die neuesten Updates zu installieren. Bei weniger kritischen Systemen wie den Arbeitsplatzrechnern können Sie die Update-Funktion so konfigurieren, dass Aktualisierungen automatisch installiert werden. Moderne Betriebssysteme lassen sich beispielsweise so einstellen, dass sie abends automatisch nach Updates suchen und gegebenenfalls einen Neustart durchführen.

Bei kritischeren Systemen wie den Servern Ihrer Apotheke sollten Updates jedoch sorgfältig geplant und durchgeführt werden. Ein zu frühes Einspielen eines Updates kann risikobehaftet sein, insbesondere wenn es Fehler enthält. Auch kann die Funktionalität während des Update-Vorgangs eingeschränkt sein, sodass sich eine Aktualisierung außerhalb der Geschäftszeiten anbietet. Dies schafft auch Raum für den Umgang mit Unvorhersehbarem.

Viele Softwareprogramme überprüfen bei ihrem Start, ob eine neuere Version verfügbar ist. Bei einigen Browsern erfolgt die Installation der neuesten Version automatisch beim Öffnen des Hilfe-Fensters, andere aktualisieren sich stets selbstständig. Auch die Softwareanbieter kontaktieren Sie teilweise mit einem entsprechenden Hinweis. Mit den neuesten Versionen profitieren Sie nicht nur von **verbesserten Sicherheitsfunktionen**, sondern erhalten oft auch zusätzliche, erweiterte Funktionalitäten.

Kleinere Ausnahmen existieren. Teilweise werden Updates ausdrücklich als optional gekennzeichnet. Sodann handelt es sich nicht um Aktualisierungen mit Relevanz für die Sicherheit Ihrer Systeme. Eine weitere Ausnahme stellen zertifizierte medizinische Geräte dar, sofern Sie diese in Ihrer Apotheke verwenden. Diese dürfen Sie in der Regel leider nicht selbst aktualisieren (bitte in den Herstellerangaben prüfen). Sie müssen auf den Service-Techniker des Herstellers warten, der die validierten Updates während der nächsten Wartung einspielt oder für die Installation freigibt. Einige Hersteller benötigen viel Zeit für diese Validierungen, was bedeutet, dass viele medizinische Geräte länger als nötig einem potenziellen Hackerangriff ausgesetzt sein könnten. Es könnte sinnvoll sein, diesen Punkt bei den Verhandlungen Ihrer Wartungsverträge anzusprechen.

> **Fragen zur Selbstkontrolle**
>
> - Sind die Verantwortlichkeiten für die Update-Durchführung definiert? (Wer monitort, wer führt aus etc.)
> - Finden Sie hier und jetzt Update-Benachrichtigungen, die bisher „ignoriert" wurden?
> - Sind Updates (soweit sinnvoll und vertretbar) automatisiert?
> - Werden routinemäßig Back-ups vor Systemupdates durchgeführt?

5.2.6 Top 6 – Notfallkonzept und Prozesse definieren

Ein IT-Notfallkonzept definiert, was in Ihrem Betrieb unbedingt schützenswert ist und wie der Betrieb aufrechterhalten werden kann bzw. Ausfallzeiten auf ein Minimum reduziert werden. Eine grundlegende Frage dabei ist: Was würde geschehen, wenn ein System, beispielsweise ein Server in Ihrer Apotheke, plötzlich ausfällt? Indem Sie unterschiedliche

Szenarien durchdenken – ihre möglichen Folgen und Lösungsansätze –, führen Sie bereits eine **vereinfachte Risikoanalyse** durch, bevor Sie sich mithilfe von ▶ Kap. 6 dem professionellen Notfallprozess-Management widmen.

Auf Basis dieser Überlegungen können Sie Prozesse und Prozeduren festlegen, die bestehende Systeme absichern und im Fall der Fälle die Folgen unerwarteter Ereignisse abmildern können. So kann etwa eine unterbrechungsfreie Stromversorgung (USV) viele der durch einen Stromausfall oder Spannungsspitzen verursachten Folgeschäden vermeiden.

Im Rahmen dieses Fast-Tracks sollten Sie sich für Ihr Notfallkonzept auf die Kernprozesse rund um die Arzneimittelversorgung beschränken.

Fragen zur Selbstkontrolle

- Haben Sie sich gegen Stromausfälle abgesichert?
- Haben Sie ein „Mobile-Fallback" für den Fall einer Internetstörung eingerichtet (Stichwort: Belieferung von E-Rezepten)?
- Existiert ein IT-Notfallkonzept (Notfallplan) für Ihre Apotheke?
- Wurden Risiken bereits systematisch betrachtet und Maßnahmen abgeleitet?
- Gab es bereits Notfallübungen?
- Gibt es Anzeichen für „Schatten-IT" (▶ Kap. 4.5), die Ihre Sicherheitsstrategie unterlaufen kann?

5.2.7 Top 7 – Nutzerkreise und Netzwerkbereiche definieren

Jeder Nutzer einer in der Apotheke verwendeten Software sollte nur die **minimal notwendigen Rechte** besitzen, um seine Aufgaben erfüllen zu können. Die individuellen Rechte jedes Benutzers sollten sowohl auf Betriebssystem- als auch auf Applikationsebene entsprechend definiert werden. Dadurch verhindert man, dass Benutzer unerwünschte Software installieren oder wichtige Daten versehentlich löschen. Auch kann vermieden werden, dass ein versehentlicher Klick auf einen schädlichen E-Mail-Anhang oder das Öffnen eines Word-Dokuments mit einem schadhaften Makro schwerwiegende Auswirkungen auf den Betrieb der Apotheke haben.

Um den Überblick zu behalten, empfiehlt sich ein (dokumentiertes) **Berechtigungskonzept**. Aus diesem muss hervorgehen, welche Aufgabe welche Rechte erforderlich macht und welcher Personenkreis diese Aufgabe durchzuführen hat (z. B. HV-Personal benötigt schreibenden Zugriff auf das Kassensystem). Personal, welches am HV arbeiten soll, wird diesem Nutzerkreis zugeordnet.

Gerade in kleineren Apotheken werden Sie damit konfrontiert, dass eine Person Aufgaben zu erledigen hat, die für sich genommen unterschiedliche (IT-)Rechte erfordern. Eine Person wird daher aus der Not heraus mehreren Nutzerkreisen zugeordnet. Doch auch dann sollte der Grundsatz beherzigt werden, indem sich ein Benutzer mit den geringstmöglichen Rechten für die jeweilige Tätigkeit einloggt. So sollten Sie sich etwa daran gewöhnen, nur dann mit Administratorrechten eingeloggt zu sein, wenn dies wirklich notwendig ist. Bei Bedarf können Sie sich immer noch im Nachgang mit höheren Rechten anmelden.

Einen weiteren Meilenstein der IT-Sicherheit in Ihrer Apotheke erreichen Sie durch die **sachgemäße Netzwerksegmentierung** und das Vorhandensein eines durchdachten

Zonenkonzepts. Diese Anforderung gilt sowohl für kleine als auch für große Apotheken. Ein gut konzipiertes Zonenkonzept im Netzwerk kann viele Probleme im Ansatz vermeiden. So könnte beispielsweise ein separates IT-Netzwerk für Rechner mit und ohne Anbindung an die Warenwirtschaft aufgebaut werden. Ein anderes Beispiel wäre die Trennung des Patienten- oder Gäste-WLANs vom produktiven WLAN Ihrer Apotheke. Dies schützt nicht nur Ihre sensiblen Geschäftsdaten, sondern auch die Privatsphäre Ihrer Kunden. Zwischen den einzelnen Zonen werden **Firewalls** eingesetzt, die den Datenaustausch nur für die erforderlichen Ports und IP-Adressen ermöglichen.

Auch die **Netzwerkzugangskontrolle** erhöht die Sicherheit in diesem Zusammenhang. Hierbei werden nur Geräte und Systeme mit bekannten Hardware-Adressen (MAC-Adressen) im jeweiligen Netzwerk zugelassen. Wenn ein unbekanntes Gerät angeschlossen wird, sollte die Software den Administrator alarmieren. Auf diese Weise werden sowohl Dritte „ausgeschlossen" bzw. der Zugang deutlich erschwert (Stichwort: MAC-Simulation) als auch vermieden, dass sich eigene Geräte ins „falsche" Netzwerk einwählen können.

Nicht selten existiert im medizinisch-pharmazeutischen Bereich **spezielle Soft- und Hardware**, die nicht mehr aktualisiert wird oder die auf Betriebssystemen betrieben werden muss, für die dies gilt. Dies finden wir insbesondere in den Bereichen Labor, Beratung und Messdienstleistungen. Auch hier kann die Netzwerksegmentierung ein deutliches Plus an Sicherheit garantieren. Alternativ/ergänzend kommt zudem der Einsatz von **virtuellen Maschinen** in Betracht.

> **Fragen zur Selbstkontrolle**
> - Existiert bereits ein Berechtigungs- bzw. Rollenkonzept in Ihrer Apotheke?
> - Wird in diesem Konzept der Grundsatz der minimalen Rechte berücksichtigt?
> - Wird einer Umgehung des Berechtigungskonzepts in geeigneter Weise entgegengewirkt (Beispielsweise ist eine Unterscheidung der Kassenuser kaum sinnvoll, wenn der User per Klick bzw. Touch ohne Validierung – Passwort, Chip-Karte, Face-ID etc. – gewechselt werden kann. Im Zweifel kann in diesem Fall ein Angreifer bewusst einen Verdacht streuen und von sich ablenken.)?
> - Nutzen Sie bereits eine Netzwerksegmentierung in Ihrer Apotheke (z. B. operatives WLAN versus Gast-WLAN oder Recherche-PC mit Internetzugang versus Backoffice-PC ohne Webbrowsing-Möglichkeit)?
> - Haben Sie Software bzw. Hardware im Einsatz, die lediglich unter alter (nicht updatefähiger und damit unsicherer) Betriebssoftware lauffähig ist? Falls ja, ist dieses System von den übrigen Systemen getrennt?
> - Gäbe es Ihrer Meinung nach weiteres Potenzial für die Segmentierung?
> - Ist Ihr Netzwerk mit einer MAC-Registrierung abgesichert?

5.2.8 Top 8 – Wissen und Awareness des Teams steigern

Schulungen und Awareness-Programme sind auch für Apotheken von immenser Bedeutung. Dabei sollte die Tendenz, erlerntes Wissen zu vergessen oder zu verdrängen, nicht unterschätzt werden. Eine **regelmäßige Wiederholung** der Inhalte ist unerlässlich. Noch wichtiger ist jedoch Ihr tägliches, beispielhaftes Vorleben als Apothekenleiter oder -leiterin. Ihr Engagement und Ihre **Vorbildfunktion** in Sachen IT-Sicherheit wirken sich direkt auf das Bewusstsein und die Handlungen Ihres Teams aus. Indem Sie Sicherheitsrichtlinien konsequent befolgen und deren Bedeutung hervorheben, prägen Sie eine Kultur der Sicherheit in Ihrer Apotheke, die entscheidend zur Vermeidung von Sicherheitsvorfällen beiträgt. Kurzum: Sie erhöhen insbesondere die Cyberresilienz Ihrer Apotheke dramatisch. Weitere Informationen zum Thema finden Sie in ▸ Kap. 7.

> **Fragen zur Selbstkontrolle**
> - Ist Ihr Personal für das Thema Cybersicherheit sensibilisiert?
> - Wird die Awareness über regelmäßige Schulungen aufrechterhalten/verstärkt?
> - Leben Sie die Einhaltung von Sicherheitsstandards vor?

5.2.9 Top 9 – IT-Werkzeuge nicht nur kaufen, sondern richtig einsetzen

Moderne IT-Software bietet in ihrer Grundausstattung bereits einige nützliche Sicherheitsfunktionen. Es ist jedoch oft der Fall, dass diese Tools suboptimal konfiguriert sind. Um Ihre Systeme in der Apotheke möglichst sicher zu gestalten, sollten alle potenziellen Sicherheitslücken sorgfältig blockiert werden. Denken Sie daran, dass der bloße Kauf und Einsatz eines neuen IT-Tools nicht automatisch Sicherheit garantiert. Prüfen Sie daher, ob Ihre bereits gekaufte IT- bzw. Sicherheits-Software so eingestellt ist, dass sie funktioniert, wie sie soll.

Ein häufiges Problem ist etwa, dass die Einstellungen der Antivirensoftware (Pflichtkauf!) nicht darauf ausgelegt sind, neu angeschlossene USB-Geräte automatisch zu überprüfen, was zu gravierenden Sicherheitsrisiken führen kann. Auch die Benutzer könnten aus Bequemlichkeit die Sicherheitseinstellungen ändern, um nicht warten zu müssen, bis ein USB-Stick überprüft ist und verwendet werden kann.

Nehmen Sie auch die Einstellungen von nicht sicherheitsspezifischer Software in den Blick. Der Fokus liegt dabei insbesondere auf den Funktionen, die Ihre Systeme „härten". Damit meint ein IT-Sicherheitsfachmann, das Sichern von IT-Systemen. Wesentlich ist hierbei die Deaktivierung von Funktionen oder Komponenten, die nicht (regelmäßig) genutzt werden. So kann etwa eine integrierte Webcam eines Laptops regelmäßig über das BIOS deaktiviert werden. Auch die risikobehafteten Office-Makros sind bei der täglichen Arbeit selten erforderlich.

Zudem sollte immer da, wo es möglich und sinnvoll ist, eine Daten-Verschlüsselung genutzt werden (sog. Kryptografie).

> **Fragen zur Selbstkontrolle**
> - Werden Ihre IT-Sicherheits-Werkzeuge tatsächlich (richtig) genutzt?
> - Entsprechen alle Einstellungen Ihren Bedürfnissen?
> - Haben Sie bereits Härtungsmaßnahmen ergriffen?

5.2.10 Top 10 – Lassen Sie sich helfen

Sie haben viel zu tun und können technisch kaum auf dem neusten Stand sein. (Selbst-)Überschätzung ist mithin gefährlich, da sie ein Gefühl falscher Sicherheit auslösen kann. Und genau das nutzen Angreifer gerne aus. Obwohl wir Ihnen hier wertvolles Grundwissen vermitteln, raten wir Ihnen daher dringend, **externe Hilfe** in Anspruch zu nehmen, sei es für den Feinschliff der IT-Strategie durch Überprüfung Ihrer Sicherheitsmaßnahmen oder bloß für die technische Umsetzung.

Auch Netzwerke schützen Netzwerke, wie es so schön heißt. Damit ist der Austausch insbesondere zum Thema Cybersicherheit gemeint. Professionell gelingt dies etwa durch Zusammenschlüsse wie UP KRITIS oder die Allianz für Cybersicherheit, beides Plattformen des BSI.

Während die meisten Apotheken einen IT-Experten für die technische Umsetzung haben dürften, mangelt es in der Praxis an der Durchführung von regelmäßigen **Schwachstellenprüfungen**. Hierfür möchten wir an dieser Stelle aus gutem Grund sensibilisieren.

Im IT-Bereich unterscheidet man zwischen Vulnerability-Scans und Penetrationstests. Vulnerability-Scans suchen automatisch nach potenziellen Schwachstellen in Ihren Systemen, ohne dabei in die Systeme einzudringen. Dazu gehören etwa nicht aktualisierte Betriebssysteme und Softwareprogramme, Fehlkonfigurationen sowie nicht geänderte Standardpasswörter. Penetrationstests hingegen versuchen aktiv, über gewöhnliche Arbeitsplatzcomputer, das WLAN oder das Internet in Ihre Systeme einzudringen. Hierbei werden oft automatisierte Verfahren wie Brute-Force-Attacken genutzt, um den Zugang zu Ihren Systemen zu erlangen. Da diese Tests Ihre Systeme stark belasten und zu Ausfällen führen können, ist es wichtig, sie zu speziell festgelegten und vorbereiteten Zeiten von Experten durchführen zu lassen.

Über das Ergebnis der Schwachstellenprüfung erhalten Sie einen Bericht. Im Idealfall wird die Wirksamkeit Ihrer Strategie und der darin definierten Maßnahmen bestätigt. Oftmals erhält man wertvolle **Verbesserungspotenziale** aufgezeigt und ist damit potenziellen Angreifern zuvorgekommen, die die betreffende Schwachstelle fortan nicht mehr nutzen können; jedenfalls dann, wenn sie umgehend aktiv werden.

Es ist unserer Ansicht nach unerlässlich, diese Sicherheitsprüfungen regelmäßig durchführen lassen, um die Sicherheit Ihrer Patientendaten und Geschäftsprozesse zu gewährleisten. Legen Sie dabei Wert auf eine Expertise eines **unbeteiligten Dritten**. Der IT-Fachmann Ihres Vertrauens ist mit großer Wahrscheinlichkeit kein Profi auf dem Gebiet der Schwachstellenprüfungen. Dazu kommt, dass er dann eventuelle Fehler, unter Umständen seine eigenen oder die seines Arbeitgebers, aufdecken und aufzeigen müsste. Darin sind wir Menschen bekanntlich nicht gut, und wenn es doch gelingt, kann dies zu unangenehmen Situationen führen. In ▸ Kap. 8.3.1 finden Sie Tipps, wie Sie entsprechende Fachleute finden.

> **Fragen zur Selbstkontrolle**
> - Lassen Sie regelmäßig Schwachstellenprüfungen für Ihre IT-Systeme durchführen?
> - Werden die Tests von einem unabhängigen Dritten durchgeführt?
> - Werden Verbesserungsvorschläge bewertet und ggf. umgesetzt?

5.3 Masterclass ISMS – Schritt für Schritt

Sie haben die Top-10-IT-Sicherheitsmaßnahmen bereits umgesetzt und wollen „mehr"? Ausgezeichnet! Das ist die richtige Einstellung, und mit dem Durchlaufen des Fast-Tracks haben Sie im „kalten Krieg" mit den Angreifern Zeit gewonnen. Diese können wir nun nutzen, um mit Ihrem eigenen Informationssicherheits-Managementsystem einen systematischen und umfassenden Ansatz zu verfolgen.

Ein ISMS dient ganz allgemein der Sicherstellung der Vertraulichkeit, Integrität und Verfügbarkeit von Informationen. Die Methode ist damit prinzipiell für jedes Unternehmen geeignet, welches mit Daten arbeitet. Im Gesundheitswesen ist die Anwendung dieses Ansatzes umso wichtiger, da wir mit sensiblen Gesundheits- und Patientendaten umgehen. ISMS dient damit nicht mehr allein dem Unternehmensinteresse, sondern schützt zudem die Rechte Dritter.

Wie beim QMS handelt es sich beim ISMS um ein formelles Dokument bzw. eine Sammlung solcher. Die Form spielt dabei eine untergeordnete Rolle. Es kann digital oder analog geführt werden; entscheidend ist lediglich die Verfügbarkeit der selbst erlassenen Regelungen.

Gesetzlich vorgeschrieben ist den Apotheken ein ISMS in der Regel nicht. Eine Ausnahme gilt für KRITIS-Unternehmen bzw. künftig als „wichtige" oder „besonders wichtige" Einrichtungen geführte Apotheken. Diese sind gesetzlich dazu verpflichtet, ein ISMS aufzubauen und es ggf. nach ISO 27001 zertifizieren zu lassen. Folglich verhält es sich für diese Apotheken künftig zumeist wie beim QMS (ISO 9001). Es muss vorhanden sein und in Ausnahmesituation auch zertifiziert werden. Doch nochmals: Die typische Apotheke ist kein KRITIS-Unternehmen im Sinne der KritisV und wird es auch künftig nicht sein (▶ Kap. 2.6, ▶ Kap. 2.7).

Gleichwohl wird mit Blick auf die Ziele, die mit einem ISMS verfolgt werden, leicht ersichtlich, dass Ihnen diese Methode genau das liefert, was Sie vor dem Hintergrund der generellen rechtlichen Anforderungen und Haftungsrisiken (▶ Kap. 2) sowie für Ihren dauerhaften Unternehmenserfolg (▶ Kap. 1) benötigen:

1. **Sicherstellung der Informationssicherheit:** Schutz von Patientendaten und Geschäftsinformationen,
2. **Risikomanagement:** Identifikation und Minimierung von Risiken, die Ihre IT-Infrastruktur und Daten sowie Geschäftsprozesse bedrohen,
3. **Einhaltung gesetzlicher Vorgaben:** Sicherstellung der Compliance mit Datenschutzgesetzen und anderen relevanten Regularien.

Aus diesem Grund sehen wir ISMS auch in Apotheken – in einer an die ISO 27001 und dem BSI-Standard 200–1 (ISMS), BSI-Standard 200–2 (IT-Grundschutz) und BSI-Standard 200–3 (Risikomanagement) angelehnten, aber abgespeckten Version – als den künftigen „Goldstandard" an, sobald sich das Bewusstsein für IT- bzw. Cybersicherheit auch in diesem Bereich verfestigt hat. So ähnlich sieht es auch das BSI mit Blick auf NIS-2 allgemein für KMU, weshalb es zunehmend versucht, niederschwellige Einstiegspfade zu veröffentlichen. So zuletzt geschehen mit dem „WiBA-Konzept 2.0" (Wege in die Basisabsicherung), welches wir ebenfalls in unseren Empfehlungen berücksichtigen.

Die tägliche Relevanz eines ISMS in Ihrer Apotheke ergibt sich aus der Notwendigkeit, einen sicheren und zuverlässigen Betrieb zu gewährleisten. Ein gut implementiertes ISMS hilft, Cyberangriffe abzuwehren und Beeinträchtigungen zu vermeiden bzw. abzumildern.

Unter Ziel ist es, Sie in die Lage zu versetzen, sich ein passgenaues ISMS für Ihre Apotheke (mit Hilfe) zu erstellen und hieraus Sicherheitsmaßnahmen abzuleiten. Gleichwohl sei darauf hingewiesen, dass der Aufwand nicht unterschätzt werden sollte. Interessant sind die folgenden Abschnitte dennoch. Denn selbst wenn Sie einen Experten hinzuziehen, kommen Sie nicht umhin, aktiv bei der Erstellung mitzuwirken. Auch dabei unterstützen Sie die folgenden Ausführungen, bei denen wir die einzelnen Aspekte eines möglichen ISMS in der Apotheke detailliert betrachten, beginnend mit der Festlegung einer Sicherheitsleitlinie über das Risikomanagement und Sicherheitsmaßnahmen bis hin zur Überwachung und Bewertung dieser Maßnahmen. Abschließend geben wir eine Zusammenfassung und Empfehlungen, wie Sie diese Strategien effektiv in Ihrer Apotheke umsetzen können.

> **Hinweis**
> Auch wenn Ihre Apotheke künftig den Anforderungen der KritisV unterfallen sollte, helfen Ihnen die folgenden Ausführungen. Wenngleich das folgende Vorgehen auf die Kernelemente der IT-Absicherung fokussiert, ermöglicht es Ihnen einen guten Einstieg ins Thema sowie das Erreichen eines grundlegenden Schutzes. Auf diesem Level lässt sich mit vergleichsweise geringem Aufwand aufsatteln, um ein zertifizierbares ISMS zu erreichen.

Praxistipp
Durch unsere starke Anlehnung an die BSI-Standards wird es Ihnen ermöglicht, neben unseren eigens erstellten Checklisten (▶ Kap. 8.2), auf welche wir an geeigneter Stelle verweisen, insbesondere die kostenfrei verfügbaren Muster-Vorlagen des BSI für Ihr ISMS zu nutzen. Die Verwendung dieser Vorlagen erspart einiges an Erstellungsaufwand. Auch wir beschränken uns daher auf die Erläuterungen und den beispielhaften Transfer der ISMS-Theorie auf das Apothekenwesen. Sie finden die wichtigsten Verweisungen gebündelt in (▶ Kap. 8.1).

5.3.1 ISMS ist Chefsache – geben Sie den Startschuss

Wir wissen, dass wir uns wiederholen. Gleichwohl betonen alle relevanten BSI-Dokumente und Standards im Allgemeinen und speziell für die Einführung eines ISMS diesen Punkt erneut. Sie sind der Initiator und Steuermann. Ohne die Übernahme der Gesamtverantwortung, Ihr Engagement und die Freigabe von Ressourcen geht es nicht. Setzen Sie erreichbare Ziele, controllen Sie deren Erreichung, managen Sie Risiken, seien Sie ein Vorbild und binden Sie Ihr Personal ein, damit die Akzeptanz nicht leidet.

Kurzum: ISMS erfordert einen Management-Prozess. Die Initiierung und Rahmensetzung für wichtigste Prozesse sowie deren kontinuierliche Verbesserung (KVP durch PDCA) liegen in der Verantwortung der Leitungsebene. Dies kennen Sie bereits aus den Bereichen QMS und Hygienemanagement. Hintergrund ist auch im Bereich der IT-Sicherheit, dass letztlich (nur) Sie in Haftung genommen werden und nur Sie beurteilen können und sollen, was für Ihren dauerhaften Geschäftserfolg sinnvoll und notwendig ist. Gleichwohl können und sollen Sie sich unterstützen lassen, sowohl beim Auftakt als auch in der Verstetigung. Einen für Apotheken tragfähigen Ansatz zur Verantwortungs- und Rollenvergabe haben wir in ▶ Kap. 5.2.1 bereits dargestellt.

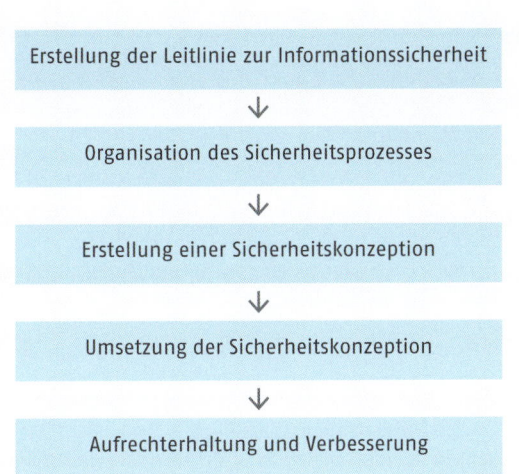

Abb. 5.2 IT-Sicherheitsprozess

Am Anfang des sog. **Sicherheitsprozesses** (o Abb. 5.2), der Ihnen im weiteren Verlauf konkrete Sicherheitskonzepte für Ihre Apotheke und im Endergebnis ein funktionsfähiges ISMS liefert, steht die Rahmensetzung über die **Leitlinie zur Informationssicherheit** als Grundsatzdokument.

5.3.2 Leitlinie zur Informationssicherheit

Den Auftakt für Ihr ISMS machen Sie mit der Erstellung Ihrer apothekeneigenen **Leitlinie zur Informationssicherheit**. Es geht darum, die Grundsätze und das Zielniveau der Informationssicherheit in Ihrer Apotheke darzulegen. Sie soll für die Mitarbeiter verständlich sein und auf kompakte Weise die Sicherheitsziele und deren organisatorische Umsetzung beschreiben. Es ist essenziell, dass alle betroffenen Mitarbeiter mit der Leitlinie vertraut gemacht werden und dass diese regelmäßig aktualisiert wird, um den sich wandelnden Anforderungen und Bedrohungen gerecht zu werden.

Die nach BSI-Standard empfohlenen Inhalte finden Sie in ▫ Tab. 5.2 dargestellt. Die wichtigsten werden wir folgend genauer betrachten und Ihnen anschließend beispielhaft eine Umsetzung anhand unserer Muster-Apotheke, der Herz-Apotheke, zeigen. Zudem finden Sie in ▸ Kap. 8.1 eine Auflistung weiterer hilfreicher Vorlagen und Muster des BSI selbst.

Geltungsbereich

In einem ersten Schritt betrachten wir Umfang und Anwendungsbereich, über den der Geltungsbereich der Sicherheitsmaßnahmen klar definiert wird. Dies ist entscheidend, um zu bestimmen, welche Daten, Systeme, Prozesse und Mitarbeiter abgedeckt bzw. ausgenommen werden. Durch die klare Abgrenzung des Geltungsbereichs Ihres Apotheken-ISMS wird sichergestellt, dass alle relevanten Aspekte der IT-Sicherheit erfasst und angemessen geschützt werden. Diese Definition bildet die Grundlage für die Implementierung und das Management des ISMS. Beispiele für Umfang und Anwendungsbereich werden nachfolgend erläutert.

◘ Tab. 5.2 Inhaltliche Anforderungen an die IT-Sicherheitsleitlinie

Punkt der Leitlinie	Beschreibung
Geltungsbereich	Klare Definition, auf welche Bereiche der Organisation sich die Leitlinie bezieht
Bedeutung der Informationssicherheit	Herausstellung der Wichtigkeit der Informationssicherheit für die Organisation und der potenziellen Risiken bei Sicherheitsverletzungen
Verantwortung der Leitung	Betonung der Rolle der Führungsebene bei der Initiierung und kontinuierlichen Verbesserung des Sicherheitsprozesses
Rechtliche Rahmenbedingungen	Hinweise auf relevante Gesetze und Vorschriften; Verpflichtung der Mitarbeiter, diese zu befolgen
Wichtige Geschäftsprozesse	Nennung von geschäftskritischen Prozessen, z. B. Produktionsabläufe oder Forschungsverfahren, mit Betonung auf die strikte Einhaltung von Sicherheitsregeln
Organisationsstruktur	Darstellung der Struktur für Informationssicherheit und der Aufgaben der verschiedenen Sicherheitsverantwortlichen
Sicherheitsschulungen	Hinweis auf die Bedeutung von Sicherheitsschulungen und Sensibilisierungsmaßnahmen

Daten und Informationen: Es kann festgelegt werden, welche Arten von Daten und Informationen geschützt werden müssen. In einer Apotheke umfasst dies typischerweise Patientendaten, Medikationsdaten, finanzielle Informationen und jegliche anderen sensiblen Daten, die im Geschäftsbetrieb anfallen. Die Herausnahme von Datenarten ist inhaltlich daher kaum geboten.

IT-Systeme und -Infrastruktur: Der Anwendungsbereich erstreckt sich üblicherweise auf alle IT-Systeme und die Infrastruktur der Apotheke. Dazu gehören Server, Netzwerke, Computer, mobile Geräte und alle anderen Technologien, die für den Betrieb der Apotheke genutzt werden. Eingrenzungen in diesem Bereich sind ebenfalls eher untypisch.

Räumliche Abgrenzung: Der räumliche Geltungsbereich sollte auch im Apothekenbereich definiert werden. Dies betrifft sowohl die physischen Standorte der Apotheke inkl. Filialen als auch etwaige externe Speicherorte oder Cloud-Dienste, die für die Datenspeicherung genutzt werden; jedenfalls dann, wenn hier kein eigenes ISMS gelten soll. Dies könnte etwa sinnvoll sein, wenn spezifische Gegebenheiten zu starken Unterschieden führen würden, z. B. im Falle externer Räume der Apotheke. Sodann würden diese Bereiche zwecks Widerspruchsfreiheit aus dem „Haupt-ISMS" der Apotheke herausgenommen.

Mitarbeiter und Dritte: Es wird festgelegt, welche Mitarbeiter, Teams und gegebenenfalls externe Partner (z. B. IT-Dienstleister) in den Geltungsbereich des ISMS fallen. Hier geht es überwiegend darum, einen „luftleeren" Raum zu vermeiden. Es muss klar sein, wer bis zu welchem Punkt mit seinem ISMS verantwortlich ist.

Bedeutung der IT-Sicherheit

Hierbei geht es darum herauszuarbeiten, welchen Stellenwert die IT-Sicherheit für Sie und Ihre Apotheke hat. Die Festlegung dieser **„Sicherheitspolitik"** ist ein grundlegender Schritt bei der Erstellung des ISMS. Sie definiert den Rahmen und die Richtung für alle Aktivitäten im Bereich der Informations-/Cybersicherheit und schafft damit die Grundlage für alle Entscheidungen und Maßnahmen in diesem Bereich. Das Ganze kann gut und gerne mit dem entsprechenden Abschnitt in einem QMS bzw. QM-Handbuch verglichen werden. Denn auch dort gilt es, die Qualitätspolitik und -ziele festzulegen (Abschnitt 5.3 der ISO 9001:2015).

Die Sicherheitspolitik umfasst die Definition der **grundlegenden Sicherheitsziele** und die Beschreibung der Strategien und Prozesse zum Schutz von Informationen. Sie berücksichtigt dabei auch die spezifischen Risiken, denen ein Unternehmen ausgesetzt ist. Auch Ihre individuelle Risikoakzeptanz bzw. -bereitschaft spielt eine Rolle.

Im Kontext einer Apotheke konzentriert sich die Sicherheitspolitik auf den Schutz sensibler Patientendaten, die Sicherstellung der Verfügbarkeit und Integrität von IT-Systemen und die Einhaltung von Datenschutzgesetzen. Sie gibt den Mitarbeitern klare Richtlinien an die Hand, wie mit Informationen umgegangen werden soll, und stellt sicher, dass alle Sicherheitsmaßnahmen im Einklang mit den übergeordneten Zielen der Apotheke stehen.

Die Sicherheitspolitik ist somit das Fundament für eine sichere und verantwortungsbewusste Handhabung von Informationen in der Apotheke und bildet die Basis für alle weiteren Schritte im Rahmen des ISMS.

■ **MERKE** Im Endeffekt geht es bei der Festlegung der IT-Sicherheitspolitik darum, dass Sie sich Gedanken um eine Art „Unternehmensphilosophie" zum Thema IT-Sicherheit machen, die auch bei der letztlichen Entscheidungsfindung den Ausschlag geben muss. Ist die Sicherheitspolitik etwa extrem formuliert, wie es im übertragenen Sinne zeitweise die chinesische Regierung während der Covid-19-Pandemie tat („0-Toleranz-Strategie"), bedeutet dies, dass etwa bei der Abwägung zwischen zwei Investitionsentscheidungen immer die Investition in die IT-Sicherheit „gewinnen" muss. Will man also keine Divergenz zwischen formalen Vorgaben und täglichem Handeln haben, denn das untergräbt auf Dauer Ihre Glaubwürdigkeit und degradiert die Sicherheitspolitik zum „Papiertiger", sind Sie gut beraten, Ihre Sicherheitspolitik exakt auf Ihre persönliche Philosophie abzustimmen.

Wichtige Prozesse und Sicherheitsziele

Bei der Definition der Sicherheitsziele geht es darum, **spezifische, messbare Ziele** festzulegen, die mit Ihrem ISMS erreicht werden sollen. Diese Ziele sollten zwar auf die besonderen Bedürfnisse und Risiken Ihrer Apotheke zugeschnitten sein, gleichwohl verbleiben Sie an diesem Punkt typischerweise auf der „Managementebene". Grundsätzlich sinnvoll und für jede Apotheke lohnende Sicherheitsziele sind etwa:

Schutz sensibler (Patienten-)Daten: Ein primäres Ziel könnte sein, die Vertraulichkeit und Integrität von Patientendaten zu gewährleisten. In einer Apotheke bedeutet dies, dass persönliche Gesundheitsinformationen, Medikationspläne, Verschreibungen etc. vor unbefugtem Zugriff und Datenlecks geschützt werden müssen. Auch Geschäftsgeheimnisse bzw. -daten können hiervon umfasst sein.

Gewährleistung der Verfügbarkeit von IT-Systemen: Ein weiteres Ziel ist es sicherzustellen, dass die IT-Systeme der Apotheke jederzeit verfügbar sind. Dies ist entscheidend, um einen kontinuierlichen Betrieb zu gewährleisten, insbesondere für kritische Systeme, die für die Arzneimittelabgabe relevant sind.

Einhaltung gesetzlicher Vorgaben (Compliance): Die Sicherheitsziele sollten auch die Einhaltung relevanter Rechtsvorschriften beinhalten.

Vorbeugung gegen Cyberangriffe: Angesichts der zunehmenden Bedrohung durch Cyberangriffe sollte ein Ziel sein, die Apothekensysteme vor Malware, Ransomware und anderen Formen von Cyberangriffen zu schützen.

Sicherheitsbewusstsein der Mitarbeiter: Ein weiteres wichtiges Ziel ist es, ein hohes Maß an Sicherheitsbewusstsein unter den Mitarbeitern zu schaffen. Dies umfasst regelmäßige Schulungen und Sensibilisierungsmaßnahmen, um sicherzustellen, dass das Personal bestens informiert und darauf vorbereitet ist, sicherheitsrelevante Vorfälle zu erkennen und richtig darauf zu reagieren.

> ■ **MERKE** Durch die Definition klarer Sicherheitsziele wird das Fundament für alle weiteren Aspekte des ISMS gelegt und sichergestellt, dass alle Maßnahmen und Strategien auf diese Ziele ausgerichtet sind.

Praxistipp
Bedenken Sie bei der Definition Ihrer Schutzziele, dass das ISMS auch die PDCA-Methodik nutzt, die Sie aus dem QM-Bereich kennen. Insofern sollten die Ziele auch erreichbar und idealerweise messbar sein. Würden Sie etwa ein unrealistisches Ziel festhalten, z. B. „Abwehr von 100 % der Cyberattacken" oder „Unverwundbarkeit gegen Cyberangriffe", würde bereits ein auf diese Art begründeter Sicherheitsverstoß dafür sorgen, dass Sie Ihre Ziele objektiv verfehlt hätten und die gesamte Sicherheitsstrategie zu hinterfragen wäre. Im QM-Bereich würde man hier von einer „Nonkonformität" sprechen, die eine (Re-)Zertifizierung verhindern kann oder zumindest verzögern würde. Kurzum: Bleiben Sie in diesem Punkt ehrgeizig, aber realistisch.

Rechtliche Rahmenbedingungen
Typischerweise folgen „Normative Verweisungen" oder „Rechtliche und regulatorische Anforderungen". Hier werden die relevanten gesetzlichen und regulatorischen Vorgaben behandelt, die für die Informationssicherheit in Apotheken von Bedeutung sind. Dieser Abschnitt sorgt dafür, dass die Apotheke alle rechtlichen Anforderungen erfüllt, und sichert somit die Compliance. Inhaltlich wurden die relevanten Rechtsgrundlagen bereits in ▸ Kap. 2 behandelt. Diese Regelungen sollten – soweit für Ihre Apotheke zutreffend – stichpunktartig aufgeführt werden. Auch Generalklauseln wie „alle für die ordnungsgemäße Arzneimittelversorgung relevanten Rechtsvorschriften" sind grundsätzlich möglich. Zudem sollte folgender Passus aufgenommen werden:

- **Compliance mit Software-Lizenzen und Urheberrechten:** Die Nutzung von Software in der Apotheke steht im Einklang mit den entsprechenden Lizenzvereinbarungen und Urheberrechtsgesetzen.
- **Vorschriften zur Aufbewahrung von Geschäftsunterlagen/-daten:** Hier verweisen Sie auf die üblichen gesetzlichen Aufbewahrungsfristen (Steuerrecht, ApBetrO etc.).

Dieser Abschnitt gewährleistet, dass die Apotheke alle relevanten rechtlichen und regulatorischen Anforderungen kennt und einhält. Dies ist nicht nur für die Rechtskonformität entscheidend, sondern stärkt auch das Vertrauen der Kunden und Geschäftspartner in die Integrität der Apotheke, wenn dies durch eine Zertifizierung sichtbar gemacht wird (z. B. ISO 27001).

Organisationsstruktur
Nun werden die Zuständigkeiten für verschiedene Sicherheitsaufgaben klar definiert und zugewiesen. Haben Sie sich bereits im Vorfeld hierzu Gedanken gemacht oder wollen den Vorschlag aus ▶ Kap. 5.2.1 übernehmen, geht es lediglich um die Verschriftlichung dessen. Dies ist entscheidend, um sicherzustellen, dass alle Aspekte der IT-Sicherheit effektiv verwaltet und überwacht werden. Auch geht es um die Gewähr der jeweiligen Kompetenzen zur jeweiligen Aufgabe, über die man sich bei der Zuweisung automatisch Gedanken macht. Auch dieses Prinzip kennen Sie aus Ihrem QMS (Wer macht was? Wann muss ein Approbierter hinzugezogen werden? etc.). Die wichtigsten Regelungsinhalte sind:

Definition der Rollen: Zunächst werden spezifische Rollen identifiziert, die für die Umsetzung und Aufrechterhaltung der Informationssicherheit wichtig sind. Dies könnten der IT-Sicherheitsbeauftragte, der Datenschutzbeauftragte und andere Schlüsselpersonen sein.

Zuweisung von Verantwortlichkeiten: Jeder Rolle werden spezifische Aufgaben und Verantwortlichkeiten zugeordnet. Zum Beispiel könnte der IT-Sicherheitsbeauftragte für die Überwachung der Netzwerksicherheit und die Reaktion auf Sicherheitsvorfälle verantwortlich sein, während der Datenschutzbeauftragte sich um die Einhaltung der Datenschutzgesetze kümmert. Auch könnten beide Aufgaben auf Sie als Inhaber und den DSB übertragen werden (Stichwort: Vertretung).

Schulung und Kompetenzentwicklung: Es wird festgelegt, wie die Personen in diesen Rollen geschult und in ihrer Kompetenzentwicklung unterstützt werden. Dies umfasst etwa regelmäßige Fortbildungen und Schulungen im Bereich der Cybersicherheit. Sofern Sie von der Schulungspflicht für Inhaber erfasst würden (▶ Kap. 2.7), wäre auch die geplante Erfüllung dessen hier festzuhalten.

Kommunikationswege und Berichterstattung: Klare Kommunikationswege und Berichterstattungsstrukturen werden etabliert, um sicherzustellen, dass relevante Sicherheitsinformationen effektiv kommuniziert werden und dass bei Sicherheitsvorfällen zeitnah gehandelt wird. Vor dem Hintergrund der 72-stündigen Meldefrist im Bereich Datenschutz empfiehlt sich die Angabe exakter Reaktionszeiten

Abstimmung mit dem Apothekenbetrieb: Die Integration dieser Rollen und Verantwortlichkeiten in den täglichen Apothekenbetrieb ist entscheidend. Dies gewährleistet, dass die Sicherheitsmaßnahmen nicht isoliert, sondern als integraler Bestandteil des Gesamtbetriebs umgesetzt werden. Man kommt insofern nicht umhin, sich selbst und/oder dem einzubindenden Personal auch entsprechende Freiräume zu schaffen. Dabei geht es nicht nur um das notwendige Zeitmanagement, sondern auch um die Frage, wie viele unterschiedliche Themen eine Person überhaupt (ausreichend) qualitativ zufriedenstellend bedienen kann.

> **MERKE** Durch die klare Definition von Verantwortlichkeiten und Rollen wird sichergestellt, dass alle Mitarbeiter wissen, wer für welche Aspekte der IT-Sicherheit zuständig ist, und dass die notwendigen Ressourcen und Schulungen zur Erfüllung dieser Aufgaben bereitgestellt werden. Dies schafft eine strukturierte und effektive Basis für die Sicherheitspraktiken in der Apotheke.

Kommunikation und Transparenz

Eine wirksame Sicherheitsleitlinie sieht Regelungen vor, wie Sicherheitspolitik, Sicherheitsziele und später zu definierende Sicherheitsrichtlinien innerhalb der Apotheke effektiv kommuniziert und umgesetzt werden. Dieser Abschnitt ist entscheidend, um sicherzustellen, dass alle Mitarbeiter über die Sicherheitsanforderungen informiert sind und entsprechend handeln können. Im QMS-Bereich spricht man auch von der Frage, wie Informationen „gelenkt" werden. Geregelt und gelebt werden sollte:

Einbindung des Inhabers: Der Inhaber sollte insbesondere die Sicherheitspolitik nicht nur festlegen, sondern aktiv unterstützen und kommunizieren, um deren Bedeutung zu unterstreichen.

Mitarbeiterschulungen: Regelmäßige Schulungen und Informationsveranstaltungen, z. B. im Rahmen der Teamsitzungen, sind wesentlich, um das Personal über die Sicherheitspolitik, ihre Ziele und die damit verbundenen Verantwortlichkeiten zu informieren.

Klare und verständliche Kommunikation: Es sollte in einer klaren und für alle Mitarbeiter verständlichen Form kommuniziert werden. Dies schließt einfache Sprache und gegebenenfalls die Verwendung von visuellen Hilfsmitteln ein.

Rückmeldung und Dialog: Einrichtung von Mechanismen, durch die Mitarbeiter Fragen stellen und Feedback geben können. Dies fördert das Engagement und die Einhaltung der Richtlinien.

Aktualisierung: Ein ISMS muss regelmäßig aktualisiert werden. Damit aktualisierte Regelungen aber ihre Wirksamkeit entfalten können, müssen diese sodann dem Personal gegenüber kommuniziert werden, insbesondere wenn Änderungen oder neue Bedrohungen auftreten.

Einbeziehung externer Partner: Sofern externe Partner oder Dienstleister betroffen sind, sollten auch diese insbesondere über die relevanten Teile der Sicherheitspolitik informiert werden.

> **MERKE** Durch die effektive Kommunikation wird sichergestellt, dass alle Mitarbeiter in der Apotheke sich der Bedeutung der Informationssicherheit bewusst sind und entsprechend handeln, was eine wesentliche Voraussetzung für die Aufrechterhaltung eines sicheren und vertrauenswürdigen Apothekenbetriebs auf Ebene der IT ist. Ein ISMS muss zwar präzise sein, dafür bedarf es aber keiner schwer verständlichen technokratischen Sprache.

Muster-Leitlinie zur IT-Sicherheit der Herz-Apotheke (Auszug)

1 Kontext
1.1 Einleitung
Die Herz-Apotheke will ein Managementsystem für Informationssicherheit (ISMS) etablieren, das dem Regelwerk „IT-Grundschutz" des Bundesamts für Sicherheit in der Informationstechnik (BSI) genügt. Zentraler Bestandteil eines ISMS ist u. a. die Leitlinie zur Informationssicherheit.

Das vorliegende Dokument ist die Leitlinie zur Informationssicherheit der Herz-Apotheke.

1.2 Geltungsbereich
Der Geltungsbereich dieser Leitlinie ist der Geltungsbereich des ISMS, also die Herz-Apotheke und deren Filiale, die „Bypass-Apotheke", sowie der externe Lagerraum. Bei den Detailplanungen zur Ausgestaltung des Sicherheitskonzepts werden alle Standorte einer Strukturanalyse unterzogen, die abgestufte Sicherheitskonzepte ermöglichen soll.

Die Richtlinie gilt für alle Mitarbeiter im Geltungsbereich.

1.3 Ansprechpartner
Ihr Ansprechpartner zu allen Fragen dieser Richtlinie: Informationssicherheitsbeauftragter (ISB).

1.4 Verantwortlichkeiten
Diese Leitlinie hat die Inhaberin der Herz-Apotheke freigegeben.

2 Stellenwert der Informationstechnologie und Informationssicherheit
Informationssicherheit stellt für die Herz-Apotheke GmbH ein äußerst wichtiges Qualitätsmerkmal dar, da alle wesentlichen strategischen und operativen Geschäftsprozesse im Unternehmen aufgrund der digitalen Transformation des Gesundheitswesens zunehmend durch Informationstechnologie (IT) maßgeblich unterstützt werden.

Ziel des Unternehmens ist es, die Daten und IT-Systeme in allen Bereichen in puncto Verfügbarkeit so zu sichern, dass die zu erwartenden Ausfallzeiten und der maximale Datenverlust toleriert werden können. Auch gilt es, die Integrität und Vertraulichkeit von sensiblen Geschäftsgeheimnissen und Gesundheitsdaten in ausreichender Weise zu garantieren.

Schadensfälle mit hohen finanziellen Auswirkungen und immaterielle Folgen in Form von Imageschäden für die Herz-Apotheke müssen verhindert werden.

Wir richten unseren Blick auf externe und interne Bedrohungen.

Ferner werden der Informationssicherheit im Hinblick auf die Wettbewerbsfähigkeit Vorteile im Markt eingeräumt.

3 Unternehmensziele
Die Inhaberin der Herz-Apotheke hat entschieden, dass ein angemessenes Sicherheitsniveau angestrebt werden soll. Dies ist die Grundlage für Entscheidungen, die sich aus den anzustellenden Gefährdungsabschätzungen ergeben. Werte der zu schützenden

Güter sowie des Aufwands an Personal und die Finanzmittel für Informationssicherheit müssen in einem angemessenen Verhältnis stehen. Dies bedeutet:

- Um Informationssicherheit gewährleisten zu können, sind angemessene technische und organisatorische Maßnahmen erforderlich (→ Einbindung externer Expertise)
- Beschäftigte müssen die möglichen Gefährdungen für die Informationssicherheit kennen und entsprechend verantwortlich handeln können (→ regelmäßige Schulungen).
- Das Schutzniveau und die abgeleiteten Maßnahmen müssen im Einklang mit den relevanten Gesetzen, Vorschriften und vertraglichen Verpflichtungen stehen. Als wichtigste zu beachtende Rahmenbedingungen gelten dabei die für die ordnungsgemäße Arzneimittelversorgung geltenden Vorschriften sowie das Datenschutzrecht.
- Ausfälle, die länger als einen halben Tag die Arzneimittelversorgung gefährden, sind nicht tolerierbar.
- Reputationsschäden sind nicht tolerierbar.
- Kontinuierliche Verbesserung des ISMS und dieser Richtlinie sind erforderlich.

4 Organisation des Managementsystems für Informationssicherheit

Grundsätzlich sind folgende Verantwortlichkeiten innerhalb des ISMS definiert:

4.1 Inhaberin

Die Inhaberin ist das oberste Entscheidungsgremium. Sie verabschiedet auf Vorschlag des
Informationssicherheitsbeauftragten diese Informationssicherheitsleitlinie.

Die Inhaberin ist dafür verantwortlich sicherzustellen, dass das ISMS entsprechend dieser Richtlinie umgesetzt und aktualisiert wird und dass die notwendigen Ressourcen verfügbar sind.

Dem Informationssicherheitsbeauftragten werden von der Inhaberin ausreichende finanzielle und zeitliche Ressourcen zur Verfügung gestellt, um sich regelmäßig weiterzubilden, zu informieren und die vom Management festgelegten Sicherheitsziele zu erreichen.

Die Inhaberin muss das ISMS mindestens einmal jährlich überprüfen (bzw. immer im Falle von erheblichen Änderungen) und freigeben. Zweck dieser Überprüfung durch das Management ist der Nachweis der Angemessenheit, Eignung und Wirksamkeit des ISMS.

Die Gesamtverantwortung für die ordnungsgemäße und sichere Aufgabenerfüllung (und damit die Informationssicherheit) verbleibt bei der Unternehmensleitung. Die Inhaberin bestimmt in diesem Zusammenhang, welche sich auf Informationssicherheit beziehenden Informationen durch wen und wann kommuniziert werden. Dies gilt sowohl für interne als auch externe Parteien.

4.2 Informationssicherheitsbeauftragter (ISB)

Der Informationssicherheitsbeauftragte ist für die Koordination des Betriebs des ISMS verantwortlich sowie für die Berichterstattung über dessen Leistungsfähigkeit. Er ist des Weiteren für die Koordination bzw. Umsetzung von Informationssicherheitstrainings und -programmen zur Bewusstseinsbildung (Awareness) für Mitarbeitende verantwortlich.

Der Informationssicherheitsbeauftragte berät die Inhaberin und die übrigen Mitarbeitenden in Fragen der Informationssicherheit und arbeitet mit den externen IT-Dienstleistern zusammen. Er beobachtet laufend die technischen und organisatorischen Fortentwicklungen im Bereich der Informationssicherheit und schlägt in Abstimmung mit den externen IT-Partnern die notwendigen Maßnahmen vor.

4.3 Mitarbeiter
Die Mitarbeiter sollen sich stets der Bedeutung der Informationssicherheit bewusst sein und an dieser aktiv mitwirken. Sie sollen verantwortungsbewusst und unter Berücksichtigung der Geheimhaltungspflicht mit den Informationssystemen und den darauf gespeicherten/verarbeiteten Daten umgehen.

Bei Unregelmäßigkeiten müssen die Mitarbeiter unverzüglich den Informationssicherheitsbeauftragten und die Inhaberin informieren. Es wird erwartet, dass jeder Nutzer von IT-Systemen die vorliegende Informationssicherheitsleitlinie kennt und beachtet.

4.4 Externe Experten
Um das ISMS aufzubauen und weiterzuentwickeln sowie die vorgesehenen jährlichen Schwachstellentests und Audits nach Punkt 7 durchführen zu können, bedient sich die Herz-Apotheke externer Partner.

5 Folgen von Zuwiderhandlungen
Beabsichtigte oder grob fahrlässige Handlungen, die Sicherheitsvorgaben verletzen, können arbeitsrechtliche und unter Umständen auch strafrechtliche Konsequenzen haben und zu Regressforderungen führen.
[…]

5.3.3 Sicherheitskonzept
Stehen die generellen Vorgaben für Ihr ISMS durch Erstellen der Leitlinie zur IT-Sicherheit, sind Ihre apothekenspezifischen Gegebenheiten vertieft zu betrachten und individuell anzustellende Einschätzungen zu treffen. Es wird konkreter, als dies bei den Schutzzielen auf Managementebene der Fall war, da es nun darum geht, ein **IT-Sicherheitskonzept** zu entwickeln, mit dem diese Ziele erreicht werden können. Blendet man formale Anforderungen an ein ISMS aus, handelt es sich hierbei wohl um dessen wichtigsten Teil.

Informationsverbund und Strukturanalyse
Ein Sicherheitskonzept hat immer einen festgelegten Geltungsbereich. Dieser wird in der IT-Grundschutz-Methodik als **Informationsverbund** bezeichnet.

Für eine umfassende Sicherheitsbetrachtung ist es generell ratsam, die gesamte Apotheke inkl. Filialen, externe Räumlichkeiten etc. in die Analyse einzubeziehen. Besonders in größeren Einheiten (z. B. zusätzlich noch mit Zytolabor oder weiteren Filialen) oder wenn bisherige Sicherheitsmaßnahmen eher sporadisch und ohne einheitliches Konzept erfolgten, kann es jedoch praktischer sein, sich anfangs auf bestimmte Teilbereiche zu fokussieren.

Diese Teilbereiche sollten folgende Kriterien erfüllen:

- Sie müssen durch ihre organisatorischen Strukturen oder spezifischen Anwendungen klar definierbar sein.
- Sie sollten zentrale Aufgaben und Geschäftsprozesse der Apotheke beinhalten.

Geeignete Teilbereiche für eine solche Fokussierung könnten beispielsweise einzelne Filialen oder spezifische Versorgungseinheiten (Verblisterung, Zytoherstellung, Heimversorgung etc.) sein. Sie legen insofern fest, „wo" Sie im Rahmen der späteren Analysen räumlich/örtlich hinschauen. Demgegenüber sind einzelne Clients, Server oder Netzwerkverbindungen als alleinige Untersuchungsobjekte nicht zweckmäßig.

Folgt man dem BSI-Standard, so würde zunächst eine vereinfachte Erstaufnahme und später eine vertiefte **Strukturanalyse** anstehen. Diese Trennung ist für Apotheken in ihrer relativen Kleinheit und vergleichsweise wenig komplexen IT-Landschaft regelmäßig nicht erforderlich. Gleichwohl benötigen Sie einen Überblick, um strukturiert weiterzukommen. Konzentrieren Sie sich daher zunächst darauf, **die wichtigsten Geschäftsprozesse (GP)** innerhalb des Geltungsbereichs des Sicherheitskonzepts hinsichtlich ihrer Anforderungen an die Informationssicherheit zu analysieren.

So zählt etwa für die typische Apotheke der Prozess der Belieferung von ärztlichen Verschreibungen aufgrund Ihres Versorgungsauftrages, der wirtschaftlichen Bedeutung sowie der Inkludierung von Gesundheitsdaten zu den wichtigsten GPs überhaupt.

Welche Informationen sind erforderlich, damit dieser Prozess reibungslos funktioniert?

- E-Rezept auf dem TI-Rezept-Server,
- Preisinformationen oder Rabattvertragsdatenbank der Lauer-Taxe,
- Warenbestand,
- Verfügbarkeit beim Großhandel,
- etc.

Hat der Prozess einen besonderen Geheimhaltungsbedarf und darf daher nur Befugten zugänglich sein?

- Ja, Personendatenschutz und auch die zulässige Aufgabenverteilung nach ApBetrO sprechen dafür.

Welche Informationen unterliegen anderen rechtlichen Verpflichtungen (beispielsweise um die Nachweisbarkeit von geschäftlichen Vorgängen zu sichern)?

- Bsp.: Kassenstatistiken für den Steuerberater bzw. die Betriebsprüfung.

Basierend auf dieser Identifizierung Ihrer kritischen Prozesse sowie der benötigten Input- und Output-Daten, wird eine Bestandsaufnahme des Informationsverbundes durchgeführt. Die folgenden Informationen und Details sollten dabei strukturiert und gruppiert, beispielsweise in einer (Excel-)Tabelle, erfasst werden.

Geschäftsprozesse im Informationsverbund: Hierzu zählen laufende Nummer, Name, eine Beschreibung des Prozesses (Ablauf, Ziel, verarbeitete Informationen).

Anwendungen in diesen Prozessen: Vergeben einer laufenden Nummer, Erfassen von Namen und Beschreibungen der Anwendungen (Ziel, Funktion, verarbeitete Informationen, Benutzer).

IT-Systeme und ICS-Komponenten: Vergeben Sie eine laufende Nummer, notieren Sie (Gruppen-)Namen, Systemplattform, Einsatzzweck, Status (z. B. in Betrieb oder in Planung) und eventuell den Aufstellungsort für alle Computer, aktive Netzkomponenten, Netzdrucker, aber auch Telekommunikationsgeräte, Mobiltelefone oder andere mobile Geräte sowie IoT-Objekte.

Wichtige Räume für den Informationsverbund: Dazu gehören Rechenzentren oder Serverräume mit Angaben zu Art, Raumnummer und Gebäude (falls außerhalb der Apotheke). Sie erinnern sich an ▶ Kap. 5.2.2: unterschiedliche Räume bedingen unterschiedliche Absicherungen.

Berücksichtigung von Dienstleistern: Erfassen Sie alle Dienstleister, die Zutritt, Zugang oder Zugriff auf Zielobjekte haben.

Virtuelle Systeme: Diese sollten entsprechend gekennzeichnet und benannt werden.

> ■ **MERKE** Eine grafische Darstellung der Netzwerkstruktur (sog. **Netzplan**) ist eine nützliche Ergänzung zur tabellarischen Aufstellung der IT-Systeme (ein Beispiel finden Sie in ▶ Kap. 8.1). Sie verdeutlicht wie die einzelnen Komponenten verbunden sind und zeigt die Schnittstellen (= Angriffspunkte) nach außen auf. Kurzum: Verschaffen Sie sich einen Überblick über Ihre IT-Landschaft in Ihrem Informationsverbund.
> Die Komponenten sowie der Informationsverbund als Ganzes sind die **Zielobjekte des Sicherheitskonzepts**, für die später Risikoerfassung, -bewertung und Sicherungsmaßnahmen erdacht werden sollen. Die systematische Erfassung ermöglicht Ihnen hierzu eine Gruppenbildung gleicher Komponenten.

Praxistipp
In der Regel sollte es einen Netzplan für Ihre Apotheke bereits geben. Ihr IT-Partner sollte diesen jedenfalls haben und als guten Service bereitstellen können. Denn ohne einen solchen Plan könnte auch dieser sich in Ihrer Apotheken-IT-Infrastruktur nicht zurechtfinden. Sollte Ihre IT „historisch" gewachsen sein, wie man so schön sagt, ist das nun die perfekte Gelegenheit, sich einen Netzplan vom Fachmann erstellen zu lassen. Sie würden staunen, zu welcher Entrümpelung dies führen kann. Eine beispielhafte Darstellung entnehmen Sie bei Bedarf dem BSI-Dokument „Abgrenzung des Informationsverbundes" aus ▶ Kap. 8.1.2.

Ergebnis der Strukturanalyse der Herz-Apotheke (Auszug)

Eine Auflistung und Beschreibung der Geschäftsprozesse und Anwendungen der Herz-Apotheke zeigen ◻ Tab. 5.3, ◻ Tab. 5.4, ◻ Tab. 5.5, ◻ Tab. 5.6, ◻ Tab. 5.7 und ◻ Tab. 5.8.

◻ **Tab. 5.3** Auflistung und Beschreibung der Geschäftsprozesse der Herz-Apotheke (Auszug)

Geschäftsprozess	Verantwortlicher, Beteiligte
GP001: E-Rezept-Belieferung (Kernprozess) Die E-Rezept-Belieferung umfasst alle Phasen der ordnungsgemäßen Arzneimittelabgabe auf eine elektronische (zahn-)ärztliche Verschreibung. Hierzu gehören Annahme des Tokens, Abruf der E-Verordnung vom TI-Server, IT-gestützte Abgabe und Beratung sowie die Erstellung des Dispensierdatensatzes. Es werden Patientendaten, Produktinformationen, Lagerbestände, Bestellungen und steuerlich relevante Daten verarbeitet.	Angestellte/r Apotheker/in, pharmazeutisches Personal
GP002: Einkauf Vertreter (unterstützender Prozess) OTC-Ware wird zum Teil direkt über den Hersteller bestellt. Die verwendeten Informationen sind Lagerbestände, Bedarfsmeldungen und Informationen über Lieferanten.	Inhaberin

◻ **Tab. 5.4** Auflistung und Beschreibung der Anwendungen der Herz-Apotheke (Auszug)

Anwendung	Anzahl	Verantwortlicher, Benutzer
A001: Apothekensoftware Funktionen für alle Bereiche des täglichen Geschäfts (Warenwirtschaft, Abverkauf, Kassensystem)	12	ISB, alle
A002: Textverarbeitung, Präsentation, Tabellenkalkulation. Alle geschäftlichen Informationen werden in einem Office-Produkt verarbeitet (Geschäftsbriefe, Rechnungen, Analysen oder Präsentationen etc.).	3	ISB, alle
A003: Firewall Die Anwendung steuert die Kommunikation zwischen dem Firmennetz und dem Internet und ermöglicht die verschlüsselte Kommunikation der Filiale über VPN-Tunnel.	3	ISB, alle

◻ **Tab. 5.5** Zuordnung der Anwendungen zu Geschäftsprozessen der Herz-Apotheke (Auszug)

Geschäftsprozess	A001	A002	A003	A...
GP001	X		X	
GP002	X	X	X	
GP ...				

◻ **Tab. 5.6** Auflistung und Beschreibung der IT-Systeme der Herz-Apotheke (Auszug)

IT-System[1]	Standort	Anzahl	Verantwortlicher, Benutzer
N001: Router Dieser Router regelt die Kommunikation zwischen dem Internet und dem internen Netz.	Serverraum Hauptapotheke, Backoffice Filiale, Lager (extern)	3	ISB, Admin (extern)
N002: Firewall Internet-eingang Diese Firewall dient als Schutz zwischen dem Internet und dem internen Netz	Serverraum Hauptapotheke, Backoffice Filiale, Lager (extern)	3	ISB, Admin (extern)
...			
C003: Arbeitsplatzrechner Backoffice Standard-PC mit Standardsoftware und Modul Warenwirtschaft der Apothekensoftware	Jeweils Backoffice, Lager (extern)	3	ISB, PKA
...			
S001: Apothekenserver Betrieb und Verwaltung praktisch aller Apothekensoftware und -daten	Serverraum Hauptapotheke, Backoffice Filiale	2	ISB, Admin (extern)
...			
M002: Iphone Standard-Mobiltelefon mit Standardsoftware	Apotheken und mobil	4	ISB, Mitarbeiter

[1] S = Server, N = Netzwerkkomponente, C = Computer, M= mobiles Endgerät

◻ **Tab. 5.7** Raumübersicht Herz-Apotheke (Auszug)

Räume[1]	Art	Standort
GB1: Herz-Apotheke	Gebäude	Bergheim
GB2: Bypass-Apotheke	Gebäude	Kerpen
GB3: Lager (extern)	Gebäude	Kerpen-Sindorf
...		
R001: Offizin Herz-Apotheke	Offizin	GB1, Raum EG1
R002: Serverraum Herz-Apotheke	Serverraum	GB1, Raum KG2
R003: Backoffice Bypass-Apotheke	Büroraum	GB2, Raum EG2
R004: Lager Bypass-Apotheke	Lagerhalle	GB3, Raum EG 1

[1] GB = Gebäude, R = Raum

Tab. 5.8 Liste der Dienstleister mit Zutritt, Zugang oder Zugriff auf Zielobjekte der Herz-Apotheke (Auszug)

Firma	Anschrift	Branche	Beschreibung	Ansprechpartner
Fleißiges Bienchen GmbH	An der Wabe 3, 50126 Bergheim	Gebäudereinigung	Reinigung	Frau B. Maya
PharmSoft AG	Digitalallee 2, 50674 Köln	Softwarehaus	Apothekensoftware	Herr N. Erd
...				

Auswahl der Absicherungsmethode

Der BSI-Standard kennt drei Absicherungsmethoden. Für Apothekeninhaber, die mit grundlegenden IT-Sicherheitsmaßnahmen beginnen möchten, ist der Weg über WiBA hin zur **Basisabsicherung** ideal. Diese ermöglicht es, schnell und effizient alle wesentlichen Geschäftsabläufe grundlegend in der Breite zu schützen. Wenn es anschließend darum geht, besonders kritische Geschäftsprozesse und wertvolle „Assets" – die sogenannten Kronjuwelen einer Apotheke – zu sichern, bietet sich die **Kernabsicherung** an. Diese fokussiert sich auf die umfassende Sicherung der wichtigsten Bereiche. Von Assets wird in diesem Zusammenhang in Anlehnung an wertvolles Anlagevermögen gesprochen, um den Schutzbedarf zu unterstreichen.

Die **Standardabsicherung** rollt dieses partiell erreichte Schutzniveau schließlich aus und bietet einen umfassenden Schutz. Sie entspricht dem empfohlenen Vorgehen für den BSI-IT-Grundschutz und zielt darauf ab, alle Prozesse und Bereiche der Apotheke ganzheitlich abzusichern.

Letztlich ist die Wahl der Methode von Ihrer IT-Sicherheitsleitlinie abhängig. Haben Sie maximalen Schutz verordnet, so ist der höchste Standard zu wählen. Wir gehen in der Folge von einer Basisabsicherung mit Grundzügen der Kernabsicherung aus, da Frau Müller unserer Herz-Apotheke einen angemessenen Schutz, also das Austarieren von Kosten- und Nutzen vorgegeben hat und der Reifegrad unsere Muster-Apotheke noch gering ist.

Schutzbedarfsanalyse

Die sog. **Schutzbedarfsanalyse** (auch Schutzbedarfsfeststellung oder Risikoanalyse) ist ein Werkzeug, das Ihnen hilft, den Schutzbedarf Ihres Informationsverbundes zu definieren, um im Folgeschritt angemessene Maßnahmen ableiten zu können. In größeren Unternehmen wird hierzu der sog. **Risikodialog** mit den jeweiligen Prozessverantwortlichen geführt. In Ihrer Apotheke sind typischerweise Sie selbst oder leitende Angestellte (z. B. Filialleiter oder Labor-Apotheker) gefordert abzuleiten, wie empfindlich die zu betrachtenden Prozesse auf Systemunterbrüche, Verlust von Daten, Cyberangriffe etc. reagieren würden.

Methodisch wird im Rahmen der Schutzbedarfsanalyse auf Grundprinzipien des Business-Continuity-Managements zurückgegriffen (▶ Kap. 3.7) – oder umgekehrt. Es geht darum zu überlegen, wie sich bestimmte Situationen entwickeln könnten und welche Maßnahmen erforderlich sind, um Ihre Apotheke davor zu schützen. Hierbei konzentrieren Sie sich auf die drei Hauptziele der Informationssicherheit: Vertraulichkeit, Integrität und Verfügbarkeit Ihrer Daten. Ausgehend von diesen Grundzielen, können sich Folgeschäden ergeben (z. B. Gesetzesverstöße, Datenschutzverletzungen, finanzielle Schäden etc.).

Für die Einordnung dieser potenziellen Schäden empfiehlt die BSI-TI-Grundschutz-Methodik drei Schutzbedarfskategorien:

- **Normal**: Die Schadensauswirkungen sind begrenzt und überschaubar.
- **Hoch**: Die Schadensauswirkungen können beträchtlich sein.
- **Sehr hoch**: Die Schadensauswirkungen können ein existenziell bedrohliches, katastrophales Ausmaß erreichen.

Doch was ist normal? Was ist hoch? Ein finanzieller Schadensbetrag von 1 Mio. € wäre für einen Konzern wie Apple nicht der Rede wert. Für die typische Apotheke sieht dies anders aus. Es handelt sich demnach um eine unternehmensindividuelle Frage, die Sie sich beantworten müssen. (Beispiel siehe unter „Schutzbedarf der Herz-Apotheke") Sie gehen weiter wie folgt vor.

Identifikation der „Assets": Zunächst werden Informationen/Geschäftsprozesse aus Ihrem Informationsverbund identifiziert, die (besonders) schützenswert sind. Diese definieren den Schutzbedarf, der, nach dessen konkreter Ermittlung, auf Anwendungen, IT-Systeme, Räume und Kommunikationsverbindungen „**vererbt**" wird.

Einen ausführlichen methodischen Ansatz zur Asset-Identifizierung finden Sie in ▶ Kap. 3.6. Pragmatischer können Sie vorgehen, indem Sie von den Kernprozessen ausgehen, die Sie im Rahmen Ihrer zuvor durchgeführten Strukturanalyse identifiziert haben. Bedenken Sie allerdings, dass nicht alles gleich wichtig sein kann. Es bedarf der Prioritätensetzung. Achten Sie daher nicht nur auf die betriebliche Relevanz der Prozesse, sondern auch auf die gespeicherten bzw. verarbeiteten Informationen. Sie sollten diese Informationen oder Datenarten klassifizieren, um in der Folge ein angemessenes Schutzniveau zu gewährleisten. Große Unternehmen unterscheiden in der Regel zwischen vier Kategorien (z. B. „öffentlich", „intern", „vertraulich" und „streng vertraulich"). Im Apothekenalltag sollten Sie mit zwei Kategorien auskommen („vertraulich" und „öffentlich"). In diesem Fall differenzieren Sie lediglich Informationen, die schützenswert sind (z. B. Gesundheitsdaten und Geschäftsinformationen), und solchen, die es nicht sind (z. B. Werbeinformationen).

Legen Sie den Schwerpunkt Ihrer Überlegungen nach dieser **Informationsklassifizierung** auf Ihre „Kronjuwelen" (vertrauliche Geschäftsgeheimnisse und Gesundheitsdaten).

Identifikation Ausfallrisiken: Die entscheidende Frage lautet: „Was wäre, wenn XY ausfällt/beschädigt ist?" Wichtig ist, dass Sie ggf. bereits bestehende Absicherungen gedanklich zunächst vernachlässigen bzw. ausblenden. Solche könnten bei der Schutzanalyse falsche Sicherheit erzeugen, sodass Sie Risiken übersehen. Die verfolgen den sog. **Zero-Trust-Ansatz** (▶ Kap. 3.4.1).

Folgende Fragen könnten Sie sich etwa stellen:

- Gegen welche Gesetze oder Vorschriften wird verstoßen? Welche rechtlichen Konsequenzen oder Sanktionen können mit dem Vorfall verbunden sein?
- Gibt es Personen, deren informationelles Selbstbestimmungsrecht beeinträchtigt wird? Wenn ja, mit welchen Folgen?
- Wie stark werden Abläufe in der Apotheke behindert?
- Droht ein Imageschaden, und mit welchen Folgen wäre er verbunden?
- Kann dieser Vorfall finanzielle Auswirkungen haben und falls ja, in welcher Höhe?

Diese Fragen und die Informationen in ▶ Kap. 4 oder Input von IT-Beratern können Ihnen bei der Risikoidentifizierung helfen.

> ■ **MERKE** Die Risikoidentifizierung und -bewertung muss immer individuell erfolgen. Anderenfalls kümmern Sie sich um Risiken, die für Sie und Ihre Apotheke keine oder nur geringe Bedeutung besitzen. Umgekehrt steigt aufgrund der gebundenen Ressourcen die Gefahr, individuell höher zu bewertende Risiken zu übersehen. Am Beispiel von (Natur-)Katastrophen wird dies besonders deutlich. Während Apotheken im Ahrtal spätestens seit der Flutkatastrophe 2021 schmerzlich bewusst ist, dass Hochwasser ein relevantes Risiko darstellt, so gilt dies für Apotheken in anderen Gebieten kaum. ▶ Kap. 4 liefert Ihnen daher lediglich eine Auflistung möglicher Gefahren, die weder allesamt für Ihre Apotheke gelten müssen noch in jedem Fall vollständig sein kann.

Schutzbedarf der Herz-Apotheke (Auszug)
Schutzbedarfskategorien
Die Schutzbedarfskategorien der Herz-Apotheke zeigt ▯ Tab. 5.9.

▯ **Tab. 5.9** Schutzbedarfskategorien der Herz-Apotheke: Eine Beeinträchtigung der persönlichen Unversehrtheit wird nicht befürchtet und bleibt daher unberücksichtigt.

Schutzbedarf	Erläuterungen
Stufe: Normal	
Gesetze, Vorschriften, Verträge	Bei Verstößen drohen allenfalls geringfügige juristische Konsequenzen oder Konventionalstrafen.
Selbstbestimmungsrecht	Beeinträchtigungen bzw. Missbrauch personenbezogener Daten hätten nur geringfügige Auswirkungen auf die davon Betroffenen und würden von diesen vermutlich toleriert.
Aufgabenerfüllung	Die Arzneimittelversorgung durch die Herz-Apotheke wird allenfalls unerheblich beeinträchtigt. Ausfallzeiten von mehr als 24 Stunden können hingenommen werden.
Innen- bzw. Außenwirkung	Es droht kein Ansehensverlust bei Kunden und Geschäftspartnern.
Finanzielle Auswirkungen	Der mögliche finanzielle Schaden liegt unter 5000 €.
Stufe: Hoch	
Gesetze, Vorschriften, Verträge	Bei Verstößen drohen schwerwiegende juristische Konsequenzen oder hohe Konventionalstrafen.
Selbstbestimmungsrecht	Beeinträchtigungen bzw. Missbrauch personenbezogener Daten hätten beträchtliche Auswirkungen auf die davon Betroffenen und würden von diesen mutmaßlich nicht toleriert werden.
Aufgabenerfüllung	Die Arzneimittelversorgung durch die Herz-Apotheke wird erheblich beeinträchtigt. Ausfallzeiten dürfen maximal 24 Stunden betragen.

◻ **Tab. 5.9** Schutzbedarfskategorien der Herz-Apotheke: Eine Beeinträchtigung der persönlichen Unversehrtheit wird nicht befürchtet und bleibt daher unberücksichtigt. (Fortsetzung)

Schutzbedarf	Erläuterungen
Innen- bzw. Außenwirkung	Das Ansehen des Unternehmens bei Kunden und Geschäftspartnern wird erheblich beeinträchtigt.
Finanzielle Auswirkungen	Der mögliche finanzielle Schaden liegt zwischen 5000 und 50 000 €.
Stufe: Sehr hoch	
Gesetze, Vorschriften, Verträge	Bei Verstößen drohen juristische Konsequenzen oder Konventionalstrafen, die die Existenz des Unternehmens gefährden.
Selbstbestimmungsrecht	Beeinträchtigungen oder Missbrauch personenbezogener Daten hätten mutmaßlich ruinöse Auswirkungen auf die gesellschaftliche oder wirtschaftliche Stellung der davon Betroffenen.
Aufgabenerfüllung	Die Arzneimittelversorgung durch die Herz-Apotheke wird so stark beeinträchtigt, dass Ausfallzeiten, die über 5 Stunden hinausgehen, nicht toleriert werden können.
Innen- bzw. Außenwirkung	Das Ansehen des Unternehmens bei Kunden und Geschäftspartnern wird grundlegend und nachhaltig beschädigt.
Finanzielle Auswirkungen	Der mögliche finanzielle Schaden liegt über 50 000 €.

Schutzbedarfsfeststellungen für Geschäftsprozesse

Die Schutzbedarfsfeststellungen für Geschäftsprozesse der Herz-Apotheke zeigt ◻ Tab. 5.10.

◻ **Tab. 5.10** Schutzbedarfsfeststellungen für Geschäftsprozesse der Herz-Apotheke (Auszug)

Geschäftsprozess	Schutzziel, Schutzbedarf	Begründung
GP001: E-Rezeptbelieferung (Kernprozess)	Vertraulichkeit: hoch	Es werden patientenbezogene Gesundheitsdaten verarbeitet. Ruinöse Auswirkungen bei Offenlegung sind im Regelfall nicht zu befürchten.
	Integrität: hoch	Datenfehler könnten die Abrechnungsfähigkeit der Rezepte beeinflussen. Hochpreiser über 50 000 € sind allerdings selten.
	Verfügbarkeit: sehr hoch	Ein Ausfall von über 5 Stunden ist gemäß IT-Sicherheitsleitlinie nicht tolerierbar.
GP002: Einkauf (Vertreter, unterstützender Prozess)	Vertraulichkeit: hoch	Es werden Verträge verhandelt, welche nur den befugten Mitarbeitern und Kunden zugänglich sein sollen.
	Integrität: normal	Fehlerhafte Daten werden in der Regel schnell erkannt und können leicht behoben werden.
	Verfügbarkeit: normal	Ein Ausfall kann länger als 24 Stunden akzeptiert werden.

Schutzbedarfsfeststellungen für Anwendungen

Die Schutzbedarfsfeststellungen für Anwendungen der Herz-Apotheke zeigt ◘ Tab. 5.11.

◘ **Tab. 5.11** Schutzbedarfsfeststellungen für Anwendungen der Herz-Apotheke (Auszug)

Anwendung	Schutzziel, Schutzbedarf	Begründung
A001: Apothekensoftware	Vertraulichkeit: **hoch**	Es werden patientenbezogene Gesundheitsdaten verarbeitet. Ruinöse Auswirkungen bei Offenlegung sind im Regelfall nicht zu befürchten.
	Integrität: **sehr hoch**	(Unbemerkte) Datenfehler könnten sämtliche Prozesse nachhaltig stören und zu finanziellen Schäden über 50 000 € führen.
	Verfügbarkeit: **sehr hoch**	Ein Ausfall von über 5 Stunden ist gemäß IT-Sicherheitsleitlinie nicht tolerierbar.
A002: Textverarbeitung, Präsentation, Tabellenkalkulation	Vertraulichkeit: **normal**	Die Officeanwendung selbst enthält keine Informationen.
	Integrität: **normal**	Die Officeanwendung selbst enthält keine Informationen.
	Verfügbarkeit: **normal**	Die Anwendung ist lokal installiert; eine Neuinstallation ist schnell möglich. Die Lizenzen sind sicher verwahrt. Eine Ausfallzeit von 24 Stunden oder mehr ist akzeptabel.
A003: Firewall	Vertraulichkeit: **hoch**	Über das System werden gerätespezifische Daten geleitet. Zusätzlich ist die Konfiguration der Firewall geheim zu halten.
	Integrität: **hoch**	An die Integrität der Konfigurations- und Betriebssystemdateien sind hohe Anforderungen zu stellen, um Netzeinbrüche auszuschließen.
	Verfügbarkeit: **sehr hoch**	Die Firewall ist ein wesentlicher Schutz für das interne Netz. Ein Ausfall der Anwendung ist für maximal 2 Stunden tolerabel.

Schutzbedarfsfeststellungen für IT-Systeme
Die Schutzbedarfsfeststellung für IT-Systeme der Herz-Apotheke zeigt ◻ Tab. 5.12.

◻ **Tab. 5.12** Schutzbedarfsfeststellung für IT-Systeme der Herz-Apotheke (Auszug)

IT-System	Schutzziel, Schutzbedarf	Begründung
N001: Router	Vertraulichkeit: **hoch**	Auch vertrauliche Informationen werden über die Internetanbindung übertragen, wenn ein Kunde oder Geschäftspartner eine verschlüsselte Kommunikation nicht unterstützt.
	Integrität: **normal**	Fehlerhafte Daten können in der Regel leicht erkannt werden.
	Verfügbarkeit: **sehr hoch**	Ein Ausfall der Internetanbindung verhindert die Belieferung von E-Rezepten. Ein Ausfall kann für max. 5 Stunden toleriert werden.
S001: Apothekenserver	Vertraulichkeit: **hoch**	Vererbung über Apothekensoftware
	Integrität: **sehr hoch**	Vererbung über Apothekensoftware
	Verfügbarkeit: **sehr hoch**	Vererbung über Apothekensoftware

5.3.4 Risikoanalyse

Die Basis- und Standard-Anforderungen für den IT-Grundschutz wurden so gestaltet, dass sie für die meisten Situationen und Informationsnetzwerke einen adäquaten und umfassenden Schutz bieten. Diese Anforderungen wurden nach einer sorgfältigen Analyse der häufigsten Gefährdungen und der effektivsten Maßnahmen zur Risikominderung bei **normalem Schutzbedarf** festgelegt. Für Apothekeninhaber bedeutet dies, dass in den meisten Fällen keine weiteren aufwendigen Analysen notwendig sind, um die benötigten Sicherheitsmaßnahmen zu bestimmen. Die Vorarbeit bis zu diesem Punkt genügt also in der Vielzahl der Fälle.

Allerdings sind zusätzliche Analysen in drei spezifischen Situationen erforderlich:

1. Wenn ein bestimmtes Element (z. B. ein Datensatz oder System) in Ihrer Apotheke einen **hohen** oder **sehr hohen Schutzbedarf** in Bezug auf Vertraulichkeit, Integrität oder Verfügbarkeit hat.
2. Wenn für ein spezifisches Element in Ihrer Apotheke kein passender IT-Grundschutz-Baustein im sog. **IT-Grundschutzkompendium** vorhanden ist.
3. Wenn es zwar einen geeigneten Baustein gibt, aber das Element in einer Umgebung eingesetzt wird, die für den IT-Grundschutz untypisch ist, z. B. in einer sehr spezifischen oder ungewöhnlichen IT-Infrastruktur.

Wie Sie merken, kommen wir nun allmählich in den Bereich, den Sie als Inhaber ohne eigenen IT-Abschluss oder eigene IT-Abteilung nicht mehr allein beurteilen bzw. bewerkstelligen können, da Sie die Managementebene bzw. den rein methodisch-geprägten Ansatz verlassen. Und wenn Sie nun nicht im 860 Seiten langen IT-Grundschutzkompendium (▶ Kap. 8.1) nach Sicherungsmaßnahmen (sog. Bausteinen) suchen wollen – wir raten

Ihnen ausdrücklich nicht dazu –, sollten Sie spätestens jetzt den IT-Sicherheitsexperten Ihres Vertrauens hinzuziehen. Sie haben wertvolle Vorarbeit geleistet, sodass es nach dessen Einschaltung konstruktiv weitergehen kann. Es stehen die sog. **Modellierung**, also die Zuordnung und Nutzung passender Sicherheitsbausteine, sowie eine Soll-Ist-Analyse an, um zu erkennen, was zu Ihren bereits bestehenden Schutzmaßnahmen tatsächlich ergänzt werden muss. Weitere Hinweise und Anregungen hierzu finden Sie in ▶ Kap. 5.3.5.

In der Zwischenzeit haben Sie allerdings die Möglichkeit, sich den Zielobjekten zu widmen, bei denen Sie im Rahmen der Schutzbedarfsanalyse einen hohen oder sehr hohen Schutzbedarf identifiziert haben. Früher oder später müssten Sie dies ohnehin. Und abnehmen kann Ihnen den Auftakt abermals niemand. Denn Sie starten erneut mit einer strategischen Vorgabe, der **Richtlinie zum Umgang mit Risiken**. Hier definieren Sie etwa:

- wann eine Risikoanalyse erforderlich ist,
- mit welchem Verfahren Risiken identifiziert, eingeschätzt, bewertet und behandelt und in den Sicherheitsprozess integriert werden,
- wer für das Risikomanagement zuständig ist,
- wie die Berichtspflichten geregelt sind,
- welche Kriterien erfüllt sein müssen, damit (Rest-)Risiken akzeptiert werden,
- in welchen zeitlichen Intervallen und bei welchen Ereignissen Risikoanalysen aktualisiert werden müssen.

Richtlinie zum Umgang mit Risiken der Herz-Apotheke (Auszug)

Richtlinie zur Risikoanalyse der Herz-Apotheke
[…]

3.2 Methodik
Es wird eine Risikoanalyse nach BSI-Standard 200–3 für alle Bereiche durchgeführt. Damit gelten grundsätzlich die Vorgaben des BSI-Standards 200–3, die durch die Vorgaben der vorliegenden Richtlinie konkretisiert werden.

3.3 Anwendungsbereich
Eine Risikoanalyse ist für alle Zielobjekte mit hohem oder sehr hohem Schutzbedarf in mindestens einem der drei Grundwerte Vertraulichkeit, Integrität oder Verfügbarkeit erforderlich. Auch Risiken, die mit den existierenden Bausteinen des IT-Grundschutzes nicht hinreichend abgebildet werden können, werden entsprechend analysiert.
[…]

3.5 Risikobewertung
Die Risikobewertung setzt sich aus Eintrittshäufigkeiten und Schadenshöhe zusammen, die für einzelne Schadensszenarien betrachtet werden. Folgende Definitionen werden zugrunde gelegt:

- Eintrittshäufigkeiten
    - **selten:** Ereignis könnte nach heutigem Kenntnisstand höchstens alle fünf Jahre eintreten

- **mittel:** Ereignis tritt einmal alle fünf Jahre bis einmal im Jahr ein
- **häufig:** Ereignis tritt einmal im Jahr bis einmal pro Monat ein
- **sehr häufig:** Ereignis tritt mehrmals im Monat ein
- Schadenshöhe
  - **vernachlässigbar:** unter 500 €
  - **begrenzt:** 501–10 000 €
  - **beträchtlich:** 10 001–100 000 €
  - **existenzbedrohend:** mehr als 100 000 €
- Risikomatrix und Definition der Risikokategorien gemäß BSI-Standard 200-3

3.6 Risikobehandlung

Die Herz-Apotheke bevorzugt die Strategie der Risikoreduzierung. Im Zweifel ist dieser Vorrang einzuräumen. Zudem ist die Akzeptanz bereits von mittleren Risiken unzulässig, wenn es um drohende Reputationsschäden geht oder die ordnungsgemäße Arzneimittelversorgung für mehr als 24 Stunden gefährdet sein würde.

[…]

Risikoidentifizierung

Wir fahren zunächst mit einem Zielobjekt fort, für welches wir einen hohen bis sehr hohen Schutzbedarf ermittelt hatten, um das Vorgehen im Rahmen der Risikoanalyse zu verdeutlichen. Es geht um den Apothekenserver der Herz-Apotheke (S001; Vertraulichkeit: hoch, Integrität: sehr hoch, Verfügbarkeit: sehr hoch). In Bezug auf die theoretischen Grundlagen des Risikomanagements sei an dieser Stelle auf ▶ Kap. 3.3 verwiesen.

Zunächst gilt es, alle potenziellen **Risiken zu identifizieren**, die die Informationssicherheit des Apothekenservers beeinträchtigen könnten. Dazu gehören Cyberangriffe, Datenlecks, Hardwareausfälle, Softwareprobleme, menschliche Fehler, Naturkatastrophen und weitere Gefahren. Die Risikoerkennung umfasst sowohl interne als auch externe Bedrohungsquellen.

Das IT-Grundschutz-Kompendium fasst praktisch alle Risiken, die in ▶ Kap. 4 behandelt wurden, in 47 **elementare Gefährdungen** zusammen (▶ Kap. 8.1.1). Der Apothekenserver der Herz-Apotheke ist hiervon nach individueller Risikoidentifizierung den Risiken nach ◻ Tab. 5.13 ausgesetzt. Allerdings sind die 47 Gefährdungen des BSI keinesfalls abschließend. Daher wurde ein weiteres Risiko identifiziert und ergänzt (G z.1).

Bewertung und Priorisierung der Risiken

Nach der Identifizierung werden die Risiken hinsichtlich ihrer Eintrittswahrscheinlichkeit (selten bis häufig) und potenziellen Auswirkungen (vernachlässigbar bis existenzbedrohend) bewertet. Es ist wichtig, mögliche (Folge-)Schäden dabei realistisch einzuschätzen und dieses Mal, entgegen der Schutzbedarfsanalyse, bereits **vorhandene (oder geplante) Absicherungen zu berücksichtigen**. Im Ergebnis wird das bewertete Risiko dann einer Risiko-Kategorie zugeordnet (gering bis sehr hoch). Diese Bewertung wird üblicherweise mithilfe von Matrizes durchgeführt (◯ Abb. 3.5).

Während die Schadenskategorien grundsätzlich selbsterklärend sind (aber individuell für die Apotheke in der Richtlinie zum Umgang mit Risiken festzulegen), werden für die Eintrittswahrscheinlichkeit folgende Definitionen zugrunde gelegt:

Tab. 5.13 Elementare Gefährdungen nach IT-Grundschutz-Kompendium 2023 für S001 der Herz-Apotheke (Auszug)

Stufe	Art der Gefährdung	Betroffene Grundwerte[1]
G 0.1	Feuer	A
G 0.3	Wasser	A
G 0.5	Naturkatastrophen	A
G 0.6	Katastrophen im Umfeld	A
G 0.8	Ausfall oder Störung der Stromversorgung	A
G 0.9	Ausfall oder Störung von Kommunikationsnetzen	A
G 0.10	Ausfall oder Störung von Versorgungsnetzen	A
G 0.19	Offenlegung schützenswerter Informationen	C
G 0.23	Unbefugtes Eindringen in IT-Systeme	C, I
G 0.26	Fehlfunktion von Geräten oder Systemen	C, I, A
G 0.31	Fehlerhafte Nutzung oder Administration von Geräten oder Systemen	C, I, A
G 0.39	Schadprogramme	C, I, A
G 0.45	Datenverlust	A
G z.1	Manipulation durch Familienangehörige	C, I, A

[1] C Confidentiality, Vertraulichkeit, I Integrity, Integrität, A Availability, Verfügbarkeit

- **Selten**: Das Ereignis könnte nach heutigem Kenntnisstand höchstens alle fünf Jahre auftreten.
- **Mittel**: Das Ereignis tritt einmal alle fünf Jahre bis einmal im Jahr ein.
- **Häufig**: Das Ereignis tritt einmal im Jahr bis einmal pro Monat ein.
- **Sehr häufig**: Das Ereignis tritt mehrmals im Monat ein.

Anhand dieses Bewertungsverfahrens werden nun auch alle Risiken für unseren Apothekenserver der Herz-Apotheke durchgeprüft. Entscheidend ist dann die höchste Risiko-Kategorie, die eines der vielen Risiken erzielt hat.

Beispiel: Apothekenserver der Herz-Apotheke

> **Frage 1**
> Was passiert, wenn Daten vom Apothekenserver durch (versehentliche oder vorsätzliche) Löschung oder technischen Defekt verloren gegangen sind (G 0.45)?

Die Auswirkungen eines Datenverlusts können je nach dessen Umfang variieren:

- Auf der Ebene einzelner Geschäftsprozesse könnte dies den Verlust von Informationen über bestimmte Medikamentenbestellungen, Patientendaten oder Kassendaten bedeuten.
- Ein Verlust von Daten, die für ganze Applikationen oder Systeme Ihrer Apotheke relevant sind, kann schwerwiegende Folgen haben und Ausfallzeiten begründen.
- Im (wirtschaftlich) schlimmsten Fall könnten Sie vor Übergabe an das Apothekenrechenzentrum gespeicherte E-Rezepte verlieren.

Grundsätzlich könnte der entstehende Schaden beträchtlich sein. Allerdings wird der Gefährdung bereits mithilfe eines Back-up-Konzepts entgegengewirkt. Ohne weitere Maßnahmen ist das Restrisiko damit im Regelfall als **begrenzt** anzusehen, da E-Rezepte nicht lange gespeichert werden, bevor sie zum Apothekenrechenzentrum weitergeleitet werden. Mögliche Ausnahme: Zufallshäufung von Hochpreisern.

Die Eintrittshäufigkeit ohne zusätzliche Maßnahmen dürfte **selten** sein – sofern Sie nicht gerade einen Anbieter-Wechsel planen, welcher naturgemäß aufgrund der technischen Umstellungen eigene Risiken birgt –, sodass sich unter Anwendung der Matrix ein **geringes Risiko** ergäbe.

> **Frage 2**
> Was passiert, wenn der Server aufgrund eines Stromausfalls nicht zur Verfügung steht (G.08)?

Als Verantwortlicher müssen Sie sich fragen, welche Auswirkungen es hätte, wenn die wesentlichen Dienste plötzlich nicht mehr verfügbar wären. Aus Erfahrung wissen wir, dass die Konsequenzen eines solchen Ausfalls vielfältig sein können, beispielsweise:

- Ihre internen Arbeitsabläufe werden in jedem Fall erheblich beeinträchtigt. E-Rezepte könnten nicht beliefert werden, Rabattverträge können nicht überprüft werden, kein SecurPharm-Check, manuelle Suche von AM-Packungen im Kommissionierer sind kaum möglich (chaotische Lagerhaltung), Bestellungen können bestenfalls telefonisch ausgelöst werden.
- Möglicherweise kommt gar die gesamte Abwicklung zum Stillstand. Neben betriebswirtschaftlichen Einbußen könnte die lokale Medikamentenversorgung beeinträchtigt werden. Vielleicht erregen Sie daher die Aufmerksamkeit der Apothekenaufsicht.
- Ihre Kunden könnten aufgrund des Ausfalls (dauerhaft) zu anderen Apotheken wechseln.

Die Auswirkungen könnten abhängig von der Ausfallzeit **beträchtlich** sein. Und aufgrund des Ukraine-Kriegs in Kombination mit der Energiewende ist das Risiko von Blackouts heute deutlich höher, als dies zuvor der Fall war. Wir sollten von einer **hohen Eintrittswahrscheinlichkeit** (vgl. Definition oben) ausgehen, was insgesamt zu einem **hohen Risiko** führt.

> **Frage 3**
> Was passiert, wenn der Server aufgrund einer Störung der Internetverbindung nicht ordnungsgemäß arbeitet (G.09)?

Es handelt sich um eine Abwandlung des 2. Szenarios. Denn solange der Server läuft, sind die lokalen Daten weiterhin verfügbar. Gleichwohl bleibt ein wesentliches Problem bestehen: E-Rezepte können mangels Zugriff auf die TI nicht angenommen und beliefert werden.

Vor dem Hintergrund der durchschnittlichen Dauer und Häufigkeit von Internetstörungen sollte von einer **begrenzten Schadenshöhe** und einer **mittleren Eintrittswahrscheinlichkeit** ausgegangen werden (= **geringes Risiko**).

Risikobehandlung

Wie ist mit den nun erkannten (Rest-)Risiken umzugehen? Methodisch-systematische Ansätze helfen Ihnen weiter. Es existieren grundsätzlich vier **Risikooptionen**.

A: Risikovermeidung: Man kann Risiken vermeiden, indem man Prozesse verändert. Wenn es zwar möglich ist, Schutzmaßnahmen zu ergreifen, diese aber zu aufwendig sind und das Risiko zu groß erscheint, ist eine Umstrukturierung eine gute Option. In der Praxis ist dies leider selten möglich.

B: Risikoreduktion: Sie können Risiken verringern, indem Sie weitere, hochwertigere Sicherheitsvorkehrungen treffen.

C: Risikotransfer: Hierbei verlagern Sie die Risiken. Dies kann durch Abschließen von Versicherungen oder durch Auslagerung risikobehafteter Aufgaben an externe Dienstleister geschehen. Dabei ist es wichtig, dass die Verträge klar und sachgerecht formuliert sind, um sich effektiv abzusichern.

D: Risikoakzeptanz: In manchen Fällen kann es sinnvoll sein, Risiken schlichtweg zu akzeptieren. Das ist der Fall, wenn die Gefahr eines Schadens unter normalen Bedingungen sehr gering ist, keine wirksamen Gegenmaßnahmen bekannt sind oder der Aufwand für Schutzmaßnahmen unverhältnismäßig hoch ist.

> ■ **MERKE** Für jedes identifizierte und priorisierte Risiko müssen geeignete Strategien zur Risikovermeidung bzw. -minderung entwickelt werden. Diese Maßnahmen können die Stärkung der IT-Sicherheit, die Verbesserung der physischen Sicherheitsmaßnahmen, die Schulung der Mitarbeiter oder die Entwicklung von Notfall- und Wiederherstellungsplänen umfassen. Die auszuwählende Maßnahme muss in der Theorie zum Risiko passen. Dies vertiefen wir nochmals im ▶ Kap. 5.3.5.

Wie sind die Optionen für unser konkretes Beispiels (Apothekenserver der Herz-Apotheke) zu bewerten? Nun, auch dies ist eine Frage, die Sie sich für Ihre Apotheke selbst beantworten müssen. Allgemeine Orientierung hierzu bietet Ihnen die Definition der Risikokategorie nach BSI-Standard 200-3 (◘ Tab. 5.14).

Aber letztlich ist auch der „Risikoappetit" eine unternehmensspezifische Größe, die es zu definieren gilt. Die entsprechenden Grundsätze und Leitplanken haben Sie bereits in

Tab. 5.14 Definition der Risikokategorien nach BSI-Standard 200-3

Kategorie	Erläuterung
Gering	Die vorhandenen bzw. geplanten Sicherheitsmaßnahmen sind ausreichend. Üblicherweise werden Restrisiken akzeptiert.
Mittel	Die vorhandenen bzw. geplanten Sicherheitsmaßnahmen reichen möglicherweise nicht aus.
Hoch	Die vorhandenen bzw. geplanten Sicherheitsmaßnahmen sind nicht ausreichend.
Sehr hoch	Die vorhandenen bzw. geplanten Sicherheitsmaßnahmen sind ausreichend. Üblicherweise sind sehr hohe Risiken nicht akzeptabel.

Ihrer **Richtlinie zum Umgang mit Risiken** definiert. Basierend auf der entsprechenden Vorgabe der Herz-Apotheke, ergibt sich folgendes Bild:

Beispiel: Apothekenserver der Herz-Apotheke
Behandlung der erkannten (IT-)Risiken in der Herz-Apotheke zeigt ◘ Tab. 5.15.

Tab. 5.15 Behandlung der erkannten (IT-)Risiken in der Herz-Apotheke (Auszug)

Objekt	Gefährdung	Risikokategorie	Risikobehandlung
S001	G 0.45 (Datenverlust)	Gering Gering (mit ergänzenden Maßnahmen)	**D: Risikoakzeptanz** (nur Überwachung) Das vorhandene Back-up-Konzept sieht eine tägliche Datensicherung des Servers vor. Restrisiken für das operative Geschäft werden akzeptiert. **C: Risikotransfer** Ergänzende Sicherheitsmaßnahme: E-Rezepte werden dennoch über eine Cyber-Police abgedeckt, um den Worst Case des Verlusts eines E-Rezepts mit verordnetem Hochpreiser abzusichern.
	G 0.8 (Stromausfall)	Hoch Gering (mit ergänzenden Maßnahmen)	**B: Risikoreduktion** Ergänzende Sicherheitsmaßnahme: Es wird eine USV installiert.
	G 0.9 (Internetausfall)	Gering	**D: Risikoakzeptanz** (nur Überwachung) Internetstörungen waren bisher von so kurzer Dauer, dass eine Beeinträchtigung tolerierbar ist.

Praxistipp
Die Priorisierung von Sicherheitsrisiken bzw. der Umsetzung hiergegen gerichteter Maßnahmen ist in der Praxis enorm wichtig. Denn Ressourcen sind begrenzt und müssen daher in jedem Fall die größten Risiken adressieren. Hochpriorisierte Risiken sind insbesondere solche, die gravierende Folgen für die Apotheke haben könnten, wie der Verlust sensibler Patientendaten oder ein längerer Ausfall des Verkaufs-/Bestellsystems.

Konsolidierung und Überwachung

Wie das gesamte ISMS „lebt" auch das Risikomanagement. Es handelt sich dabei um einen kontinuierlichen Prozess. Regelmäßige Überprüfungen und Aktualisierungen des Risikomanagements sind erforderlich, um auf neue Sicherheitsbedrohungen, gesammelte Erfahrungen und Änderungen in der Betriebsumgebung der Apotheke zu reagieren. Schutzbedarf und Risiken sind **dynamische Größen**.

Alle Aspekte des Risikomanagementprozesses sollten sorgfältig dokumentiert werden, nicht nur dessen Output. Diese Dokumentation ist aus mehreren Gründen wichtig. Zum einen hilft sie dabei, sich zu erinnern, warum man seinerzeit entschieden hat, wie man entschieden hat. Greift eine Sicherheitsmaßnahme dann nicht und muss angepasst werden, so erkennen Sie, ob ggf. falsche Annahmen („richtige Entscheidung" auf Basis falscher/unvollständiger Informationen) oder falsche Folgerungen („fasche Entscheidungen") das Problem waren, und können daraus lernen. Auch kann eine gute Dokumentation in einem Haftungsfall von Vorteil sein. Sind Ihre Gedanken zur Auswahl einer Sicherungsmaßnahme – die nun nicht gegriffen hat – plausibel und sorgsam dokumentiert, wird es schwer, Ihnen eine Fahrlässigkeit zu unterstellen. Sollte es zu einer Zertifizierungspflicht kommen, benötigen Sie die Dokumentation ohnehin für interne und externe Audits.

Achten Sie zudem auf die **Konsolidierung** der Ergebnisse Ihres Risikomanagements mit Ihrem Standard-Sicherheitskonzept. Denn die Risikoanalyse hat in unserem Beispiel zu ergänzenden Sicherheitsmaßnahmen geführt. Insofern entsteht für spätere Reviews ein veränderter Ausgangspunkt.

Fazit

Durch ein effektives Risikomanagement stellen Sie sicher, dass Ihre Sicherheitsstrategie nicht „am Thema vorbei" geht. Manchmal lohnt der Detailblick, manchmal nicht. Da Zeit und Geld Mangelware sind, versuchen wir, Ihnen das beschriebene Vorgehen aufzuzeigen, wann die vertiefte Auseinandersetzung mit Risiken lohnt. Zudem geht nicht alles gleichzeitig. Eine Priorisierung von Risiken ist insofern auch aus zeitlichen Gründen geboten. Die vorgestellte Methodik beherzigt: „First things first!"

5.3.5 Sicherheitsmaßnahmen

Unabhängig davon, ob Sie nun direkt aus ▶ Kap. 5.3.3 (Sicherheitskonzept) oder über die Risikoanalyse in diesen Abschnitt gelangt sind: Jetzt geht es an die Umsetzung. Dabei sind zwei Ausgangspunkte denkbar.

- Haben Sie in Ihrer Apotheke alle grundlegenden und standardmäßigen Sicherheitsanforderungen erfüllt?
- Haben Sie durch Risikoanalysen festgestellt, dass auch die besonders schützenswerten Bereiche Ihrer Apotheke angemessen gesichert sind?

Wenn ja, dann haben Sie bereits ein ausgezeichnetes Sicherheitsniveau erreicht. Ihr Fokus sollte nun darauf liegen, dieses Niveau zu halten und weiter zu verbessern.

Allerdings zeigen IT-Grundschutz-Checks und zusätzliche Risikoanalysen oft, dass Sicherheitslücken vorhanden sind. Diese können in Form von Mängeln in Ihren organisatorischen Abläufen, unzureichender Überwachung bestehender Regeln, fehlender Sicherheitstechnik oder nicht ausreichendem Schutz Ihrer Apotheke gegen physische Gefahren wie Feuer, Wasser oder Diebstahl auftreten.

Wir haben Ihnen bereits in ▸ Kap. 3 und ▸ Kap. 4 sowie mit unserem „Fast-Track" (▸ Kap. 5.2) eine ganze Reihe an möglichen Sicherheitsmaßnahmen präsentiert, die grundsätzlich infrage kommen. Diese werden hier daher nur kurz wiederholt. Auch gibt es zweifelsfrei viele Gemeinsamkeiten unter Apotheken, was die Anforderungen an IT- bzw. Cybersicherheit betrifft, weshalb Sie viele Maßnahmen auch bereits implementiert haben werden. Doch machen Sie sich bitte keine Illusionen. Auch hier gilt: Individualisierung ist Pflicht. Denn welche Maßnahmen definiert werden und mit welchem Aufwand diese umgesetzt werden, hängt von Ihrer individuellen Risikobewertung und Ihrem Budget ab. Zudem ist für die konkrete technische Umsetzung von IT-Sicherheitsmaßnahmen regelmäßig eine **fachliche Expertise** erforderlich, die wir in einem Leitfaden nicht abbilden können und wollen. Denn dies ginge an Ihrer Realität vorbei. Zwar würden Sie es vermutlich spielerisch hinbekommen, einen Virenscanner zu installieren, doch die Bewertung konkreter Produkte in Bezug auf zeitgemäße Technik und ein gutes Preis-Leistungs-Verhältnis würde Apothekeninhaber regelmäßig überfordern.

Spätestens an diesem Punkt sollten Sie daher den IT-Fachmann Ihres Vertrauens hinzuziehen. Diesem schildern Sie die Risiken, die Sie technisch absichern wollen, sowie deren Priorität und lassen sich Vorschläge erstellen. Haben Sie sich für bestimmte Lösungen entschieden, so lassen Sie deren Umsetzung planen und beauftragen die fachmännische Umsetzung. Vergessen Sie anschließend bitte nicht, die Änderungen in Ihrem ISMS zu dokumentieren. Nur dann stimmen theoretisches Konzept und neue technische Realität überein.

Trotz dieser dringenden Empfehlung, sich fachkundig unterstützen zu lassen, möchten wir Ihnen einen kurzen Überblick geben, welche Kategorien von Sicherheitsmaßnahmen in jedem Fall in Ihrem ISMS adressiert und zeitnah operativ umgesetzt sein sollten.

Datensicherung und Wiederherstellung
Maßnahmen zur Datensicherung und Wiederherstellung, um den Schutz gegen Datenverlust zu gewährleisten (Back-up-Konzept). Dies könnte die Einrichtung regelmäßiger Back-ups und Notfallwiederherstellungspläne beinhalten.

Physische Sicherheitsmaßnahmen
Berücksichtigen Sie physische Sicherheitsmaßnahmen wie Zugangskontrollen, Sicherheitsschlösser und Überwachungskameras, um die Sicherheit von Geräten und Daten in der Apotheke zu schützen, idealerweise im Rahmen eines Zonenkonzepts, da nicht jeder Bereich gleich hohen Risiken unterliegt. Damit schützen Sie Ihre IT gegen unbefugten Zugang.

Auch Organisatorisches sollte bedacht werden. So kann eine Vorgabe, dass sensible Datenträger beim Verlassen keinesfalls ungesichert am Arbeitsplatz verbleiben dürfen (Clean-Desk), Sicherheitsrisiken ebenfalls deutlich senken.

Zugriffs- und Eingabekontrolle mittels Berechtigungskonzept und Passwortrichtlinie

Jeder Zugriff muss beschränkt sein und jede Datenveränderung protokolliert. Dies ist der Grundsatz, den es insbesondere in Bezug auf Datenschutz und Steuerrecht zu berücksichtigen gilt. Dies gelingt mit einem Berechtigungskonzept, welches dem Prinzip der minimalen Rechte folgt und der revisionssicheren Speicherung von Datenveränderungen (Stichwort: Log-Dateien).

Wichtig ist, dass individuelle Nutzer mit eigenen, sicheren und den von Ihnen in der Passwortrichtlinie zu definierenden Vorgaben entsprechenden Passwörtern angelegt werden. Sobald „Gruppenpasswörter" für „Gemeinschaftsuser" genutzt werden, ist es dahin mit der Nachvollziehbarkeit. Gleiches gilt, wenn das Nutzerkonzept nicht technisch-organisatorisch abgesichert ist (z. B. Wechsel des Kassen-Users ohne Authentifizierung).

Weitergabekontrolle

Ihre Berufsausübung erfordert zunehmend die Übermittlung von Patientendaten. Definieren Sie daher Berechtigte (z. B. Apothekenrechenzentrum, Patient, Arzt etc.) und (abschließend) zulässige Übermittlungswege, die ein Höchstmaß an Sicherheit garantieren (Übermittlung über TI, End-to-End-Verschlüsselung, DAV-Portal etc.). Berücksichtigen Sie dabei die Pflicht zur Verschlüsselung und definieren Sie die zu verwendende Technologie.

Netzwerksicherheit

Fügen Sie spezifische Maßnahmen zur Sicherung des Netzwerks hinzu, wie Firewalls, Intrusion-Detection-Systeme und sichere Wi-Fi-Netzwerke. Trennen Sie „Hochrisiko-Netzwerke" von operativen Systemen durch Netzwerksegmentierung, ggf. in Kombination mit MAC-Authentifizierung.

Umgang mit Hard- und Software

Den ordnungsgemäßen Umgang mit Ihrer Hard- und Software gewährleisten Sie teilweise bereits über Ihr Berechtigungskonzept und ggf. im QMS vorliegende Arbeitsanweisungen. An dieser Stelle geht es daher primär um IT-sicherheitsrelevante Spezifika. Wie wird mit Updates umgegangen? Wer kümmert sich? Betreiben Sie eine BYOD-Politik oder wird Schatten-IT untersagt? Gibt es spezifische Vorgaben für die Nutzung von mobilen Endgeräten, z. B. zur Verschlüsselung, Verhalten im Falle des Verlusts etc.? Soll der Internetzugriff auf bestimmten Arbeitsstationen komplett oder teilweise unterbunden werden (z. B. Sperrung von bestimmten Websites bzw. Social Media und anderes)?

IT-Sicherheitssoftware

Definieren Sie, wie Sie geeignete IT-Sicherheitssoftware auswählen, welche Sie letztlich nutzen und wie Sie diese einstellen.

Schulung und Awareness-Training

Ergänzen Sie Maßnahmen zur Schulung und Sensibilisierung der Mitarbeiter insbesondere in Bezug auf Cybersicherheit, den sicheren Umgang mit Daten und der in der Apotheke verwendeten Software (Wer? Was? Wie oft? etc.). Denn auch dies stellt eine **technisch-organisatorische Maßnahme** dar, die viele Risiken aus Ihrer Risikobewertung zugleich adressiert.

Lieferantensicherheit

Heutzutage kommen Sie nicht umhin, sich auch über die Lieferantensicherheit Gedanken zu machen. Denn in nicht wenigen Fällen überantworten Sie Dritten personenbezogene Daten oder gewähren Zugriff auf diese (Abrechnung, Zugang zu Ihren Systemen etc.). Diese Risiken können Sie nur selten unmittelbar adressieren. Umso wichtiger ist es, sich Gedanken zu Auswahlkriterien und zur angemessenen Überwachung zu machen. Besitzt der Lieferant eine Zertifizierung nach ISO 27001? Existiert ein ISMS? Können aktuelle Ergebnisse von Schwachstellentests vorgelegt werden? Gab es (Daten-)Skandale in jüngerer Vergangenheit? etc. Definieren Sie zudem vertragliche Zusicherungen, auf die Sie bestehen (sog. Service-Level-Agreement, z. B. Nutzung der Daten ausschließlich zu vertraglich bestimmten oder gesetzlich zulässigen Zwecken, Schutzziele, Verfügbarkeit).

Dies gilt im Übrigen auch für die Apothekensoftware. Als solche unterliegt sie bzw. deren Anbieter keiner gesetzlichen Zertifizierungspflicht in Bezug auf die IT-Sicherheit, wie dies im ärztlichen Bereich der Fall ist (vgl. § 75b SGB V). Voraussetzen sollten Sie daher erst einmal nichts, bis Sie sich rückversichert haben.

Deboarding-Richtlinie

Definieren Sie einen Prozess zum Deboarding ausscheidender Mitarbeiter. Ist eine Vereinbarung zur Fortgeltung der Schweigepflicht bzw. Geheimhaltung über das Arbeitsverhältnis hinaus erforderlich? Wie wird überprüft, dass alle überlassenen Endgeräte übergeben wurden? Wie werden die Endgeräte zurückgesetzt, um die Rechte des Ausscheidenden zu wahren? Wurden alle Nutzerkonten des Mitarbeiters gelöscht? Gibt es Passwörter, die einer Vielzahl an Mitarbeitenden bekannt sind, die nun geändert werden müssen (z. B. Alarmanlage)? Gehen Sie alles durch, was relevant ist und erstellen Sie einen Prozess, den das Personal durchlaufen muss, das Ihre Apotheke (dauerhaft) verlässt. Checklisten bieten sich in diesem Zusammenhang dringend an, um die Übersicht zu bewahren (▶ Kap. 8.2.3).

Incident-Response-Management (IRM)

Bei IRM geht es darum, einen Plan für das Management von Sicherheitsvorfällen, einschließlich der Meldung von Vorfällen, der Reaktion auf Sicherheitsvorfälle und der Wiederherstellung nach einem Vorfall zu erstellen. IRM ist insofern eine Maßnahme zweiter Ordnung zur Vermeidung bzw. Begrenzung von Schäden, nachdem Sicherungsmaßnahmen erster Ordnung versagt haben.

In der Praxis beschränken Sie sich darauf, auf das Notfallmanagement zu verweisen, welches Sie separat regeln. Wir erachten dieses Thema als so wichtig, dass wir ihm ein eigenes Kapitel gewidmet haben (▶ Kap. 6).

Fazit

Nochmals betonen möchten wir, dass diese Auflistung keinesfalls abschließend ist. Sie soll Ihnen lediglich einen Eindruck vermitteln. Abhängig von den Leistungen und den Eigenarten der Apotheke können diverse weitere Regelungen zu treffen sein. Beispielsweise sei eine Cloud-Richtlinie genannt, die Auswahlkriterien (z. B. Server in Deutschland oder der EU) und zulässige Nutzungsformen (z. B. Ausschluss von Patientendaten) für Cloud-Dienste regelt, sofern Sie in der Apotheke genutzt werden. Auch eine Richtlinie für mobiles Arbeiten/Homeoffice ist sinnvoll, wenn Sie in Ihrer Apotheke solche Arbeitsformen zulassen. Denn Ihr ISMS ist typischerweise auf die räumlichen und technischen

Gegebenheiten Ihrer Apotheke gemünzt. Diese unterscheiden sich allerdings deutlich von denjenigen, die unterwegs oder im Arbeitszimmer Ihrer Mitarbeitenden vorliegen (z. B. offenes WLAN in der Bahn oder Standard-Firewall im häuslichen Router).

> **Hinweis**
> Eine Entscheidung für oder wider die Einbindung von IT-Fachexperten hat auch immer eine haftungsrechtliche Dimension. Stellen Sie sich vor, es käme zu einem Datenleck in Ihrer Apotheke, und ein Betroffener würde Schadenersatzansprüche gegen Sie geltend machen. Das Datenschutzrecht sieht in diesem Fall Beweiserleichterungen für den Kläger vor, sodass Sie beweisen müssten, dass Sie im Vorfeld ausreichende Vorkehrungen – damit sind insbesondere TOMs gemeint – zur Vermeidung eines solchen Falles unternommen haben. Ein ISMS ist dann in jedem Fall bereits Gold bzw. Geld wert. Doch bohrt die Gegenseite nach und stellt die Frage in den Raum, wer denn die Sicherheitsmaßnahmen definiert und umgesetzt hat, dürfte es Ihnen – typischerweise wären Sie als Apotheker bestenfalls Autodidakt – kaum gelingen, den Richter von einer ordnungsgemäßen, also fachmännischen, Umsetzung nach dem Stand der Technik zu überzeugen. Wer fortan die besseren Karten im Prozess in der Hand hält, dürfte klar sein. Eine Hilfestelle für die Auswahl eines geeigneten Dienstleisters finden Sie in ▶ Kap. 8.3.1.

5.3.6 Überwachung und Verbesserung

In diesem Abschnitt konzentrieren wir uns auf die essenziellen Prozesse der Überwachung und Bewertung der IT-Sicherheitsmaßnahmen in Ihrer Apotheke. Diese kontinuierliche Überprüfung ist ein kritischer Bestandteil eines (dauerhaft) wirksamen ISMS. Denn nur durch Überwachung und Bewertung der von Ihnen zuvor festgelegten und umgesetzten Sicherheitsmaßnahmen können Sie sicher sein, dass alles wie gewünscht funktioniert und auch in Zukunft seinen Schutz entfalten kann. Angesichts der ständigen Entwicklung neuer Bedrohungen und Technologien insbesondere im Bereich der Cybersicherheit ist es entscheidend, dass Sie für Ihre Apotheke proaktiv bleiben, um dauerhaft einen hohen Sicherheitsstandard zu einzuhalten.

Damit es Ihnen dauerhaft gelingt, „am Ball" zu bleiben, sieht ein typischer ISMS-Aufbau vor, einen Prozess für die Überwachung und Bewertung der IT-Sicherheitsmaßnahmen zu definieren. Man könnte es als eine Art Selbstverpflichtung bezeichnen, solange Sie mit Ihrer Apotheke keiner Zertifizierungspflicht unterliegen.

Apropos Selbstverpflichtung. Selbst wenn Sie die Aufgaben aus dem Bereich der IT-Sicherheit weitestgehend delegieren, empfehlen wir Ihnen dringend, ein Mindestmaß an Einbindung auch in diesem Bereich aufrechtzuerhalten. Nur so können Sie Ihrer Verantwortung gerecht werden und eine durchgehende Ausrichtung der Sicherheitsmaßnahmen auf die Geschäftsziele Ihrer Apotheke gewährleisten.

Wichtige Schlüsselelemente für die Überwachung und Bewertung sind:

Rahmensetzung
Wer ist für die Überwachung zuständig? Ist es der ISB? Sind Sie es, der die Reports bzw. Auswertungen erhält? In welchen Abständen wird überwacht? Sie kennen auch dieses Prinzip bereits aus dem QM-Bereich (Stichwort: **Selbstinspektion**). Empfohlen ist hier ein Intervall von einem bis max. drei Jahren bzw. anlassbezogen bei größeren (Prozess-)

Änderungen. Auf welche Weise wird überwacht? Treffen Sie klare Festlegungen hierzu bereits in Ihrer IT-Sicherheitsleitlinie.

Regelmäßige Überprüfung der Sicherheitssysteme
Etablieren Sie kontinuierliche Prozesse zur Überprüfung und Bewertung aller Sicherheitssysteme und -praktiken in der Apotheke. Dabei geht es insbesondere um Performance-Metriken und regelmäßiges Reporting, um die Wirksamkeit der Maßnahmen zu messen. Wie viele Sicherheits-/Datenschutzvorfälle gab es im abgelaufenen Jahr? Wie war die durchschnittliche Reaktions- und Ausfallzeit? Gab es messbare Angriffe von außen (z. B. fehlgeschlagene Log-in-Versuche), gab es Zugriffsversuche auf gesperrte Webseiten (z. B. Facebook) etc.? Legen Sie zu Ihren Sicherheitsmaßnahmen passende Metriken (Kennzahlen) fest (fragen Sie ggf. Ihren IT-Partner direkt bei der Umsetzung dieser Maßnahmen danach), messen Sie und bewerten Sie, ob Ihre Maßnahmen wirksam sind. Im Prinzip kennen und machen Sie das für den pharmazeutischen Bereich Ihrer Apotheke seit jeher.

Auditierung/Zertifizierung
Weder interne noch externe Audits für die IT-Sicherheit sind für Ihre Apotheke vorgeschrieben, solange Sie nicht (indirekt) der KritisV unterliegen. Sinnvoll ist es dennoch. Sie erhalten wertvolles Feedback zur Einhaltung und Aktualität Ihrer Sicherheitsrichtlinien und der gesetzlichen Anforderungen.

Ggf. erreichen Sie in Ihrer Apotheke gar einen Reifegrad, der eine Zertifizierung nach ISO 27001 ermöglicht. Dies wäre ein starkes Signal an Partner und Kunden.

Testen und Validierung von Sicherheitsmaßnahmen
Solange Sie lediglich Risiken bewertet und theoretisch hiergegen gerichtete Maßnahmen implementiert haben, wissen Sie nur, dass Ihre Apotheke ausreichend geschützt sein **sollte**. Ob dies in der Praxis tatsächlich der Fall ist, dessen können Sie sich nicht sicher sein, da Sie Risiken übersehen haben könnten, sich inzwischen neue ergeben haben oder Ihre Maßnahmen unzureichend wirksam sind. Ein Höchstmaß an Sicherheit garantiert daher erst die regelmäßige Durchführung von Schwachstellentests (z. B. Penetrationstests, Simulationen von Sicherheitsvorfällen und anderen Methoden zur praktischen Überprüfung der Sicherheitsinfrastruktur), die durch unbeteiligte Dritte durchgeführt werden. Warum die Neutralität des Test-Angreifers so wichtig ist, dazu siehe ▶ Kap. 5.2.10.

Berücksichtigung neuer Technologien und Trends
Überwachung und Bewertung beschränken sich nicht nur auf die Innensicht (Blick in Ihre Apotheke). Auch die aktive Beobachtung der Außenwelt ist gemeint. Neue Technologien (der Angreifer oder der Sicherheitsfirmen), sich verändernde Best-Practises im Bereich der Cybersicherheit, aktuelle Bedrohungslagen – für all dies kann und sollte es einen Prozess geben, der definiert, wie diese Entwicklungen beobachtet und bewertet werden. Das Ziel ist hier abermals, eine proaktive Grundhaltung einzunehmen, um die Apothekensicherheit auf dem neuesten Stand zu halten.

Management-Review
Sollten Sie sich für eine weitgehende Delegation Ihrer Aufgaben im Bereich der Cybersicherheit entscheiden, raten wir dringend zu Festlegungen zu Ihrer informellen Einbindung. Ein etabliertes Instrument hierzu stellt das **Management-Review** dar, welches die

Ergebnisse der regelmäßigen Überprüfung der Sicherheitsmaßnahmen zusammenfasst. Wie ist der Umsetzungsstand? Welche Erfolge und Probleme sind zu verzeichnen? Auf dieser Basis können Sie bewerten, ob die Ziele Ihres ISMS erreicht werden oder ob es nachzusteuern gilt.

Fazit

Die Regelungen Ihres ISMS zur Überwachung und Bewertung stellen demnach sicher, dass die Sicherheitsmaßnahmen in der Apotheke nicht nur implementiert, sondern auch kontinuierlich überwacht, bewertet und verbessert werden, um ein hohes Maß an Informationssicherheit aufrechtzuerhalten. Eine Unterstützung durch externe Experten ist hier abermals sinnvoll, wie Sie leicht erkannt haben werden. Dies gilt nicht nur für die Schwachstellentests, die ein hohes Maß an IT-Fähigkeiten erfordern. Auch sinnvolle Überwachungskennzahlen müssen zu den gewählten Sicherheitsmaßnahmen passen. Zudem sind die Fachleute in der Lage, Ihnen ein hierzu passendes Reporting aufzusetzen und Ihnen bei der Interpretation der Kennzahlen behilflich sein. Eine professionelle Begleitung ist daher absolut empfehlenswert. Auch dies legen Sie verbindlich über Ihr ISMS selbst fest.

> ■ **MERKE** Sie haben es bereits gemerkt: Wie bei QMS und beim Hygienemanagement befinden wir uns in einem Regelkreis. Wir haben Risiken bewertet, Maßnahmen abgeleitet und umgesetzt sowie deren Wirksamkeit überwacht und bewertet. Sollte sich nun eine Handlungsnotwendigkeit ergeben, beginnt der PDCA-Zyklus von vorne. Das Ziel dieser Vorgehensweise ist Ihnen ebenfalls bekannt. Es geht um die kontinuierliche Verbesserung. Während es in der Versorgungsrealität um die stete Anpassung an den zu beachtenden Standard geht, dreht es sich im Bereich der IT-Sicherheit im Kern darum, dass Sie nicht abgehängt werden. Technologische Entwicklungen sind rasend schnell, und damit verändert sich auch die wirksamste Verteidigungsstrategie gegen Angriffe.
> Bitte beherzigen Sie in diesem Zusammenhang, dass es nicht nur darum geht, technologisch auf dem aktuellen Stand zu bleiben. Die notwendigen Anpassungen müssen auch in Ihrem ISMS abgebildet sein. Anderenfalls wird dieses Instrument nicht nur wirkungslos, sondern kontraproduktiv. Wenn Mitarbeiter in der Praxis etwas anders handhaben (müssen), als es im verbindlichen ISMS geregelt ist, spricht der Auditor von einer Non-Konformität (Gefahr für das Zertifikat, sofern vorhanden), und spätestens im Vertretungs- bzw. Einarbeitungsfall wird der Ratsuchende bestenfalls vor einem Rätsel stehen, weil die vorgefundenen Angaben ihm nicht weiterhelfen. Schlimmstenfalls aber kann er folgenschwere Fehler begehen.

5.3.7 Zusammenfassung und Empfehlungen

Bevor Sie nun loslegen, um ein eigenes Informationssicherheits-Managementsystem zu implementieren, sollten Sie sich einige wichtige Aspekte nochmals vor Augen führen.

Die Einrichtung eines ISMS, insbesondere nach ISO 27001, erfordert Zeit, Ressourcen und Fachwissen. Ein entsprechend qualifiziertes Team und/oder IT-Berater muss dafür früher oder später im Erstellungsprozess eingeplant werden. Auch ist es nach erfolgreicher Implementierung wichtig und dauerhaft erforderlich, die Wirksamkeit des ISMS zu überprüfen. Zudem bedarf es kontinuierlicher Weiterentwicklung. Kontinuierliche Risikobewertung und -behandlung sind daher entscheidende Aspekte.

Nicht nur Sie, sondern auch Ihr Personal müssen über die Bedeutung des ISMS und ihre Rolle in dessen Wartung informiert und motiviert werden. Schulungen zur Informationssicherheit können hier unterstützend wirken.

Wer diesen Aufwand scheut, sollte erst gar nicht beginnen, ein solches Instrument aufzubauen, sondern sich auf eine pragmatische Verbesserung seiner IT-Sicherheit bzw. Cyberresilienz stützen, z. B. durch Umsetzung der Empfehlungen aus ▶ Kap. 5.2 und/oder Beauftragung von Schwachstellentests, deren Ergebnisse umgesetzt werden, ohne dies in einem kompletten Management-System abzubilden. Auch das bringt Sie und Ihre Apotheke in puncto Cybersicherheit enorm weiter.

Wer die Mühe allerdings in Kauf nimmt, die die Erstellung eines ISMS mit sich bringt, der ist bestmöglich im Hier und Jetzt sowie in der Zukunft vor Angriffen auf und Ausfällen seine/r IT geschützt. Auf lange Sicht dürfte sich der Inhaber mit Weitblick auf diese Weise besser stellen, obgleich der Nachweis im Einzelfall nicht gelingen wird. Zwar hilft die sorgsame Risikobewertung, finanzielle Aufwände mit Augenmaß zu stemmen, doch ist es in einer finanziellen Gesamtbetrachtung wie so oft im Bereich der Prävention. Man weiß nicht, ob man ebenfalls verschont geblieben wäre, wenn man sie nicht betrieben hätte.

Sollten Sie sich nun für den Aufbau Ihres eigenen ISMS entscheiden, so haben wir bereits an einigen Stellen darauf hingewiesen, dass externe Unterstützung sinnvoll ist, insbesondere dann, wenn es sehr fachlich wird. Hierbei hatten wir den IT-fachlichen Input sowie IT-spezifische Fähigkeiten im Kopf, die wir an der jeweiligen Stelle genauer beschrieben haben. Unserer Meinung nach nicht zwingend erforderlich ist hingegen die Einbindung von externen Anbietern, deren Leistung die Erstellung eines ISMS, insbesondere in formaler Hinsicht, ist. Diese Angebote sind regelmäßig auf die (hohen) Standards der ISO 27001 gemünzt, die für Apotheken – Stand heute – eben nicht vorgeschrieben sind. Für dieses Kapitel haben wir uns daher, wie einleitend erwähnt, an die ISO 27001 und relevanten BSI-Standards angelehnt, aber auf relevante Grundpfeiler fokussiert. Das eröffnet Ihnen die Möglichkeit, sich Ihr eigenes ISMS „light" mit vertretbarem Aufwand zu erstellen, welches Ihnen einen großen Fortschritt Ihrer IT- und Cybersicherheit ermöglicht. Zudem kann dies als Grundlage für den späteren Ausbau zu einer zertifizierungsfähigen Version dienen, da Sie die wichtigsten Festlegungen bereits getroffen und in den relevanten Dokumenten abgebildet hätten.

6 Notfallplanung und -management

6.1 Einführung

Bis zu diesem Punkt haben wir viel über (theoretische) Risiken und die präventive Gefahrenabwehr gesprochen. Obgleich gerade im Bereich der Cybersicherheit der Grundsatz der Vermeidung von Cyberangriffen immer an erster Stelle stehen sollte, so haben wir bereits mehrfach darauf hingewiesen, dass es eine 100%ige Sicherheit nicht geben kann. Sie werden Angriffen ausgesetzt sein; die Frage ist lediglich, wann. Und einer dieser Angriffe wird erfolgreich sein, irgendwann. Analog gilt dies für IT-Ausfälle im Allgemeinen. Murphy's law lässt grüßen. Spätestens dann sind Floskeln überholt, z. B.:

- „Noch mehr Notfallvorsorge?"
- „So was ist doch noch nie passiert!"
- „Das kostet nur!"
- „Noch mehr Bürokratie?"
- „Grundsätzlich ja, aber gerade hat XY Priorität."
- „Das ist nicht verpflichtend."

Lässt man sich auf diesen Gedanken ein, wählt also einen risikobasierten Sicherheitsansatz für seine Apotheke, kommt man um die Themen Notfallplanung und Entwicklung effektiver Reaktionsstrategien nicht vorbei. Folgerichtig sieht auch die in das ISMS übernommene BCM-Methodik vor, dass Sie sich entsprechende Gedanken machen (siehe Incident-Response-Management, ▶ Kap. 5.3.5).

Wir haben der Notfallplanung ein eigenes Kapitel gewidmet, um deren Bedeutung zu betonen. Auch zeigt die Praxis, dass die Schutzbedarfsanalyse zwar zumeist zutreffend auch den Worst Case eines Angriffs/Ausfalls betrachtet, jedoch abgeleitete Maßnahmen auf der 1. Ebene (Abwehr des Angriffs/Vermeidung des Ausfalls) verbleiben. Was dann im (unerwarteten) Fall der Fälle fehlt, ist ein Plan für den Schutz bzw. das Vorgehen zweiter Ordnung. Wie kann ich den Schaden, der jetzt da ist, begrenzen? Wie kann ich meine Prozesse schnellstmöglich wieder ans Laufen bekommen? etc. Genau hier liegt der Fokus des klassischen BCM: **Was muss doppelt und dreifach abgesichert werden**, und **was machen wir, wenn (trotzdem) etwas passiert?**

Dieses Kapitel baut insofern wesentlich auf ▶ Kap. 5 auf, beschränkt sich allerdings nicht hierauf. Denn BCM geht über die Aspekte der IT-Sicherheit hinaus (z. B. pandemiebedingter Personalausfall). Dies ist auch für Apotheken sinnvoll. Denn die besondere Herausforderung für diese liegt darin, dass sie kritische Versorgungsaufgaben wahrnehmen (Arzneimittelabgabe und weitere Gesundheitsdienstleistungen) und daher eine hohe Verantwortung für die Aufrechterhaltung des Betriebs tragen. Diese Verantwortung reicht weit über unser (Kern-)Buchthema hinaus.

Gleichwohl harmonieren die IT-Grundschutz-Methodik (BSI-Standard 200-2) und der BCM-Ansatz sowie das Notfallmanagement (BSI-Standards 200-4 und 100-4) hervorragend. Viele Grundüberlegungen und anzustellende Aufwände sind identisch, sodass Ihnen die Einführung eines BCM-Notfallmanagements nach Durchlaufen von ▸ Kap. 5 nicht nur theoretisch leichtfallen wird, sondern Sie die erzielten Ergebnisse im Rahmen der ISMS-Erstellung 1:1 hierfür nutzen können.

Auch wenn Sie sich gegen ein ISMS entschieden haben sollten, hilft Ihnen dieses Kapitel weiter. Die Umsetzung des Fast-Tracks aus ▸ Kap. 5.2 in Verbindung mit einer guten Notfallplanung sind ein hervorragender Anfang, um die (IT-)Resilienz in Ihrer Apotheke zu verbessern.

Mit einer umfassenden Darstellung zur Notfallplanung wollen wir Ihnen daher helfen, sich auf unterschiedliche Notfälle vorzubereiten – sei es ein Cyberangriff, ein Ausfall kritischer Infrastrukturen oder andere unvorhergesehene Ereignisse. Die Hauptziele dabei sind Schadensbegrenzung, eine möglichst schnelle Reaktivierung der Geschäftsprozesse sowie die Stärkung der Resilienz gegen Folgeangriffe. Den Fokus legen wir darauf, Ihnen praxisnahe und verständliche Anleitungen zu bieten, die speziell auf die Bedürfnisse und Herausforderungen von Apotheken zugeschnitten sind. Hilfreiche Vorlagen und Beispiele des BSI finden Sie abermals in ▸ Kap. 8.1.

Im Übrigen sei darauf hingewiesen, dass ein umfassendes Notfallmanagement, wie wir es hier darstellen, heute (noch) keine (explizite) Rechtspflicht darstellt. Dies würde sich allerdings spätestens dann ändern, wenn Apotheken den Regelungen der KritisV unterworfen sind (▸ Kap. 2.6, ▸ Kap. 2.7). In Grundzügen dürfte dies allerdings bereits der Fall sein – Stichwort: Handlungsempfehlung des DAV zur Vorbereitung auf Stromausfälle (▸ Kap. 2.9). Unsere Empfehlung: Setzen Sie sich aus (wirtschaftlichem) Eigeninteresse und als rechtliche Absicherung ernsthaft mit dem Notfallmanagement auseinander.

6.2 Sofort- und Erstmaßnahmen

Bevor wir uns dem systematischen Ansatz widmen, wollen wir Ihnen abermals direkt ein paar nützliche Sofort-/Erstmaßnahmen an die Hand geben. Denn kein (Cyber-)Notfall ist wie der andere. Gleichwohl hilft ein systematisches geplantes Vorgehen, den meisten Notfällen angemessen zu begegnen. Folgende Maßnahmen sollten festgelegt werden bzw. folgende Fragen sollten Sie sich für Ihren Notplan beantworten.

6.2.1 Bevor etwas passiert

Organisatorische Maßnahmen
- Zuständigkeiten klären (z. B. separater Notfallbeauftragter oder „Chefsache", Vertretung?),
- Alarmierungs- und Meldewege definieren,
- besonders (zeit)kritische Prozesse identifizieren und über deren Absicherung nachdenken,

- Unterstützungsoptionen mit und durch externe Partner prüfen und dokumentieren, inkl. Ansprechpartner und Kontaktdaten,
- Kommunikationsvorgaben definieren (wer, was, wann; innen versus außen).

Technische Maßnahmen
- Betroffene Systeme vom Netzwerk und vom Internet trennen oder herunterfahren?
  - Entscheidungskompetenz definieren (i. d. R. „Chefsache").
  - Szenarien im Vorfeld definieren.

Praxistipp
Nutzen Sie die IT-Notfallkarte des BSI! Sie können die Karte von der Website des BSI herunterladen und bei Bedarf sogar mit Ihrem Logo individualisieren. Es handelt sich um eine Karte analog des Schemas „Verhalten im Brandfall". Die aufgeführten Maßnahmen ermöglichen Ihnen, vom ersten Moment an die richtigen Entscheidungen zu treffen. Die Notfallkarte soll an zentralen Orten platziert werden und erzeugt einen unmittelbaren Beitrag zur Security Awareness in Ihrer Organisation.

Auf der Homepage des BSI finden Sie eine Notfallkarte, die angibt, wie man im Notfall vorgehen sollte.

6.2.2 Wenn etwas passiert
Organisatorisches
- Ruhe bewahren!
- Jeden Vorfall über die definierten Meldewege melden – keine Angst vor Falschmeldungen, denn Vorsicht ist besser als Nachsicht.
- Melder sind nicht als „Täter" zu betrachten (z. B. bei einem unbeabsichtigten Klick auf einen Link einer Phishing-Mail).
- Verantwortliche (z. B. Sie, Datenschutz- bzw. Sicherheitsbeauftragte) einberufen und Aufgaben festlegen.
- Externe Unterstützung einschalten.
- Informationen sammeln:
  - Was ist passiert?
  - Wie und wo ist es aufgefallen?
  - Wurde der Vorfall intern oder extern gemeldet?
  - Forensische Sicherung für IT-Dienstleister und Polizei und zur Nachbereitung (z. B. Log-Dateien, Screenshots, Fotos, Videos, Speicherabbildungen und Notizen zum Vorfall).
- Auswirkungen feststellen:
  - Kerndienstleistung betroffen?
  - Strafrechtlich relevant?
  - Kundschaft oder Partner betroffen?
  - Handlungsbedarf?
  - Klassifizierung der Bedrohung, um weitere Maßnahmen einzuschätzen.
- Dokumentieren Sie, was Sie beobachten!

- Termine und Fristen überwachen:
  - Meldepflichten zum Datenschutz?
  - Ggf. BSI/KRITIS?
  - Freiwillige Meldung, z. B., um weitere potenziell gefährdete Apotheken warnen zu können?
  - Vertragliche Informationspflichten?
  - Meldung an Versicherungen?
  - Meldung an Kundschaft, Auftraggeber oder Partner?
  - Sonstige?
- Kommunikation:
  - Interne Informationsketten gemäß Notfallplan zu Mitarbeitenden!
  - Sind Mitarbeitende im Urlaub, die es zu informieren gilt?
  - Externe Kommunikationsstrategien?
  - Polizei oder Landeskriminalamt (LKA) – Stellen einer Strafanzeige?
  - Kontaktaufnahme mit der Zentralen Ansprechstelle Cybercrime (ZAC) beim jeweiligen LKA?

Technische Maßnahmen
- Betroffene Systeme vom Netzwerk und vom Internet trennen oder herunterfahren?
  - Gemäß zuvor festgelegtem Vorgehen.
- Rechteverwaltung:
  - Keine Anmeldung mit privilegierten Rechten.
  - Existieren Benutzerkonten mit privilegierten Rechten? Gibt es Hinweise, dass privilegierte Rechte unbefugt eingerichtet und genutzt wurden?
- Betroffene Systeme identifizieren und Ausmaß feststellen:
  - Welche Systeme?
  - Filialen oder externe Räumlichkeiten betroffen?
  - Infizierte Systeme als vollständig kompromittiert betrachten.
  - Alle auf betroffenen Systemen gespeicherten Zugangsdaten als kompromittiert betrachten.
  - Bei kompromittiertem Active Directory (AD) ganzes Netzwerk als kompromittiert betrachten und vollständig neu aufsetzen.
- Notbetrieb, Neuinstallation, Wiederanlauf.
- Back-ups:
  - Zunächst unterbinden, da Schadsoftware mit gesichert werden könnte.
  - Vorhandene Back-ups unbedingt vorher checken, ob diese nicht kompromittiert sind.

Praxistipp
Stimmen Sie die Entscheidung zur Trennung der Apotheke vom Internet mit einem Fachmann ab. Nicht nur würde dies die betrieblichen Prozesse massiv beeinträchtigen – eine Belieferung von E-Rezepten wäre z. B. nicht mehr möglich –, auch kann dies die Situation verschlimmern. Etwa besteht die Gefahr, bei Ransomware den Verschlüsselungsprozess zu unterbrechen und somit die Daten unwiderruflich unbrauchbar zu machen. Um schnelles Handeln dennoch zu ermöglichen, empfiehlt es sich, Szenarien mit den Experten zu definieren, in denen Sie schnell und eigenständig handeln können oder sollen.

6.2.3 Nachdem etwas passiert ist

Organisatorisches
- Augen auf!
  - Ungewöhnliches Systemverhalten?
  - Geschwindigkeit der Systeme stark reduziert?
- Lessons learned?
  - Was hat gut funktioniert? Was kann künftig verbessert werden?
  - Interne Vorgaben anpassen (Dokumentation).

Technische Maßnahmen
- Schließen von erkannten Schwachstellen.

6.3 Grundlagen des Notfallmanagements

Beherzigen Sie diese Grundregeln, haben Sie abermals etwas Zeit gewonnen. Dieses Mal, damit wir uns dem professionellen Notfallmanagement widmen können.

Wir beginnen mit einigen Grundüberlegungen. Dies halten für erforderlich, da uns als Apotheker typischerweise andere Bilder in den Kopf kommen, wenn wir das Signalwort „Notfall" hören, als dies im Kontext der IT- bzw. Cybersicherheit gemeint ist.

6.3.1 Definition eines Notfalls

Ein Notfall, in der IT-Sprache auch „Incident", bezeichnet jede unvorhergesehene Situation, die den ordnungsgemäßen Betriebsablauf erheblich und längerfristig stört oder unterbricht, was mit einer hohen Schadenshöhe einhergeht (◘ Tab. 6.1). Dies kann von Naturkatastrophen (wie Überschwemmungen oder Stürme) über technische Ausfälle (wie Stromausfälle oder IT-Systemabstürze) bis hin zu pandemiebedingten Einschränkungen oder kriminellen Aktivitäten (wie Einbruch oder Cyberangriffe) reichen. Auch versehentlich an den falschen Adressaten übermittelte Sozial- bzw. Gesundheitsdaten

◘ **Tab. 6.1** Typische Notfallszenarien der IT-Sicherheit im Apothekenumfeld

Art des Notfalls	Beschreibung	Mögliche Auswirkungen
Naturbedingte Notfälle	Überschwemmungen, Erdbeben, extreme Wetterbedingungen	Gefährdung der physischen Infrastruktur der Apotheke
Technische und IT-bedingte Notfälle	Ausfälle der IT-Systeme, Datenverluste, Datenmanipulationen	Beeinträchtigung der Verarbeitung von Rezepten und Kundeninformationen
Gesundheits- und Pandemiebedingte Notfälle	Pandemien und andere Gesundheitskrisen	Beeinträchtigung des Personals und des Betriebsablaufs
Kriminelle Aktivitäten	Einbrüche, Diebstahl, Cyberangriffe	Betriebsstörungen, Schädigung des Kundenvertrauens
Datenschutzverletzungen	Datenlecks, unautorisierte Datenübermittlung	Verlust oder Missbrauch von sensiblen Daten, rechtliche Folgen

sollten Sie hierunter verstehen. Denn im Bewusstsein, dass Sie zumindest den Schaden begrenzen können, wenn Sie schnell handeln, wird der gemeinsame Nenner zu den anderen Notfällen deutlich.

Abzugrenzen vom Notfall sind die **„einfache Störung"** als kurzzeitiger Ausfall von Prozessen oder Ressourcen mit nur geringem Schaden (der übliche Alltagswahnsinn, wenn man so will) sowie **„Krise"** und **„Katastrophe"** als Steigerungen des Notfalls. Während Krisen im Wesentlichen noch auf eine Institution, z. B. Ihre Apotheke, beschränkt sind und deren Existenz bedrohen können, handelt es sich bei einer Katastrophe um ein räumlich und zeitlich nicht begrenztes Großschadensereignis. Gleichwohl verbleibt ein solches Ereignis aus der betrieblichen Innensicht auf der Ebene der Krise und erfordert Ihr entschlossenes Handeln.

Wie Sie sehen, verstehen wir im Kontext IT-Sicherheit und BCM/Notfallmanagement unter einem Notfall durchaus auch weitaus „mildere" Umstände, als dies etwa im Bereich der Notfall- und Katastrophenpharmazie der Fall ist. Ihre Apotheke und Ihre Prozesse stehen im Mittelpunkt der Betrachtung. Primär geht es um Ihre (wirtschaftliche) Existenz, nicht um den Bevölkerungsschutz. Naturgemäß schafft das Erste allerdings die Grundlage, damit Sie einen Beitrag zu Letzterem leisten können.

6.3.2 Rolle des Apothekenpersonals in Notfällen

Das Rückgrat Ihrer Notfallplanung ist ein Team, das im Fall der Fälle schnell, entschlossen und zielführend handelt. Mit einer guten Notfallplanung legen Sie lediglich den Grundstein. Dessen müssen Sie sich bewusst sein. Diese Situation ist identisch mit der Ausgangslage, wonach auch Ihre Sicherheitsmaßnahmen nur dann (voll) greifen können, wenn Ihr Personal diese aktiv unterstützt, jedenfalls aber nicht (unabsichtlich) unterwandert (▶ Kap. 7).

Das Bild eines Apothekenteams als „(IT-)Rettungskräfte" oder „(IT-)Einsatzkommando" wäre mit Sicherheit übertrieben und realitätsfern. Auch die Installation eines **Krisenstabes**, wie es Großunternehmen tun, ist für Apotheken überdimensioniert. Vielmehr sollten Sie Ihrem Team durch Vorbereitung und Schulung korrekte Notfallreaktionen antrainieren sowie ihm spezifische Rollen und Verantwortlichkeiten im Notfall zuweisen, wie man es aus dem Bereich der Ersten Hilfe kennt. Dazu gehören auch klare Kommunikationswege und -pläne, um in einem Notfall effektiv reagieren zu können. Dies kann z. B. der sofortige Kontakt mit Ihrem IT-Fachmann sein; ganz so, wie man idealerweise noch vor der oder parallel zur Ersten Hilfe den Rettungsdienst alarmiert. Aber auch die interne Kommunikation ist wichtig. Anderenfalls drohen Missverständnisse, Gerüchte und daraus resultierende Verunsicherung.

6.3.3 Vorteile effektiver Notfallplanung

Die Vorteile einer effektiven Notfallplanung (im IT-Kontext auch Incident-Response-Management) liegen auf der Hand. Sie stellen damit sicher, dass Ihre Apotheke auch in Krisenzeiten ihre wichtigen Dienstleistungen aufrechterhalten oder wieder aufnehmen kann. Damit schützen Sie die Gesundheit und Sicherheit Ihrer Patienten und sichern Ihren wirtschaftlichen Erfolg. Ggf. erarbeiten Sie sich gar einen Wettbewerbsvorteil, sollte es sich um eine regionale oder flächendeckende Krise handeln, auf die Ihre Konkurrenten nicht oder nicht so gut wie Sie vorbereitet sind (○ Abb. 6.1).

6.3.4 Bestandteile des Notfallmanagements

Laut Maßnahmenkatalog des BSI setzt sich ein wirksames Notfallmanagement aus drei Bestandteilen zusammen, die es inhaltlich zu füllen gilt:

- **Leitlinie zum Notfallmanagement** zur Rahmensetzung („Philosophie"),
- **Notfallvorsorgekonzept** zur Prävention von Notfällen,
- **Notfallhandbuch** mit Handlungsanleitungen für Notfälle und Krisen.

Diese Produkte gilt es, im Rahmen Ihres Notfallmanagementprozesses zu erzeugen. Links zu Vorlagen und Ausfüllanleitungen finden Sie in ▶ Kap. 8.1.

6.3.5 Phasen des Notfallmanagements

Das Notfallmanagement kennt vier Phasen. Die Grundlage ist eine gute Vorbereitung. Basierend auf der Risikoanalyse, erstellen Sie Notfall-, Kommunikations- und Wiederherstellungspläne. Ebenfalls noch vor dem eigentlichen Notfall geht es darum, die „Bereitschaft" für den Ernstfall aufrechtzuerhalten. **Regelmäßiges Überprüfen, Aktualisieren und Üben sind das A und O.**

Kommt es zum Ernstfall, gilt es, den eingeübten Plan umzusetzen. Aber nicht nur das. Auch wenn der Stresslevel hoch ist, gilt es, einen klaren Kopf zu bewahren und auch die Dokumentation der sich verändernden Lage nicht zu vernachlässigen. Diese ist aus mehreren Gründen entscheidend. Zum einen hilft sie Ihnen bei der Rekonstruktion von Ereignissen, was bei der Fehlersuche, Fehlereingrenzung oder -behebung helfen kann. Zum anderen ist eine Dokumentation der Ereignisse und Handlungen für spätere Haftungsfragen und/oder Versicherungsfragen von Bedeutung.

Ist der Ernstfall überwunden, gilt: **Nach dem Notfall ist vor dem Notfall**. Was muss sofort korrigiert werden? Was haben wir gelernt und können wir verbessern? Arbeiten Sie die Geschehnisse sorgsam auf und verbessern Sie auf diese Art Ihr Notfallmanagement (● Abb. 6.1).

6.4 Schritte zur Erstellung Ihres Notfallkonzepts

Eines direkt vorneweg: Es gibt keine Blaupause für ein Notfallkonzept oder konkrete Notfallpläne. Das ist aufgrund der Besonderheiten einer jeden Apotheke nicht möglich. Darauf haben wir bereits im Rahmen der grundlegenden Schutzbedarfsermittlung und hiervon abzuleitender Sicherheitsmaßnahmen für den IT-Grundschutz hingewiesen (▶ Kap. 5). Hier gilt ausdrücklich nichts anderes.

Gleichwohl gibt es einige Grundcharakteristika, die effektives Notfallmanagement auszeichnen. So sollte jeder Notfallplan **kurz und präzise** sein, denn Ihnen und Ihren Mitarbeitern fehlt im Ernstfall schlicht die Zeit, sich durch lange Ausführungen zu mühen. Auf die Notwendigkeit der **Aktualität** haben wir bereits häufiger hingewiesen.

Was man in der Praxis leider oft vergisst, ist aber etwas anderes. Wir arbeiten inzwischen alle überwiegend mit digitalen Dokumenten. Das hat viele Vorteile. Nun aber sprechen wir über einen Notfallplan für den Ernstfall, dass Ihre IT kompromittiert ist oder gänzlich ausfällt. In einem solchen Szenario nützen Ihnen digitale Dokumente oder Verwaltungstools wenig. Denken Sie also bitte daran, eine **analoge Rückfallebene** für den Notfallplan und insbesondere das Notfallhandbuch zu implementieren. Im einfachsten

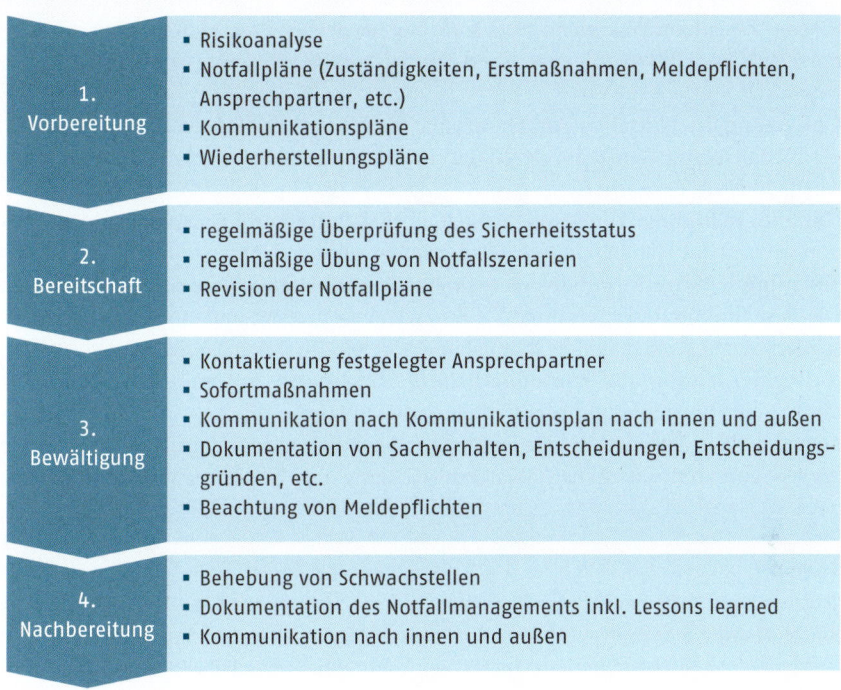

Abb. 6.1 Die 4 Phasen des Notfallmanagements

Fall drucken Sie den Notfallplan nach jeder Aktualisierung aus und platzieren diesen an einem Ort, der für alle relevanten Personen zugänglich ist.

■ **MERKE** Bedenken Sie, dass insbesondere das Notfallhandbuch in einem Ernstfall für Sie und Ihr Personal – hier herrschen in der Praxis Verunsicherung und Hektik vor (!) – schnell und einfach verfügbar sein muss. Den Mehrwert eines ausgedruckten Exemplars an bekannter Stelle erkennt man insbesondere dann, wenn man merkt, dass man mit der gestörten IT gerade eben nicht auf die digitale Version zugreifen kann.

Neben diesen Grundanforderungen weist ein wirksames Notfallmanagement eine etablierte Struktur auf, die wir Ihnen folgend an die Hand geben. Wir lehnen uns dabei an den BSI-Standard 100-4 „Notfallmanagement" an, um gemeinsam mit Ihnen den Notfallmanagement-Prozess zu etablieren. Sechs Schritte sind erforderlich:

1. **Initiierung:** Auch Risikoplanung bzw. BCM ist Chefsache. Ihnen obliegt die Festlegung strategischer Zielsetzungen und grundlegender organisatorischer Voraussetzungen für den Notfallmanagement-Prozess in Ihrer Apotheke. Auch das Durchbrechen von Widerständen (Mehraufwand zum Tagesgeschäft) ist Ihre Aufgabe, damit Ihr Personal sinnvoll eingebunden werden kann.
2. **Konzeption:** Die kritischen Geschäftsprozesse und Ressourcen Ihrer Apotheke werden ermittelt und die Risiken, denen diese ausgesetzt sind, bewertet. Hierbei haben Sie die Vorarbeit im Wesentlichen bereits geleistet, wenn Sie ein ISMS nach ▶ Kap. 5 auf-

gesetzt haben. Betrachten Sie diese Ergebnisse nun zur Sicherheit nochmals aus der Risikoperspektive. Was, wenn trotz Ihrer bereits abgeleiteten Maßnahmen etwas passiert? Zu diesen Bewertungen passende Notfallvorsorgekonzepte werden im Anschluss entwickelt.
3. **Umsetzung des Notfallvorsorgekonzepts:** Sie müssen Prioritäten für die Umsetzung der Notfallvorsorgekonzepte setzen und Ressourcen bereitstellen. Zudem sind Verantwortlichkeiten festzulegen.
4. **Notfallbewältigung:** Verantwortlichkeiten, Pläne und Verhaltensregeln für die Reaktion auf und das Handeln in Notfallsituationen werden in einem Notfallplan geregelt.
5. **Tests und Übungen:** Notfallvorsorgekonzepte und Notfallpläne sind schön und gut. Ob diese funktionieren, erfahren Sie nur, wenn sie getestet und eingeübt werden. Nur so identifizieren Sie mögliche Mängel und bereiten Ihr Team ausreichend vor.
6. **Aufrechterhaltung und kontinuierliche Verbesserung:** Angemessenheit und Wirksamkeit der Konzepte und Maßnahmen müssen regelmäßig geprüft werden. Zusammen mit einer Auswertung der Ergebnisse der Tests und Übungen tragen diese Prüfungen zur kontinuierlichen Weiterentwicklung des Notfallmanagement-Prozesses bei.

Praxistipp

Ein Muster für ein Notfallmanagement-Konzept für eine fiktive Firma hat das BSI entworfen und auf seiner Website bereitgestellt. Dieses Muster kann Ihnen helfen, die folgenden Inhalte besser auf die konkrete Ebene herunterzubrechen, sollte Ihnen dies schwerfallen (▶Kap. 8.1.2). Auch werden wir uns auch in diesem Kapitel wieder einige Ausarbeitungen der Herz-Apotheke ansehen.

6.4.1 Leitlinie zum Notfallmanagement

Wenn Sie den Notfallmanagement-Prozess nicht anstoßen, wird es niemand tun. Dessen sind Sie sich sicherlich bewusst. Zu Ihrem Auftakt gehört daher insbesondere die Erstellung und Bekanntgabe einer **Leitlinie zum Notfallmanagement.** Diese fasst die grundlegende Position zu den Zielen und den organisatorischen Rahmenbedingungen für das Notfallmanagement zusammen.

Selbstverständlich können Sie sich bei der Erstellung der Notfallleitlinie unterstützen lassen. Das sollten Sie teilweise sogar. Nicht selten hat das Apothekenteam aufgrund der operativen Nähe Details kritischer Geschäftsprozesse eher im Blick als Sie. Und wie immer gilt: Alles aktuell halten!

Inhaltlich gilt es, die Leitlinie zum Notfallmanagement kurz und übersichtlich zu halten. Mindestens sollten Sie allerdings folgende Aspekte beschreiben:

- **Definition des Notfallmanagements:** Was wird darunter verstanden? Welche Aufgaben und Kompetenzen umfasst es? Welche Schnittstellen hat es zu verwandten Aufgabenbereichen, etwa dem Sicherheitsmanagement?
- **Geltungsbereich des Notfallmanagements:** Es ist zu empfehlen, die Apotheke als gesamte Institution einzubeziehen. Aber auch einzelne Standorte oder Räumlichkeiten können sinnvolle Einheiten sein, sofern sie hinreichend bedeutsam, gut abgrenzbar und groß genug sind.

- **Zielsetzung und Kernaussagen der Notfallstrategie:** Welche Geschäftsziele sollen durch das Notfallmanagement geschützt werden? Welche Schadensszenarien werden betrachtet? Was davon könnte existenzbedrohend sein? Wie groß ist die Bereitschaft, Risiken einzugehen? Welche Ziele werden vorrangig bei der Behandlung von Notfällen angestrebt?
- **Zu beachtende Gesetze, Richtlinien und Vorschriften:** Auflistung der Gesetze, Richtlinien und Vorschriften, die zu beachten sind.
- **Stellenwert des Notfallmanagements für die Apotheke:** Wie ordnet es sich im Gesamtzusammenhang der Ziele Ihrer Apotheke ein? Es geht darum zu definieren, was im Zweifel Vorrang hat (Ressourcen, Investitionen etc.).
- **Gewähltes Vorgehensmodell:** Dies kann beispielsweise der BSI-Standard 100-4 sein, an den wir uns hier anlehnen.
- **Struktur der Aufbauorganisation:** Welche Rollen gehören zum Notfallmanagement? Wie sind deren Zuständigkeiten? Bitte berücksichtigen Sie auch Fragen der Vertretung.
- **Verpflichtung zur Optimierung des Notfallmanagements:** Definieren Sie regelmäßige Überprüfungen, Tests und Übungen, um das Notfallmanagement zu optimieren.
- **Übernahme der Verantwortung durch den Inhaber:** Dies wird durch die explizite Freigabe per Unterschrift dokumentiert.

Wie Sie merken, entsprechen einige Punkte exakt den Festlegungen, die es im Rahmen eines ISMS für die Leitlinie zur IT-Sicherheit zu treffen gilt (▸ Kap. 5.3.2). Dies ist Absicht und der Tatsache geschuldet, dass auch Notfallmanagement-Prozesse Teil von Zertifizierungen sein können. Die Struktur entsprechender Dokumente ist grundsätzlich immer vergleichbar. Die inhaltlichen Erläuterungen in ▸ Kap. 5.3.2 helfen Ihnen daher ebenfalls weiter.

Auch die **Verantwortungs- bzw. Aufgabenzuweisung** gehört in die Leitlinie. Soll ein Notfallbeauftragter – oder Sie – im Notfall nicht allein agieren, empfiehlt sich die Etablierung einer Notfallorganisation. Der BSI-Standard 100-4 sieht hier eine ganze Reihe an Rollen vor (Unternehmens- und Behördenleitung, Notfallbeauftragte, Notfallkoordinatoren, Notfallvorsorgeteams, Krisenentscheidungsgremium, Krisenstab, Notfallteams und unterstützendes Zusatzpersonal), weshalb dieser Punkt regelmäßig nochmals separat erfasst wird. Aufgrund der relativen Kleinheit einer Apotheke ist dieses Konzept allerdings überdimensioniert.

Gleichwohl müssen die Aufgaben, die diesen Rollenträgern zugeordnet sind, im Notfall auch in Ihrer Apotheke erledigt werden. Dabei wird grundsätzlich zwischen zwei Handlungsfeldern unterschieden, aus denen Aufgaben zugeteilt werden müssen:

- **Notfallvorsorge** (proaktive Tätigkeiten, z.B. Erarbeitung des Notfallvorsorgekonzepts),
- **Notfallreaktion** (reaktive Tätigkeiten, z.B. Lagebewertung, Notfallplan aktivieren, Maßnahmen- und Lageüberwachung etc.).

Die damit verbundenen Zusatzaufgaben müssen mit dem bestehenden Personal gemeistert werden; womit wir zur **Bereitstellung der Ressourcen** kommen. Das ist ebenfalls bereits in der Initiierungsphase Ihre Aufgabe.

Ein Notfallvorsorgekonzept setzt sich aus organisatorischen, infrastrukturellen und technischen Maßnahmen zusammen. Die infrastrukturellen und technischen Maßnahmen, wie etwa die Bereitstellung von Ausweichräumlichkeiten und redundanten IT-Systemen, ziehen nicht nur finanzielle Investitionen nach sich, sondern verlangen auch zusätzlichen Zeitaufwand für Auswahl, Beschaffung, Implementierung sowie für die fortlaufende Überwachung und Wartung. Wir hatten dies bereits für die „normale" IT-Sicherheit diskutiert. Sollte intern nicht genügend Fachwissen vorhanden sein, muss zudem mit Kosten für den Einsatz externer Experten gerechnet werden.

Hierbei sollte der Grundsatz gelten: Zu viel Aufwand für (Notfall-)Sicherheit zu betreiben ist unwirtschaftlich, zu wenig Investition bedeutet unvertretbare Risiken.

Muster-Leitlinie zum Notfallmanagement der Herz-Apotheke (Auszug)

Leitlinie zum Notfallmanagement der Herz-Apotheke

Die Herz-Apotheke ist bestrebt, langfristigen Geschäftserfolg zu sichern. Dafür halten wir es für unerlässlich, unsere Geschäftsabläufe gegen interne und externe Störungen abzusichern. Aus diesem Anlass hat die Apothekenleitung beschlossen, ein System für Notfallmanagement in der Apotheke zu implementieren. Die vorliegende Leitlinie definiert die Kernaspekte dieses Projekts und wird mit ihrer Unterzeichnung wirksam. Für das Notfallmanagement der Herz-Apotheke sind die folgenden Punkte von Bedeutung:

Geltungsbereich dieser Leitlinie zum Notfallmanagement

Diese Richtlinie ergänzt in Bezug auf die IT-Sicherheit das ISMS der Herz-Apotheke im Falle eines Notfalls, der die betrieblichen Abläufe erheblich stört und zu höheren Schäden führen kann. Zudem gilt sie in IT-unabhängigen Notfällen.

Die Festlegungen dieser Leitlinie gelten für die Herz-Apotheke sowie deren Filiale, die Bypass-Apotheke, sowie den externen Lagerraum. Bei den Detailplanungen zur Ausgestaltung des Notfallmanagements werden alle Standorte einbezogen.

Zielsetzung des Notfallmanagements

Die Hauptaufgabe des Notfallmanagements besteht darin, das Unternehmen ausreichend auf Notfallsituationen vorzubereiten, die eine existenzielle Bedrohung darstellen könnten. Dies beinhaltet erstens die Implementierung präventiver Maßnahmen gegen die identifizierten Risiken. Zweitens erfordert es die Entwicklung angemessener Maßnahmen und Pläne, um auch während Notfälle und kritischer Lagen handlungsfähig zu bleiben und potenzielle Schäden zu minimieren.

Normative Verweisung

Alle für den Apothekenbetrieb relevanten Gesetze, Verordnungen und verbindlichen Richtlinien sind auch im Rahmen des Notfallmanagements zu beachten.

Aufwand für das Notfallmanagement

Die Inhaberin befürwortet das Ziel des Notfallmanagements und stellt deshalb die benötigten Ressourcen für die Planungsprozesse zur Verfügung. Aufgrund unserer begrenzten Größe und finanziellen Möglichkeiten ist das Budget für die Notfallvorsorge allerdings eher gering. Deshalb ist es unser Ziel, in unserer Geschäftsstrategie Aktivitäten zu meiden, die ein unverhältnismäßig hohes Risiko darstellen. Wir bevorzugen minimale und kleine Lösungen als Kontinuitätsstrategien.

Grundsätzliche Vorgehensweise

Auch für Apotheken wird es immer wichtiger, sich an anerkannten Standards zu orientieren. Aufgrund unserer Erfahrungen mit dem BSI-Standard 200-2 (IT-Grundschutz) zur Gewährleistung der Informationssicherheit und um möglichst konsistente Methoden anzuwenden, werden wir unsere Vorgehensweise an dem BSI-Standard 100-4 ausrichten. Zudem wird die Handlungsempfehlung des DAV zur Vorbereitung auf Stromausfälle berücksichtigt.

Planmäßiges Vorgehen

Für alle existenzrelevanten Unternehmensprozesse werden passende Konzepte und Pläne zur Notfallvorsorge entwickelt. Diese basieren auf einer gründlichen Bewertung der Bedeutung verschiedener Aktivitäten und Prozesse sowie der dafür erforderlichen Ressourcen, die durch eine Business-Impact-Analyse ermittelt werden.

Organisatorische Festlegungen

Die Entwicklung und Weiterentwicklung dieser Konzepte werden von einem Notfallbeauftragten koordiniert. Die Rolle eines Notfallbeauftragten wird neu eingerichtet. Der Inhaber dieser Rolle ist der Inhaberin gegenüber berichtspflichtig. Die Inhaberin übernimmt zudem die Vertretungsfunktion. Bei Bedarf werden für Teilaufgaben weitere Mitarbeiterinnen und Mitarbeiter oder externe Unterstützung hinzugezogen.

Aufrechterhaltung und Weiterentwicklung des Notfallmanagements

Wir werden die Angemessenheit und Wirksamkeit der ausgearbeiteten Notfallpläne und Vorsorgestrategien in regelmäßigen Abständen evaluieren. Hierbei ist geplant, mindestens jährlich Notfallübungen durchzuführen und alle zwei Jahre einen externen Auditor einzusetzen, um unsere Notfallpräventionsmaßnahmen zu überprüfen.

Rollen und Verantwortlichkeiten zum Notfallmanagement

Die Herz-Apotheke, ein Unternehmen mit limitierten personellen und finanziellen Kapazitäten, sieht sich außerstande, eine umfassende eigenständige Notfallorganisation zu unterhalten, da dies nicht wirtschaftlich wäre. Daher müssen alle Aufgaben des Notfallmanagements vom Notfallbeauftragen sowie der Inhaberin mit Unterstützung von den Mitarbeitenden – zusätzlich zu ihren Hauptaufgaben – übernommen werden. Um dennoch eine effektive Notfallstruktur mit den vorhandenen Mitteln zu ermöglichen, werden folgende Festlegungen getroffen:

- Die oberste Verantwortung für den Notfallmanagement-Prozess liegt bei der Inhaberin.
- Die Rolle des Notfallbeauftragten wird von dem Mitarbeiter übernommen, der auch als Datenschutzbeauftragter/IT-Sicherheitsbeauftragter fungiert. Dieser arbeitet eng mit seiner Stellvertretung, der Inhaberin, zusammen.
- Statt feste Notfallvorsorgeteams zu etablieren, werden bei Bedarf geeignete Mitarbeiter für spezifische Aufgaben herangezogen. Insbesondere in der Konzeptionsphase soll deren spezifisches Prozesswissen genutzt werden.
- Da zu Beginn des Notfallmanagement-Prozesses keine dokumentierten Notfallpläne vorlagen, wurde von einer detaillierten Festlegung spezifischer Rollen für die Notfall-

bewältigung abgesehen. Es wurde beschlossen, die Etablierung spezieller Rollen und Aufgabenbeschreibungen – sofern notwendig und organisatorisch sinnvoll bzw. möglich – zu einem späteren Zeitpunkt zu evaluieren, wenn die Notfallplanungen weiterentwickelt sind.

6.4.2 Business-Impact-Analyse

Unternehmen haben spezifische Ziele. Zumeist wollen sie in bestimmten Geschäftsbereichen erfolgreich sein. Bei Apotheken kommt der gesetzliche Versorgungsauftrag hinzu. Die Prozesse und eingesetzten Ressourcen helfen dabei, diese Ziele, seien sie selbst gesetzt oder von außen vorgegeben, zu erreichen. Besonders für Apotheken ist es daher wichtig zu verstehen, wie die **Business-Impact-Analyse** (BIA) helfen kann, diese abzusichern.

Die BIA untersucht, vereinfacht ausgedrückt, wie stark sich Ausfälle von bestimmten Prozessen und Ressourcen auf Ihr Geschäft auswirken könnten. Das Ziel ist es herauszufinden, welche Prozesse und Ressourcen besonders wichtig sind und daher besonders geschützt werden müssen. So stellen Sie sicher, dass Ihre Apotheke auch in Krisensituationen oder Notfällen ihre wesentlichen Aufgaben und Ziele erfüllen kann. Systematisch lässt sich die BIA-Methode in acht Teile untergliedern.

BIA-Methode

Die einzelnen Schritte der BIA-Methode helfen Ihnen, einen klaren Plan für den Fall eines Ausfalls in Ihrer Apotheke zu erstellen, sodass Sie schnell reagieren und den Betrieb aufrechterhalten bzw. möglichst schnell wieder aufnehmen können, ggf. in einem Notbetrieb.

1. **Vorbereitung:** Zuerst sollten Sie sicherstellen, dass Sie aktuelle Informationen und Kennzahlen zu Ihren Geschäftsprozessen haben. Falls diese Informationen noch nicht vorliegen, ist es wichtig, sie zu erfassen.
2. **Auswahl relevanter Geschäftsprozesse:** Überprüft werden sollen lediglich die wichtigsten Geschäftsprozesse. Das ist in jedem Fall die Arzneimittelversorgung (Prio 1 = Rx; Prio 2 = OTC). Möglicherweise sind es auch vertraglich zugesicherte Spezialversorgungen (z. B. Verblisterung, Zytostatikaherstellung etc.). Diejenigen Prozesse, die weder gesetzlich vorgeschrieben noch wirtschaftlich existenziell sind, können Sie von weiteren Analysen ausschließen.
3. **Schadensanalyse:** Hierbei untersuchen Sie, welchen Schaden der Ausfall einzelner Geschäftsprozesse in Ihrer Apotheke verursachen könnte.
4. **Festlegung von Wiederanlaufparametern:** Basierend auf dem zeitlichen Verlauf und der Höhe des möglichen Schadens, legen Sie für jeden Geschäftsprozess die maximal tolerierbare Ausfallzeit sowie die Zeit und das Niveau für den Wiederanlauf fest.
5. **Anpassung an Abhängigkeiten und Ziele:** Wenn bestimmte Geschäftsprozesse voneinander abhängig sind oder strategische Ziele Ihrer Apotheke dies erfordern, passen Sie die Wiederanlaufparameter entsprechend an.
6. **Festlegung von Prioritäten für den Wiedcranlauf:** Nutzen Sie die Ergebnisse Ihrer Schadensanalyse und die festgelegten Parameter, um zu bestimmen, welche Prozesse besonders kritisch sind und in welcher Reihenfolge sie nach einem Ausfall wiederhergestellt werden sollten.

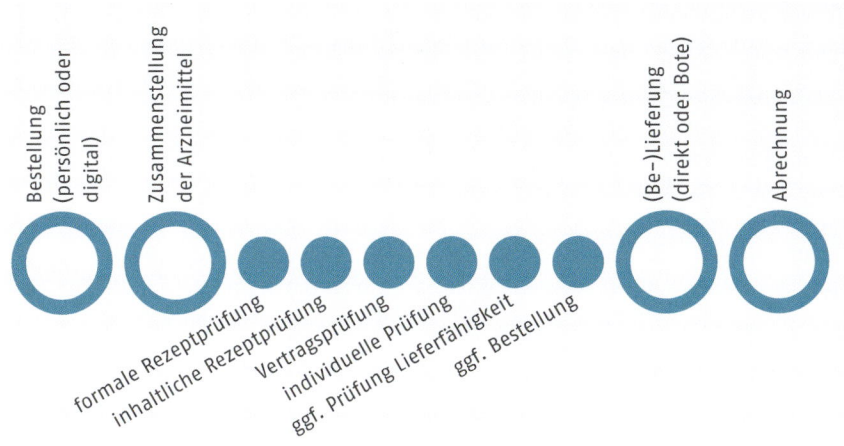

○ **Abb. 6.2** Vereinfachte Prozesskette der Arzneimittelversorgung

7. **Ermittlung benötigter Ressourcen:** Finden Sie heraus, welche Ressourcen (z. B. Räumlichkeiten, technische Systeme, Informationen) für die als kritisch identifizierten Prozesse notwendig sind.
8. **Bestimmung der Kritikalität und Wiederanlaufzeiten der Ressourcen:** Im letzten Schritt bewerten Sie, wie wichtig diese Ressourcen sind und wie schnell sie im Falle eines Ausfalls wieder verfügbar sein müssen.

Geschäftsprozesse bestimmen

Ein Geschäftsprozess in Ihrer Apotheke ist eine Abfolge von Tätigkeiten, die darauf abzielen, bestimmte Geschäftsziele zu erreichen. Um in Ihrer Apotheke Werte zu schaffen und Aufgaben zu erfüllen, arbeiten mehrere Geschäftsprozesse – wertschöpfende **Kernprozesse** und diese flankierende **Unterstützungsprozesse** – zusammen, die eine Prozesskette bilden.

Zum Beispiel gehören zum Prozess der Rezeptbelieferung der Eingang von Bestellungen, die Zusammenstellung von Medikamenten, die Abgabe an Kunden und die Abrechnung. Betrachtet man diesen Prozess in granularer Form, so lässt sich jeder Schritt nochmals in **Teilprozesse** untergliedern (○ Abb. 6.2). Zudem nimmt jeder Geschäftsprozess **Eingaben** (wie Waren, Dienstleistungen, Informationen; hier z. B. ärztliche Verschreibung vom Patienten, Arzneimittel vom Großhändler) von vorherigen Prozessen auf, verarbeitet diese und liefert Ergebnisse an die nachfolgenden Prozesse (z. B. Kassendatensatz und Abrechnungsdatensatz). Auch ein „einfacher" Prozess kann auf diese Weise schnell komplex in seiner Darstellung werden.

Gleichwohl erfordert eine effektive Business-Impact-Analyse ein umfassendes Verständnis der Struktur, Ziele und Abläufe Ihrer Prozesse und einen angemessenen Detailgrad. Wird etwa eine wichtige Abhängigkeit übersehen (z. B. Verfügbarkeit der Internetleitung aus dem entsprechenden Unterstützungsprozess) und in Ihrem Notfallplan nicht berücksichtigt, so droht die Prozessabsicherung im Ernstfall als Ganzes zu scheitern.

Idealerweise haben Sie bereits alle notwendigen Informationen über Ihr QMS parat – Stichwort SOP oder Prozessstammblatt. Falls noch keine geeigneten Dokumentationen vorliegen, stellen Sie sicher, dass Sie nun alle für die Notfallplanung benötigten Informationen (nach)erfassen. Dazu sollten mindestens folgende Punkte gehören:

- eindeutige Bezeichnung für jeden Geschäftsprozess,
- kurze Beschreibung des Prozesses,
- benötigte Inputs (z. B. Waren, Informationen),
- Ergebnis (Output) des Prozesses,
- ggf. Teilprozesse,
- Informationen darüber, wie dieser Prozess mit anderen Geschäftsprozessen verbunden ist – also welche Prozesse davor und danach kommen und welche Abhängigkeiten von unterstützenden Prozessen wie IT-Dienstleistungen bestehen,
- Grad der Abhängigkeit verschiedener Geschäftsprozesse,
- Prozessverantwortlicher oder Ansprechpartner.

Praxistipp
Die Nutzung von Querverweisen bzw. die Bezugnahme auf Ihr QMS kann Ihnen viel Arbeit ersparen. Denn, sofern diese inhaltlich und strukturell gut aufgebaut ist, liefert Ihnen Ihre QM-Dokumentation bereits viele Informationen, die hier erforderlich sind. Dies gilt insbesondere für die Prozessbeschreibung, Teilprozesse und Abhängigkeiten zu anderen (Geschäfts-)Prozessen.

Prozessbeschreibung Rezeptbelieferung in der Herz-Apotheke (Auszug)
[…]
Bezeichnung: Abgabe von Arzneimitteln und Medizinprodukten auf eine GKV-Verordnung.
Beschreibung: siehe QMH Kap. 3.1.2.
Benötigte Inputs:

- kassen(zahn-)ärztliche Verordnung bzw. Verordnungsdatensatz,
- ABDA-Datenbankinformationen,
- TI-Services,
- SecurPharm-Services,
- Arzneimittel oder Medizinprodukte (aus Bestand oder Bestellung).

Outputs:

- abrechnungsfähige Verordnung bzw. Dispensierdatensatz,
- ordnungsgemäße Abgabe AM/MP.

Teilprozesse: siehe QMH Kap. 3.1.2.
Abhängigkeiten und Abhängigkeitsgrad: siehe QMH Kap. 3.1.2.
Prozessverantwortlicher: QMH Kap. 3.1.2.

Schadensanalyse

Bei der Schadensanalyse geht es nun darum, den potenziellen Schaden zu untersuchen, der entstehen könnte, wenn ein zuvor identifizierter (kritischer) Prozess in Ihrer Apotheke unterbrochen wird. Sie hilft Ihnen zudem, einen Maßstab zu entwickeln, um die Geschäftsprozesse für die Notfallvorsorge zu priorisieren. Hierbei könnten Sie möglicherweise auf Ergebnisse aus einer früheren Feststellung des Schutzbedarfs gemäß IT-Grundschutz zurückgreifen.

Praxistipp
Zwar schlägt der BSI-Standard 100-4 die Kategorien „niedrig, normal, hoch und sehr hoch" vor, doch können Sie gut und gerne im ebenfalls 4-stufigen System (gering, mittel, hoch, sehr hoch) aus ▸ Kap. 5.3.4 verbleiben und Ihre bereits erstellten bzw. angepassten Vorlagen auf diese Art einer Zweitverwertung zuführen. Anpassen müssen Sie dann lediglich die Schadenskategorien (▸ Kap. 5.3.3). Auf diese Weise vermeiden Sie unnötige Mehraufwände.

Eine neu hinzukommende Dimension stellt die Betrachtung der Zeit dar. Sie bewerten über definierte **Bewertungsperioden**, wie sich ein Schaden mit der Zeit entwickelt. Ebenfalls können Sie Zeitpunkte berücksichtigen, sofern diese für Prozesse besondere Relevanz haben, da diese die **Kritikalität** eines Prozesses abhängig von der Zeit beeinflussen können (z. B. Lohnbuchhaltung am Ende des Monats oder Datum der Rezeptabholung durch das Apothekenrechenzentrum etc.). Alternativ gehen Sie davon aus, dass solche Prozesse gerade dann gestört werden, wenn der kritische Zeitpunkt vorliegt (Worst-Case-Betrachtung). Dies reduziert die Komplexität und steigert die Sicherheit, steigert aber vermutlich den Absicherungsaufwand.

Haben Sie die Analysebedingungen festgelegt, liegt es am Notfallbeauftragten – oder Ihnen –, die Schadensanalyse zu koordinieren. Die Bewertung selbst nehmen diejenigen Mitarbeiter vor, die die betroffenen Prozesse am besten kennen. Dies können naturgemäß selbstverständlich auch Sie sein.

Wiederanlauf
Durch die Summenbildung der im Rahmen der Schadensanalyse ermittelten Schadenswerte je Prozess und die Information, wann welcher Prozess aufgrund des Zeitfaktors (dramatisch) an Kritikalität gewinnt, erhalten Sie die Möglichkeit, Ihre wichtigsten Prozesse noch mal relativ zueinander zu **priorisieren**, indem Sie Kategorien für die gemessene **Kritikalität** vergeben (◻ Tab. 6.2, ◻ Tab. 6.3). Dies betrifft die (sinnvolle) Reihenfolge für die weitere Ausarbeitung der Notfallpläne, aber auch den Plan zum Wiederanlauf von zeitweise stillgestandenen Prozessen.

Der BSI-Standard nutzt dies als Ausgangspunkt für eine vertiefte Analyse der zweckmäßigen Wiederaufnahmeparameter. In weniger komplexen Prozesslandkarten, wie diese in Apotheken vorzufinden ist, genügt jedoch die o. g. Priorisierungslogik. Gleichwohl steckt ein einfacher Gedanke hierhinter, den auch Sie in einem „Totalausfall-Szenario" im Kopf haben sollten: Die Wiederherstellung von einzelnen Prozesses kostet Zeit. Es wird selten alles gleichzeitig wieder funktionieren. Vielmehr muss sequenziell vorgegangen werden.

Wichtig ist auch, dass Sie die **Abhängigkeiten** von Systemen nochmals in den Blick nehmen, bevor Sie einen konkreten Plan für den Wiederanlauf definieren. Achten Sie auf die Eingaben (Input) und die Ergebnisse (Output) jedes Geschäftsprozesses in Ihrer Apotheke. Wenn ein Prozess besonders stark von bestimmten Eingaben abhängt, kann dies auch die Wiederanlaufziele des Prozesses beeinflussen, der diese Eingaben liefert. Ebenso kann der Output eines Prozesses die nachfolgenden Prozesse beeinträchtigen. Es könnte notwendig sein, die Wiederanlaufziele der Prozesse, die von diesem Output abhängen, entsprechend anzupassen. Zudem sind technische Abhängigkeiten zu berücksichtigen.

Als – zugegeben triviales – Beispiel sei genannt, dass kein E-Rezept-Belieferungsprozess wieder gestartet werden kann, wenn die Internetleitung noch nicht wiederhergestellt ist.

Praxistipp
Organisatorisch achten Sie bitte darauf, dass Ihre Wiederherstellungsziele vor dem Hintergrund der verfügbaren Ressourcen realistisch sind. Gerade in einem Problemszenario entstehen Mehraufwände im Vergleich zum Normalbetrieb. Sie sind unsicher und müssen testen, ob tatsächlich wieder alles funktioniert. Dies bindet Kapazitäten der Mitarbeiter. Eine zu ehrgeizige Wiederherstellungsfrequenz kann dann kontraproduktiv sein. Aus diesem Grund fordert der BSI-Standard gar eine Ressourcenplanung für Wiederanlaufpläne; für Apotheken ist dies überdimensioniert.

BIA der Herz-Apotheke (Auszug)
Bewertungsperioden in der Herz-Apotheke

In der Herz-Apotheke gibt es Prozesse, bei denen schon kurze Unterbrechungen zu hohen Schäden führen, während andere Prozesse erst mittel- oder langfristig ein höheres Schadensrisiko bergen. Insbesondere der Prozess der Arzneimittelbelieferung kann im Falle von Störungen sofortige Schäden verursachen, während Verzögerungen bei der Erledigung von Aufgaben in der Rezeptur oder im Backoffice möglicherweise erst über längere Zeit Schäden entwickeln. Um diesen Unterschieden gerecht zu werden, definieren wir Bewertungsperioden, die die unterschiedlichen Dringlichkeiten und Schadenspotenziale sichtbar machen können (Tab. 6.2, Tab. 6.3, Tab. 6.4).

Tab. 6.2 Bewertungsperioden in der Herz-Apotheke

Zeitperiode	1	2	3	4	5
Nach Ablauf von	5 h (halber Arbeitstag)	24 h	48 h	72 h	168 h (1 Woche)

Kritikalitätskategorien in der Herz-Apotheke
[…]

Tab. 6.3 Kritikalitätskategorien der Herz-Apotheke

Kategorie	Wiederanlaufzeit	Maximal tolerierbare Ausfallzeit	Gesamtschaden nach 1 Woche	Allgemein
unkritisch	> 3 Wochen	> 3 Wochen	Niedrig	Ausfälle haben allenfalls geringfügige Auswirkungen
Wenig kritisch	1–3 Wochen	1–3 Wochen	mittel	Ausfälle haben spürbare Auswirkungen
kritisch	2 Tage bis 1 Woche	2 Tage bis 1 Woche	hoch	Ausfälle haben beträchtliche Auswirkungen
Hochkritisch	< 2 Tage	< 2 Tage	Sehr hoch	Ausfälle haben existenzbedrohliche Auswirkungen

Schadensverlauf des Prozesses E-Rezept-Belieferung der Herz-Apotheke
[…]

Prozess: E-Rezept-Belieferung

Organisationseinheit: HV

Bearbeiter: E. Mergency (Notfallbeauftragter)

Interviewpartner: A. Weiß-wie-es-geht (Apothekerin)
[…]

◻ **Tab. 6.4** Schadensverlauf des Prozesses E-Rezept-Belieferung der Herz-Apotheke

Schadensszenario	Schaden nach Bewertungsperiode[1]					Anmerkung
	5 h	24 h	48 h	72 h	168 h	
Gesetze, Vorschriften, Verträge	1	2	2	2	3	Mit steigender Ausfallzeit drohen verwaltungsrechtliche (Dienstbereitschaft) und zivilrechtliche (Kontrahierungszwang) Probleme.
Selbstbestimmungsrecht	1	1	1	1	1	Solange keine E-Rezepte bearbeitet werden können, können auch keine Datenschutzverletzungen auftreten.
Aufgabenerfüllung	1	2	2	2	3	Siehe Zeile 1
Innen- bzw. Außenwirkung	1	2	3	3	4	Kurzfriste Störungen und die Konsequenzen werden üblicherweise von Patienten (Wartezeiten) und Mitarbeitern (zeitweise Freistellung) toleriert. Längerfristige Ausfälle sind imageschädigend und erhöhen die Abwanderungsgefahr.
Finanzielle Auswirkungen	1	2	2	3	3	Ohne E-Rezept-Belieferung brechen erhebliche Einnahmen weg. Die Ausfallzeiten wirken kumulativ in dieser Hinsicht.
Persönliche Unversehrtheit	1	1	2	2	3	Die Gesundheit der Patienten kann über den Zeitverlauf in Mitleidenschaft gezogen werden, da wir eine Landapotheke sind, zu der es keine Alternativen in der näheren Umgebung gibt.
Summe	6/6	10/6	12/6	13/6	17/6	Nach einer Woche liegt der Gesamtschadenswert bei 2,8 → **hohe Kritikalität**

[1] 1 = geringer Schaden, 2 = mittlerer Schaden, 3 = hoher Schaden, 4 = sehr hoher Schaden

6.4.3 Risikoanalyse

Nachdem mit der BIA die Prozesse mit der größten Kritikalität identifiziert wurden, geht es nun darum zu überlegen, wie diese Prozesse gefährdet sein könnten. Es handelt sich exakt um das Vorgehen, wie wir es in ▶ Kap. 5.3 für die IT-Sicherheit im Speziellen gesehen haben. Erst werden die Assets identifiziert, dann die Gefahren mittels Risikoanalyse. Anschließend wird eine Risikobehandlung festgelegt (methodisch ebenfalls identisch).

Selbst der BSI-Standard 100-4 verweist auf diesen Umstand und rät, bereits durchgeführte Ergebnisse des Risikomanagements zu nutzen und allenfalls zu ergänzen. Hierbei aggregieren Sie überwiegend, da Sie nicht auf der Ebene der Anwendungen oder Infrastruktur unterwegs sind, sondern in **Szenarien** denken. Beispielsweise betrifft ein Stromausfall erst einmal alle Geräte und nicht ein spezifisches.

Eine kleine Anpassung empfiehlt sich dennoch. Die Eintrittswahrscheinlichkeiten, die wir für die Risikobewertung in ▶ Kap. 5.3.4 genutzt haben, passen für Notfallszenarien nicht, da es sich (glücklicherweise) um noch seltenere Ereignisse handelt. Daher sollten die Kategorien angepasst werden (◘ Tab. 6.5)

◘ **Tab. 6.5** Eintrittswahrscheinlichkeiten der Risikoanalyse IT-Grundschutz versus BCM

Eintrittswahrscheinlichkeit im IT-Grundschutz	Bedeutung	Eintrittswahrscheinlichkeit im Notfallmanagement	Bedeutung
Selten	Maximal alle 5 Jahre	Unwahrscheinlich	Maximal alle 10 Jahre
Mittel	Einmal alle 5 Jahre bis einmal im Jahr	Möglich	Einmal pro Jahr
Häufig	Einmal im Jahr bis einmal pro Monat	Wahrscheinlich	Einmal pro Monat
Sehr häufig	Mehrmals im Monat	Sehr wahrscheinlich	Mindestens einmal pro Woche

Risikoanalyse der Herz-Apotheke (Auszug)
[…]
4.2 Risikoanalyse
Ziel der Risikoanalyse (Notfallmanagement) ist es, diejenigen Risiken zu managen, die die Verfügbarkeit der kritischen Geschäftsprozesse oder der von diesen benötigten Ressourcen gefährden könnten.
4.2.1 Risiken identifizieren
Die Herz-Apotheke hat bereits bei der Entwicklung Ihres ISMS Risikoanalysen durchgeführt. Die Ergebnisse werden hier weiterverwendet. Weitere Risiken wurden in einem Team-Workshop (Teams der Herz-Apotheke sowie ihrer Filiale, der Bypass-Apotheke) im Rahmen einer Szenarioanalyse erörtert.
[…]
4.2.5 Dokumentation der Risikoanalyse
[…]

Tab. 6.6 Dokumentation der Risikoanalyse der Herz-Apotheke (Auszug)

Risikogruppe bzw. -szenario	Risikobewertung	Risikobehandlung
Geschäftsprozess: E-Rezept-Belieferung		
Personalausfall	Sehr hoch (geringe Personaldecke im Bereich der Approbierten)	Risikoreduktion durch Verstärkung der Social-Media-Aktivität (Recruiting); entspricht Minimallösung
Verlust von Räumlichkeiten (hier: Überschwemmung)	Hoch (geringe Wahrscheinlichkeit, aber große Auswirkungen)	Risikotransfer durch Abschluss entsprechender Police nach Kosten-Nutzen-Bewertung; entspricht Minimallösung
Stromausfall	Mittel (Blackout-/Brownout-Wahrscheinlichkeit derzeit erhöht, aber Notstromaggregat vorhanden)	Risikoreduktion durch Einrichtung eines Mobile-Fallbacks; entspricht kleiner Lösung
…	…	…
Geschäftsprozess: Serverbetrieb		
Hacker	Mittel (die Bewertung berücksichtigt bereits vorgenommene Absicherungen, ohne die das Risiko sehr hoch wäre)	Risikoakzeptanz, da IT-Sicherheitsmaßnahmen auf dem aktuellen Stand sind und regelmäßig (extern) überprüft werden.
…	…	…

6.4.4 Kontinuitätsstrategie

Sind auch die Gefährdungen bestimmt und bewertet, die Ihre kritischen Prozesse bedrohen, gilt es, Vorsorge zu treffen, dass diese im Notfall erst gar nicht ausfallen. Der BSI-Standard 100-4 beschreibt hierzu verschiedene Strategieoptionen zur Notfallvorsorge, die Unternehmen je nach ihren Zielen, gesetzlichen Vorgaben und wirtschaftlichen Überlegungen anwenden können.

Minimallösung

Diese Strategie sichert nur Prozesse ab, die gesetzlich vorgeschrieben sind oder deren Ausfall das Unternehmen gefährden könnte. Sie umfasst nur wenige Prozesse und **priorisiert Kostenbegrenzung**, führt aber zu einem hohen Restrisiko und hohem Schadenspotenzial.

Kleine Lösung

Hier werden Prozesse höchster Kritikalität vollständig und Prozesse hoher Kritikalität teilweise abgesichert. Kostenbetrachtungen dominieren, aber Notfallmaßnahmen für wichtige Prozesse werden berücksichtigt, was zu einem mittleren Restrisiko führt.

Mittlere Lösung
Diese umfasst eine umfassende Absicherung aller Prozesse mit höchster Kritikalität, weitgehende Maßnahmen für Prozesse mit hoher Kritikalität und Teilabsicherung für weniger wichtige Prozesse. Die Absicherung der Geschäftstätigkeit hat hier große Relevanz, wobei das Restrisiko mittel und das Schadenspotenzial gering ist.

Große Lösung
Sie bietet eine umfassende Absicherung aller Prozesse, unabhängig von ihrer Priorität. Die Fortführung aller Prozesse auch im Notfall ist oberstes Gebot. Diese Strategie führt zu einem geringen Restrisiko und minimiert das Schadenspotenzial.

Fazit
Die geeignete Notfallvorsorgestrategie für Ihre Apotheke hängt von mehreren Faktoren ab: dem Leistungsspektrum Ihrer Apotheke, den finanziellen Möglichkeiten und Ihrer Bereitschaft, Risiken einzugehen. Während krankenhausversorgende Apotheken aufgrund der unverzüglichen Lieferverpflichtung nach § 14 Abs. 5 Nr. 3 ApoG eher umfassende Absicherungen bevorzugen sollten, kommt für kleinere Apotheken ohne besondere Versorgungsaufträge und mit begrenzten finanziellen Ressourcen eine pragmatischere und kostengünstigere Lösung infrage.

Die Idee hinter den Lösungskategorien ist, dass Sie angehalten werden, sich tatsächlich mehrere mögliche Lösungen zu überlegen. Diese können Sie im Anschluss einer groben Kosten-Nutzen-Bewertung unterziehen, um die beste Option für sich zu wählen.

In der (Apotheken-)Praxis kann dieser Schritt unserer Meinung nach auch pragmatischer gehandhabt werden. Ist Ihre Grundausrichtung in Ihrer Leitlinie zum Notfallmanagement klar beschrieben, so können Sie die konkrete Lösung unmittelbar der Dokumentation der Risikoanalyse hinzufügen. So haben wir es für die Herz-Apotheke getan (◘ Tab. 6.6). Bei den gewählten Maßnahmen zur Risikoreduktion handelt es sich durchweg um Minimallösungen mit gutem Kosten-Nutzen-Effekt. Für die Versicherungspolice (Risikotransfer) wurde festgehalten, dass die Maßnahme erst nach einer entsprechenden Bewertung umgesetzt wird.

6.4.5 Notfallvorsorgekonzept
Ein wesentlicher Teil des Gesamtkonzepts für Notfälle ist das **Notfallvorsorgekonzept**. Dieses legt basierend auf Ihren inzwischen erledigten Vorarbeiten konkret fest, wie die ausgewählten Strategien zur Aufrechterhaltung des Betriebs durch infrastrukturelle, technische, organisatorische und personelle Maßnahmen realisiert werden. Das Konzept beinhaltet sowohl **präventive Maßnahmen**, um die Wahrscheinlichkeit eines Notfalls zu reduzieren oder die Folgen zu mildern, als auch **reaktive Maßnahmen**, die es ermöglichen, in einer Notfallsituation schnell und effektiv zu reagieren.

Verantwortlich für die Erstellung des Notfallvorsorgekonzepts ist in der Regel der Notfallbeauftragte. Die Freigabe erfolgt durch Sie, als Gesamtverantwortlichen für das Notfallmanagement.

Folgende Fragen muss das Notfallvorsorgekonzept zusammenfassen und dezidiert beantworten:

- Welche Ziele, Zuständigkeiten, Kompetenzen und Abläufe existieren bei Notfallvorsorge und -bewältigung?

- Durch welche Verfahren werden kritische Vorfälle identifiziert, um eine schnelle Reaktion auf Notfälle zu ermöglichen?
- Wie ist der Notbetrieb für wesentliche Geschäftsprozesse definiert, und auf welche Weise wird er initiiert?
- Wie wird die Sicherheit für Personen, Daten etc. im Notfall gewährleistet?
- Welche Maßnahmen sind vorgesehen, um die Wahrscheinlichkeit des Auftretens von Notfällen zu reduzieren?
- Auf welche Weise erfolgt die Rückkehr zum regulären Betrieb?
- Welche Aufgaben müssen auch nach der Wiederaufnahme des regulären Betriebs zur Bewältigung des Notfalls noch durchgeführt werden?
- Wie wird sichergestellt, dass diejenigen Personen (auch Externe), die mit der Umsetzung des Konzepts sowie der Notfallbewältigung betraut sind, ausreichende Kenntnis des Konzepts besitzen?
- Reicht das zur Verfügung stehende Budget, oder muss nochmals priorisiert werden?
- Wie wird die Aktualität gewährleistet?

Es handelt sich beim Notfallvorsorgekonzept um Ihren „Projektplan", der Sie zu mehr **Notfall-Resilienz** führen soll. Ein solcher ist umso wichtiger, je größer und komplexer Ihr Vorhaben durch die vorangestellten Analysen geworden ist. Insofern gilt auch hier: Pragmatische Ansätze sind umgekehrt möglich, wenn Sie sicherstellen können, auch ohne diesen Umsetzungsplan nicht den Überblick über Kosten und Prioritäten zu verlieren.

6.4.6 Notfallbewältigung

Trotz aller Bemühungen zur Prävention kann es zu Notfällen kommen. Menschen machen Fehler, technische Systeme versagen, Naturereignisse und äußere Umstände sind nicht oder bestenfalls nur bedingt kontrollierbar. Aus diesem Grund sollten Sie sich auch mit der Frage befassen, was passiert, wenn alle Vorkehrungen versagen. Es geht darum, einen (Notfall-)Plan zu haben, um im Ernstfall nicht den Kopf zu verlieren. Wer macht was? Wer darf wann was kommunizieren? etc. All dies sollte im Notfallhandbuch von Ihnen gebündelt sein, damit alle relevanten Informationen im Ernstfall schnell und gebündelt zur Hand sind (o Abb. 6.3).

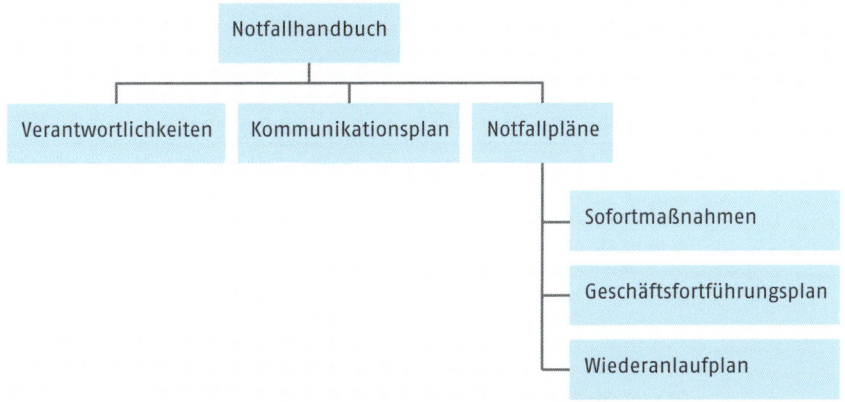

o **Abb. 6.3** Empfohlene Inhalte für Notfallhandbücher in Apotheken

Notfallhandbuch der Herz-Apotheke (Auszug)
Inhaltsübersicht
　[…]
1　　　　　Einleitung
1.1　　　　Zielsetzung
1.2　　　　Geltungsbereich
1.3　　　　Definitionen
2　　　　　Sofortmaßnahmen
2.1　　　　Allgemeine Sofortmaßnahmen
2.2　　　　Szenario-spezifische Sofortmaßnahmen
3　　　　　Alarmierung und Eskalation
3.1　　　　Detektion und Meldung
3.2　　　　Alarmierung der Inhaberin
4　　　　　Grundsätze zur Dokumentation von Notfällen
5　　　　　Geschäftsfortführung
6　　　　　Wiederanlauf und Wiederherstellung
6.1　　　　nach Ausfall von Gebäuden und Gebäudeinfrastrukturen
6.2　　　　nach Ausfall von IT
6.3　　　　nach Ausfall von Personal
6.4　　　　nach Ausfall von Dienstleistern
7　　　　　Überführung in den Normalbetrieb
7.1　　　　Erforderliche Maßnahmen zur Überführung
7.2　　　　Analyse und Bewertung der Notfallbewältigung
8　　　　　Überprüfung und Aktualisierung des Notfallhandbuchs
9　　　　　Anhang
9.1　　　　Mitgeltende Dokumente
9.2　　　　Kommunikationsmedien
9.3　　　　Relevante interne und externe Kontakte
　[…]
2　　　　　Sofortmaßnahmen
　[…]
2.2　　　　Szenario-spezifische Maßnahmen

Sofortmaßnahmen bei IT-Ausfall
[…] Beispiele für Sofortmaßnahmen zeigt ◘ Tab. 6.7.

◘ **Tab. 6.7** Sofortmaßnahmen bei IT-Ausfall

Nr.	Aktivität	Zuständig	Erledigt
1	Meldung des Schadensereignisses an ISB	Feststellende Person	
2	Informationssammlung, Fehlersuche und Schadensbegrenzung	ISB	
3	Information IT-Service	ISB	
4	Ermitteln der konkreten Auswirkungen bzw. betroffenen Systeme	IT-Service	
5	Ggf. Notfallplan aktivieren	Notfallbeauftragter	

Tab. 6.7 Sofortmaßnahmen bei IT-Ausfall (Fortsetzung)

Nr.	Aktivität	Zuständig	Erledigt
6	Dokumentation	ISB	
7	Meldepflichten unter Beachtung der Fristen erfüllen	ISB	
8	Notwendigkeit der Information der Versicherung prüfen	Notfallbeauftragter	

[…]

Detektierung und Meldung

[…]

Durch den Notfallbeauftragten findet die erste Bewertung eines Schadensvorfalls statt. Dabei dienen bestimmte Leitfragen als Grundlage, um zu beurteilen, ob der Vorfall das Potenzial für einen Not- oder Krisenfall hat. Sollte der Vorfall als möglicher Not- oder Krisenfall klassifiziert werden, ist es notwendig, die Inhaberin zu benachrichtigen. Wird der Vorfall hingegen als Störung eingestuft, die sich zu einem Not- oder Krisenfall entwickeln könnte, ist die Inhaberin, im Vertretungsfall deren Vertretung, zu informieren und die Situation weiterhin sorgfältig zu überwachen (Tab. 6.8).

[…]

Tab. 6.8 Leitfragen für Schadensfälle

Leitfragen	Ja, nein
Schadensereignisse mit Not- oder Krisenfallpotenzial – IT	
■ Ist das betroffene IT-System bzw. die betroffene Anwendung wesentlicher Bestandteil der Sicherheitsinfrastruktur (Viren-Management, Firewall, etc.)? Für nähere Details siehe IT-Anwendungsliste. ■ Hat der Ausfall des betroffenen IT-Systems bzw. der betroffenen Anwendung Auswirkungen auf die ordnungsgemäße Arzneimittelversorgung? ■ Besteht ein dringender Verdacht auf Datenabfluss, unerlaubte Ausübung von Rechten oder einen gezielten Angriff (physisch oder virtuell)? ■ Ist zu erwarten, dass die Auswirkungen des gemeldeten Ereignisses einen Zeitraum > 2 Stunden übersteigen werden? ■ Hat der Ausfall des betroffenen IT-Systems bzw. der betroffenen Anwendung Auswirkungen auf Kunden und/oder externe Vertragspartner? Sobald mindestens eine Frage mit **ja** beantwortet werden kann, bitte umgehend die Inhaberin informieren: Telefon 02271/...	
Schadensereignisse mit Not- oder Krisenfallpotenzial – Personal	
■ Sind so viele Mitarbeiter nicht arbeitsfähig, dass die ordnungsgemäße Arzneimittelversorgung nicht mehr aufrechterhalten werden kann? ■ Ist durch die Abwesenheit von Mitarbeitern mit bestimmten Berechtigungen bzw. berufsrechtlichen Erlaubnissen bzw. Qualifikationen die ordnungsgemäße Arzneimittelversorgung eventuell nicht mehr möglich? Sobald mindestens eine Frage mit **ja** beantwortet werden kann, bitte umgehend die Inhaberin informieren: Telefon 02271 ...	

[…]

Grundsätze zur Dokumentation von Notfällen

[…]

Innerhalb der Notfall- und Krisenbewältigung sind alle relevanten Informationen revisionssicher zu protokollieren. Zudem ist für die gesamte Dauer des Not- oder Krisenfalls das Lagebild darzustellen. Es muss regelmäßig aktualisiert werden. Das Lagebild muss folgende Inhalte berücksichtigen:

- bekannte Fakten (Was? Wer? Mit wem? (Folge-)Schäden? Welche Prozesse etc.?),
- bisher ergriffene (Sofort-)Maßnahmen sowie deren Wirksamkeit,
- eingehende Meldungen/Informationen,
- Übersichten zum Schadensereignis mit Zeitstrahl,
- Übersicht aller Aufgaben mit Status und Priorisierung (Aufgabenmanagement),
- Besetzung des Notfallteams.

[…]

Geschäftsfortführung

Unter Geschäftsfortführung verstehen wir alle notwendigen Maßnahmen, Methoden und ergänzenden Informationen, die zur Bewältigung von Unterbrechungen in den Geschäftsabläufen der Herz-Apotheke erforderlich sind. Die kritischen Geschäftsprozesse sind im BIA-Auswertungsbogen aufgeführt (siehe Abschnitt 9.1 Mitgeltende Dokumente). Details zur Geschäftsfortführung werden in spezifischen, dezentral organisierten Geschäftsfortführungsplänen (GFPs) festgehalten. Die nachfolgende Tabelle bietet einen Überblick über die existierenden GFPs sowie die jeweils zuständigen Kontaktpersonen (◘ Tab. 6.9).

◘ Tab. 6.9 Nach Kritikalität priorisierte Auflistung der Geschäftsfortführungspläne (GFP)

Nr.	GFP	Beschreibung	Ansprechpartner, Kontakt	Verweis
1	GFP_Arzneimittelversorgung (eRx) kurz: GFP_AM_eRx	GFP für Belieferung von E-Rezepten	A. Weiß-wie-es-geht (Apothekerin) Festnetz: 02271 … Mobil: 0124 …	[Link] [physische Ablage] Kopie auf allen Notfall-Laptops
2	GFP_Heimversorgung Kurz_ GFP_Heim	GFP für die Heimversorgung	Inhaberin Festnetz: 02271 … Mobil: 0124 …	[Link] [physische Ablage] Kopie auf allen Notfall-Laptops
3	[…]	[…]	[…]	[…]

Wiederanlauf

Der Prozess des Wiederanlaufs und der Wiederherstellung beinhaltet alle erforderlichen Schritte, Methoden und zusätzlichen Informationen, die notwendig sind, um ausgefallene Geschäftsprozesse schnell wieder in Betrieb zu nehmen oder zu reparieren. Diese Prozesse sind in speziellen Wiederanlauf- und Wiederherstellungsplänen (WAPs/WHPs) festgehalten. Diese Pläne gründen auf den im Voraus festgelegten Strategien und Lösungen zur Geschäftskontinuität (Business Continuity).

[…]

GFP_AM_eRX der Herz-Apotheke (Auszug)
[…]
Zielsetzung des GFPs

Das Ziel des GFPs ist die (längst mögliche) Sicherstellung des Geschäftsprozesses der Belieferung von verschreibungspflichtigen Arzneimitteln, unserer wichtigsten Aufgabe. Mit Aktivierung dieses GFP genießt dieser Prozess Vorrang vor allen anderen Tätigkeiten.
[…]
2 Notbesetzung
[…]
2.2 Besondere Pflichten, Rechte und Kompetenzen im Notbetrieb

- Mitarbeiter der Filiale, der Bypass-Apotheke, sind dazu verpflichtet, in der Herz-Apotheke (Hauptapotheke) auszuhelfen, sollte dies erforderlich sind. Das Gleiche gilt auch im umgekehrten Fall.
- Die Apotheker und Apothekerinnen der beiden Standorte werden im Notfall alle vertretungsberechtigt. In der Notfalldokumentation nach Punkt 4 des Notfallhandbuchs wird festgehalten, wer diese Rolle wann und wie lange übernimmt bzw. übernommen hatte.

3 BC-Lösung im Notfall
3.1 Szenario: gravierender Personalausfall
[…]
3.2 Szenario: Stromausfall (◘ Tab. 6.10)

◘ Tab. 6.10 BC-Lösung für Szenario Blackout

Rolle	Maßnahmen zum Wiederanlauf in den Notbetrieb	Maßnahmen während des Notbetriebs	Maßnahmen nach dem Notbetrieb
Inhaberin, Vertretung	▪ Information anwesender Mitarbeiter, ▪ ggf. Anpassung Personaleinsatzplanung	▪ Vorsorgliche Meldung an Versicherung	▪ Falls Notbetrieb nicht (mehr) möglich → Schließung und Information von zuständiger Behörde, Apothekerkammer, benachbarten Apotheken, ▪ Meldung an Versicherung, ▪ Bewertung der Notfallbewältigung
Notfallbeauftragter, Vertretung	▪ Allgemeine Koordination, ▪ Information Filiale, ▪ Information IT-Dienstleister, ▪ ggf. Information abwesender Mitarbeiter, ▪ Überwachung Anlaufmaßnahmen, ▪ mögl. Bevorratungsbedarf feststellen	▪ Dokumentation, ▪ Überwachung der Infrastruktur, (elektrische Türen, Alarm-, Brandmeldeanlage, Heizung, Klimaanalage	▪ Nachbereitung des Notfalls, ▪ Feststellung Nachbearbeitungsbedarf (operativ), ▪ Lessons learned erstellen, ▪ ggf. Anpassung Notfallkonzept

Tab. 6.10 BC-Lösung für Szenario Blackout (Fortsetzung)

Rolle	Maßnahmen zum Wiederanlauf in den Notbetrieb	Maßnahmen während des Notbetriebs	Maßnahmen nach dem Notbetrieb
Apotheker/in	▪ Vorsorgliche Bereitstellung von Arzneimittelinformationen in Papierform (z. B. Rote Liste®), ▪ mögl. Bevorratungsbedarf identifizieren	▪ Einzelfallabwägung zur Belieferung von Rezept (Arztkontakt? § 34 StGB?), ▪ Einzelfallabwägung zum Umgang mit SecurPharm, ▪ Überwachung AM-Kühlschrank, ▪ Einzelfallabwägung zur Rezepturherstellung	▪ Umsetzung von Nachbearbeitungsmaßnahmen
Backoffice	▪ Ursachenklärung (Dauer? Blackout?), ▪ Einschaltung des Notstromaggregats, ▪ ggf. Aktivierung des Mobile-Fallbacks, ▪ vorsorglicher Ausdruck von Lagerbeständen und Lagerort (auch im Kommissionierer), ▪ Aushängen einer Kundeninformation zur eingeschränkten Leistungsfähigkeit, ▪ Aufstellen eines Kundenschilds „nur Barzahlung"	▪ Überwachung der Notstromversorgung, ▪ Vorbereitung auf Stromeinschaltung (Sicherungen der Nicht-Notfallsysteme herausnehmen), ▪ Monitoring Bestellwesen, ggf. telefonische Bestellungen	▪ Umsetzung von Nachbearbeitungsmaßnahmen
IT-Dienstleister			▪ Überprüfung der Systeme, ▪ Nachverarbeitung, Kontrolle besonders der Abrechnungsdaten

[…]

6.4.7 Notfallübungen

Nun haben Sie alle erforderlichen Unterlagen entworfen, die darlegen, wie Sie und Ihr Team im Notfall handeln sollen. Organisatorisch wurden alle Schritte unternommen, um im Notfall schnell und korrekt Entscheidungen zu treffen sowie Prozesse effizient zu lenken. Ihre Apotheke erscheint gut vorbereitet – in der Theorie. Um jedoch sicherzustellen, dass dies wirklich der Fall ist, ist es wichtig, die Pläne und Richtlinien regelmäßig einem **Praxistest** zu unterziehen. Dies erfolgt durch fortlaufende Übungen und Tests.

Ziel der Notfallübungen ist es sicherzustellen, dass die Notfallplanung stets auf dem neuesten Stand ist, die Notfallabläufe effizient funktionieren und die Mitarbeiter auf den Notfall vorbereitet sind:

- Sind alle für den Notfall zuständigen Mitarbeiter noch tätig, sind ihre Kontaktdaten aktuell, und sind die Räumlichkeiten, IT-Systeme und weitere Ressourcen noch wie geplant einsetzbar?
- Lassen sich die Prozesse im Notfall gemäß den Plänen effizient und ohne unnötigen Ressourceneinsatz durchführen?
- Wissen alle Mitarbeiter über die Notfallabläufe Bescheid, und können sie gemäß den Vorgaben ruhig und ohne Stress handeln? Wurden Panikreaktionen oder überstürzte Handlungen vermieden?

Da Tests und Übungen aufwendig sein können, muss sorgfältig abgewogen werden, welche Art von Überprüfung für welchen Zweck angemessen ist. Gleichwohl stärken sie das Bewusstsein aller Mitarbeiter für Notfälle. Sie lernen nicht nur, im Notfall überlegt zu handeln, sondern werden auch im Alltagsbetrieb vorsichtiger arbeiten und auf Störungen aufmerksamer reagieren. Um das Sicherheitsbewusstsein zu erhöhen, sollten daher alle Mitarbeiter regelmäßig in Übungen einbezogen werden. Wir empfehlen, dies im Rahmen der regelmäßigen Awareness-Maßnahmen zur Cybersicherheit zu erledigen. Weitere Hinweise hierzu finden Sie in ▶ Kap. 7.

6.4.8 Notfallmanagement verbessern

Es ist bereits an vielen Stellen angeklungen: Auch das Notfallmanagement kann nur wirksam sein und bleiben, wenn alle Informationen, auf denen es basiert, aktuell sind. Sie kommen nicht umhin, das in diesem Kapitel dargestellte Verfahren regelmäßig und anlassbezogen (z. B. durch Learnings, Ereignisse, gesetzliche Änderungen, betriebliche, technische oder organisatorische Änderungen) erneut zu durchlaufen, um Ihr Konzept zu verbessern – eine Art Review. Auch Erfahrungswerte aus überwundenen Notfällen und Übungen sowie von Dritten sollten einfließen.

Wie üblich, wenn es um den kontinuierlichen Verbesserungsprozess (KVP) geht, kommen mehrere Ansätze infrage, um den Fortschritt bewerten zu lassen und zu garantieren:

- Selbsteinschätzung bzw. Selbstinspektion,
- externe Überprüfung.

Unsere Herz-Apotheke beschränkt sich aus Kostengründen auf eine zweijährliche Selbstinspektion sowie jährliche Notfallübungen.

7 Schulung und Sensibilisierung der Mitarbeiter

7.1 Einführung

Wie in ▶ Kap. 4 dargestellt, ist eine wesentliche Schwachstelle im Bereich der IT-Sicherheit und ganz wesentlich im Bereich der Cybersicherheit in Apotheken der Faktor Mensch. Dies liegt überwiegend daran, dass Verteidigungsstrategien und -maßnahmen am leichtesten von innen heraus unterlaufen werden können. Dies galt bereits für die berühmte Mauer Trojas und gilt auch heute für die IT-Sicherheitsarchitektur der Apotheke. Das BSI sieht die „Awareness" (neudeutsch für Sicherheitsbewusstsein) der Mitarbeiter folgerichtig als elementare Sicherheitsmaßnahme.

In diesem Kapitel widmen wir uns daher der Frage, wie Mitarbeiter effektiv für das Thema sensibilisiert und optimal auf Angriffe vorbereitet werden können. Haben wir bereits zu Beginn dieses Buches klargemacht, dass wir Sie nicht zu einem IT-Experten machen wollen, so gilt dies erst recht für Ihre Mitarbeiter. Während wir Sie mit den bisherigen Ausführungen in die Lage versetzt haben, belastbare Entscheidungen und den richtigen Ton in der Experten-Kommunikation zu treffen, so möchten wir Ihnen nun dabei helfen, dass Ihre Mitarbeiter die Relevanz des Themas verstehen, ein Sicherheitsbewusstsein entwickeln, Ihre Vorgaben einhalten und gängige Stolpersteine umgehen können. Die Aufbereitung der Ihnen inzwischen großteils bereits bekannten Inhalte folgt den Anforderungen an wirksame Mitarbeiterunterweisungen.

7.2 Empfehlungen

Es ist entscheidend, dass Mitarbeiter in Apotheken nicht nur effektiv über die Risiken informiert, sondern auch kontinuierlich geschult werden. Wir beginnen daher mit allgemeinen Empfehlungen für effektive Schulungen, die speziell auf die Bedürfnisse und den Arbeitsalltag in Apotheken zugeschnitten sind. Damit können Sie ein effektives Schulungsprogramm entwickeln, das Ihre Mitarbeiter stärkt und Ihre Apotheke sicherer macht.

7.2.1 Adressaten – wer und wie?

Es ist wichtig, **allen Mitarbeitern** die Relevanz des Schutzes der Patientendaten in der Apotheke nahezubringen. Dies geschieht in der Regel bereits im Rahmen der Datenschutz-Schulungen.

Was die IT- bzw. Cybersicherheit betrifft, so ist die dazugehörige Unterweisung als **Pflichtschulung für diejenigen Mitarbeiter** anzusehen, die an **elektronischen Verarbeitungsprozessen beteiligt** sind, in denen Patientendaten verarbeitet werden (▶ Kap. 2.4).

Dringend empfehlen wir jedoch auch, alle anderen Mitarbeitenden zu unterweisen, die mit IT-Geräten ausgestattet werden. Denn wie wir in ▶ Kap. 4 gezeigt haben, können diese zum einen als Einfallsvektor in die gefährdeten Systeme genutzt werden, zum anderen verursachen Fehler in diesem Bereich jedenfalls betriebliche Störungen, die ärgerlich bis kostspielig enden können. Eine Grundunterweisung oder neudeutsch „**Awareness-Maßnahmen**" sollten daher praktisch jedem Mitarbeiter zuteilwerden.

7.2.2 Sensibilisierung und Motivation

Es gilt, ein Verständnis für die Bedeutung der eigenen Rolle in der IT-Sicherheit der Apotheke und Akzeptanz für eine weitere Pflichtschulung im vollgepackten Apothekenalltag zu schaffen. Wie immer spielt die Kommunikation dabei eine wesentliche Rolle.

Wir hatten bisher vom „Unsicherheitsfaktor" Mensch gesprochen. Aus strategisch-technischer Sicht ist dies auch die treffende Beschreibung, da menschliche Fehler und Unachtsamkeit jedwede Sicherheitsvorkehrungen (unbeabsichtigt) unterminieren können. Möchten wir nun allerdings Menschen insbesondere für das Thema Cybersicherheit begeistern und motivieren, ist es kommunikationspsychologisch weitaus effektiver, die Rhetorik herumzudrehen:

Ihre Mitarbeiter können einen wesentlichen Beitrag zur Cybersicherheit leisten, indem sie achtsam sind und Ihre Sicherheitsstrategie mit Leben füllen. Damit werden sie zum „Sicherheitsfaktor" Mensch, einem weiteren **Abwehrschirm gegen Angriffe**.

Dieses positive Framing in Verbindung mit einem verständlichen Sprachniveau ohne Überfrachtung mit technischen Begriffen – nicht jeder Mitarbeiter besitzt ein solides technisches Grundverständnis – entspricht den Empfehlungen des BSI für effektiven und nachhaltigen Schulungserfolg. Mitarbeiter sollten zudem ermutigt werden, aktiv an den Schulungen teilzunehmen und Feedback zu geben. Dies steigert die Akzeptanz und die Effektivität der Schulungen. Wichtig ist zudem, dass dieser Geist der aktiven Einbindung in den Alltag übertragen wird. Es muss klar werden, dass jeder Mitarbeiter zu jeder Zeit bei einer verdächtigen Beobachtung (z. B. einer fragwürdigen Zahlungsaufforderung) zu Ihnen kommen kann, um den Umgang damit abzuklären. Es darf keine Angst vor (Mehr-)Aufwänden kursieren.

7.2.3 Schulungsformen

Typischerweise schulen Sie als Inhaber Ihr Team in einer **Präsenzveranstaltung**. Auch die Einbindung eines Fachexperten ist möglich und kann sinnvoll sein, wenn spezielle Themen behandelt/vertieft werden sollen. Interaktive Elemente wie Gruppendiskussionen und Rollenspiele können das Engagement und das Verständnis der Mitarbeiter fördern. Der Vorteil: Betriebsspezifische IT-Sicherheitsrichtlinien können unmittelbar einfließen.

Zunehmend in den Markt drängen auch digitale (**Online-**)**Schulungsangebote** zum Thema. Sie sind stets aktuell, bieten Flexibilität und können außerhalb der Arbeitszeiten absolviert werden. Sie sind besonders geeignet für grundlegende Konzepte und können mit interaktiven Tests ergänzt werden. Der große Vorteil: Sie werden um die Vorbereitung und die Informationsvermittlung entlastet.

Ein Mittelweg, der in puncto Effizienz zwischen beiden vorgenannten Varianten liegt, wäre die Aufzeichnung eigener Inhalte und die anschließende (digitale) Bereitstellung für die Mitarbeiter. Um den Überarbeitsaufwand gering zu halten, sollten Sie in diesem Fall auf kleinere Lerneinheiten setzen. Denn die große Herausforderung ist es, die Inhalte aktuell zu halten.

Für die Praxis ideal ist nach unserer Auffassung eine Kombination aus Onlineangeboten von seriösen Drittanbietern und betriebsinternen Detailschulungen. Die externen Anbieter bereiten insbesondere die Grundlagen der Cybersicherheit inzwischen kurzweilig und gut verständlich auf (z. B. SoSafe GmbH aus Köln). Zudem achten sie auf die Aktualität. Bei den internen Schulungen kann man sich somit auf die eigenen Sicherheitsrichtlinien sowie die Einübung von Sicherheitsvorfällen beschränken.

7.2.4 Vorbereitung der Schulungen

Für den Fall, dass Sie die Schulungen selbst durchführen wollen, sollten Sie zunächst den Wissensstand Ihrer Mitarbeiter evaluieren. Dies hilft, die Schulungsinhalte auf die spezifischen Bedürfnisse in Ihrer Apotheke abzustimmen. Zudem sollte immer ein **Bezug zur täglichen Praxis** in der Apotheke hergestellt werden, da auf anschauliche Art und Weise die für sich genommen abstrakten Gefährdungen „greifbar" gemacht werden. Echte Beispiele, z. B. von gefälschten E-Mails, die bei Ihnen eingegangen sind, sind besonders gut zur Veranschaulichung geeignet. Dieses Vorgehen erleichtert das Verständnis und die Anwendung des Gelernten.

Die Inhalte, insbesondere aus diesem Kapitel, sollen Ihnen in diesem Zusammenhang als Portfolio dienen, aus dem Sie sich bedienen können.

7.2.5 Schulungsinhalte und -umfang

Zeit ist Geld. Im Kontext der IT-Sicherheit gilt allerdings leider auch, dass zu wenig (investierte) Zeit ebenfalls oft Geld kostet. Wie so oft ist daher ein gesunder Mittelweg erforderlich. Es empfiehlt sich immer, auch auf das verfolgte Ziel zu schauen, will man ein geeignetes Curriculum aufbauen und nicht auf einen Drittanbieter zurückgreifen. Im Allgemeinen ist eine Fokussierung auf die Cybersicherheit angezeigt, da hier die Awareness-Steigerung einen großen Effekt hat. Folgende Inhalte für Apothekenteams sind angezeigt (◘ Tab. 7.1).

Die Inhalte sollten dort, wo es spezielle Betriebsvorgaben in der IT-Sicherheitsrichtlinie gibt, nicht auf der allgemeingültigen Ebene verbleiben. Vielmehr empfiehlt es sich dann, das betriebsinterne Vorgehen konkret vorzustellen. Auf diese Weise werden keine überflüssigen Inhalte geschult, z. B. der Umgang mit dem Internet-Browser, wenn der Internetzugang auf den Arbeits-PCs deaktiviert ist, zum anderen rückt die Sicherheitsrichtlinie mehr ins Bewusstsein der Mitarbeiter.

So wie Inhalte aufgrund der jeweiligen Betriebsbesonderheiten entfallen können, kann es auch erforderlich sein, weitere Themen in die Schulungen aufzunehmen.

7.2.6 Schulungsintervalle und -regelmäßigkeit

Die Welt der IT- bzw. Cybersicherheit entwickelt sich stetig weiter. Dies ist gezwungenermaßen so, weil sich Technik und auch die Angreifer weiterentwickeln. Daher sollten Schulungen in diesem Bereich regelmäßig stattfinden.

Tab. 7.1 Empfohlene Inhalte für Awareness-Schulungen von Apothekenteams

Inhalt	Zweck
Einführung ins Thema	
■ Was ist Cybersicherheit? ■ Zahlen, Daten, Fakten ■ Aktuelle Bedrohungslage	Sensibilisierung für das Thema, Relevanz erkennbar machen; Gefühl für drohende Schäden
Grundlagen der Informationssicherheit	
■ Sensible Daten in der Apotheke ■ Verbindung zum Datenschutz und zu damit verbundenen Rechtsvorschriften	Sichtbarmachen des Zusammenwirkens von Datenschutz und Cybersicherheit; Gefühl für drohende Strafen
IT-Sicherheit im Apothekenalltag	
■ Erstellung und Verwaltung starker Passwörter; Umgang mit Zugangsdaten ■ sicheres Surfen im Internet ■ Risiken und Sicherheitsmaßnahmen beim E-Mail-Verkehr ■ sicherer Umgang mit mobilen Geräten und Datenträgern ■ Abwehr von Phishing, Malware, Viren und Co. ■ Datensicherung und -wiederherstellung	Mitarbeiter als Sicherheitsfaktor; Aufbau von Cyberresilienz der Apotheke
Notfallmanagement und Reaktionspläne	
■ Erkennung und Reaktion auf Verdachts- bzw. Sicherheitsvorfälle ■ Kommunikationspläne bei Sicherheitsvorfällen ■ Dokumentation und Nachverfolgung von Sicherheitsvorfällen ■ Notfallübungen	Vorbereitung auf den Worst Case

Wir empfehlen dringend eine **unverzügliche Unterweisung neuer Mitarbeiter** bzw. bei neuer Aufgabenzuteilung. Anschließend sollte ein Intervall von einmal **alle 6 Monate** anvisiert werden, um sicherzustellen, dass die Mitarbeiter auf dem neuesten Stand der Bedrohungslage und der besten Abwehrpraktiken sind; zudem rufen die Wiederholungen die Bedeutung immer wieder ins Bewusstsein. Idealerweise wird diese Auffrischung mit der Einübung eines ausgewählten Notfallszenarios verbunden (▶ Kap. 6). 12 Monate sollten als Mindestintervall angesehen werden.

Zusätzlich zu regelmäßigen Schulungen sollten bei Bedarf Ad-hoc-Schulungen als **Awareness**-Maßnahmen durchgeführt werden. Diese dienen der Thematisierung aktueller Cyberbedrohungen oder Sicherheitsvorfälle – intern oder extern mit möglicher Bedeutung für die Apotheke – sowie der Vorstellung veränderter Sicherheitsmaßnahmen.

7.2.7 Fortlaufende Bewertung und Anpassung

Regelmäßiges Feedback von Mitarbeitern hilft, die Effektivität der Schulungen zu bewerten und kontinuierlich zu verbessern. Die Schulungsinhalte sollten hierauf sowie auf aktuelle (technische oder regulatorische) Entwicklungen hin regelmäßig aktualisiert werden.

Die Schulung und Sensibilisierung der Mitarbeiter in der Cybersicherheit ist ein fortlaufender Prozess, der Anpassungsfähigkeit und Engagement erfordert.

7.3 Resilienz-Test und Praxistraining

Theoretisches Wissen zu haben, ist das eine. Das Wissen in der Praxis richtig anzuwenden, das andere. Hier kommen aufgrund der hohen Praxisrelevanz dieses Angriffsvektors insbesondere Phishing-Simulationen ins Spiel. Dabei steht nicht der Angriff auf die Infrastruktur der Apotheke im Fokus, sondern Ihre Mitarbeiter. Sie dienen als innovatives Schulungswerkzeug, um Mitarbeiter in der Erkennung und Handhabung solcher Bedrohungen zu trainieren. Einige Schulungsanbieter (z. B. SoSafe GmbH) haben ihr Produktportfolio zuletzt entsprechend erweitert.

Bei genauerer Betrachtung sind Phishing-Simulationen kontrollierte Experimente, die reale Phishing-Techniken nachahmen, um zu testen, wie Mitarbeiter auf potenzielle Cyberangriffe reagieren. Diese Simulationen sind darauf ausgelegt, die Bewusstseinsschärfung und Reaktionsfähigkeit der Mitarbeiter zu verbessern. Es handelt sich um eine praktische Methode, um auch Apothekenteams auf realistische Bedrohungsszenarien vorzubereiten und ihnen zu helfen, gefälschte E-Mails oder betrügerische Anfragen zu identifizieren.

Letztlich wird auch die Cyberresilienz Ihres Teams durch solche Simulationen nicht nur getestet, sondern durch aktives Training auch gestärkt. Anschließende Auswertungen zeigen, wo Sie mit Ihrem Team stehen. Man könnte es mit den Pseudo-Customer-Besuchen vergleichen. Auch diese überprüfen die Qualität der Beratung, ermöglichen eine Standortbestimmung und geben anschließend Verbesserungsvorschläge. In Best-Practice-Ansätzen sind regelmäßige Phishing-Simulationen daher inzwischen ein unverzichtbares Werkzeug im Arsenal der Cybersicherheitsschulungen. In Kombination mit einem umfassenden Schulungscurriculum können sie dazu beitragen, eine robuste Sicherheitskultur in Apotheken zu etablieren.

Die Vorteile von Phishing-Simulationen auf einen Blick:

- **Erhöhte Wachsamkeit**: Mitarbeiter lernen, verdächtige E-Mails und Anfragen zu erkennen.
- **Praktisches Lernen**: Durch die Erfahrung echter Phishing-Versuche in einer sicheren Umgebung.
- **Messbare Ergebnisse**: Apotheken können die Effektivität ihrer Cybersicherheitsschulungen quantitativ bewerten.
- **Förderung einer Sicherheitskultur**: Regelmäßige Simulationen tragen dazu bei, das Bewusstsein für Cybersicherheit im Arbeitsalltag zu integrieren.

8 Weitere Hilfestellungen

Nachdem wir die grundlegenden Konzepte und Strategien zur Absicherung Ihrer Apotheke gegen digitale (und analoge) Bedrohungen behandelt haben, widmet sich dieses Kapitel dem „Werkzeugkasten" – einer Sammlung nützlicher Ressourcen, die Ihnen den Weg zur Umsetzung einer effektiven IT-Sicherheitsstrategie erleichtern werden.

In diesem Kapitel finden Sie dazu eine Vielfalt an praktischen Hilfsmitteln: von Mustervorlagen und Beispielen, die Ihnen zeigen, wie Theorie in die Praxis umgesetzt wird, bis hin zu Tools und Anwendungen, die speziell für die Bedürfnisse einer Apotheke entwickelt wurden. Darüber hinaus bieten wir Ihnen weiterführende Hinweise und Ressourcen, die Ihnen dabei helfen, stets auf dem neuesten Stand zu bleiben.

Diese Hilfestellungen sind so konzipiert und zusammengestellt, dass sie auch für Nicht-IT-Experten verständlich und anwendbar sind. Sie sollen Ihnen Sicherheit geben und dazu beitragen, dass Sie und Ihr Team sich in der komplexen Welt der IT- bzw. Cybersicherheit zurechtfinden. Tauchen wir gemeinsam in dieses Kapitel ein und entdecken Sie die Werkzeuge, die Ihre Apotheke noch sicherer machen.

8.1 Nützliches vom Bundesamt für Sicherheit in der Informationstechnik (BSI)

Die Website des BSI (www.bsi.de) selbst stellt eine herausragende und beinahe unerschöpfliche Quelle an hilfreichen Informationen und Hilfestellungen zu den Themen IT-Sicherheit, Cybersicherheit, BCM und Notfallmanagement dar. Egal, ob Sie Informationen zur Vertiefung suchen, spezifische Onlinekurse absolvieren wollen (kostenlos!), sich durch technische Kompendien und Standards wälzen möchten oder es Ihr Ziel ist, kompetente IT-Sicherheitsfirmen identifizieren – das BSI ist in jedem Fall eine passende Anlaufstelle. Die wichtigsten Ressourcen des Bundesamts für Sicherheit in der Informationstechnik sind im Folgenden zusammengestellt (▶ Kap. 8.1.1, ▶ Kap. 8.1.2, ▶ Kap. 8.1.3).

8.1.1 Informationen zum Nachlesen und Vertiefen

BSI-Standard 200-1, ISMS:

BSI-Standard 200-2, IT-Grundschutz:

BSI-Standard 200-3, Risikomanagement:

BSI-Standard 100-4, Notfallmanagement:

BSI-Standard 200-4, BCM:

Elementare Gefährdungen nach BSI:

IT-Grundschutz-Kompendium:

Netzplan-Beispiel:

Onlinekurs zum BSI-IT-Grundschutz:

Onlinekurs zum BSI-Notfallmanagement, Einführung:

Onlinekurs zum BSI-Notfallmanagement:

WiBA-Dokumente:

8.1.2 Nach BSI-Standards erstellte Muster und Beispiele

Muster-ISMS (Gesamt):

Muster-Leitlinie zur Informationssicherheit:

Abgrenzung eines Informationsverbundes:

Muster-Richtlinie zur Risikoanalyse:

Muster-Notfallmanagement:

8.1.3 Nach BSI-Standards erstellte Vorlagen

IT-Grundschutz-Bausteine:

Vorlagen für BCM nach BIS-Standard 200-4 BCM:

Vorlagen für das Notfallmanagement nach BSI-Standard 100-4 Notfallmanagement:

Komplette IT-Grundschutz-Dokumente und Vorlagen einer Muster-GmbH (inkl. Strukturanalyse, Schutzbedarfsplanung, Modellierung, Risikoanalyse etc.):

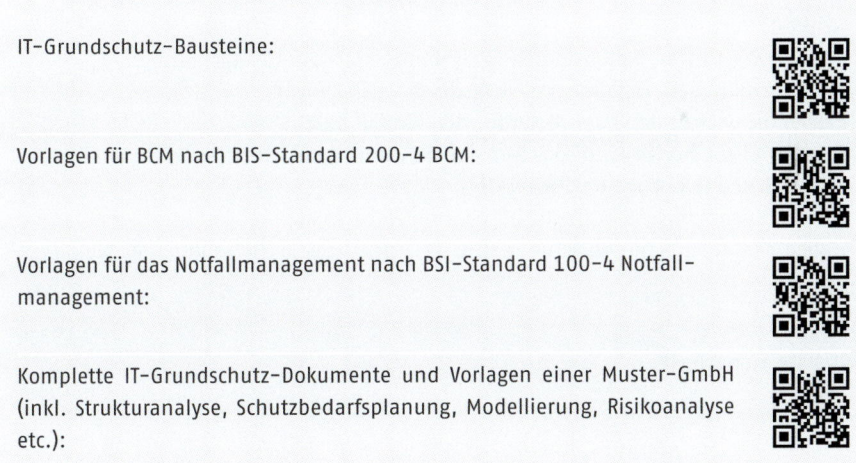

8.2 Checklisten

Hier können Sie die nachfolgenden Checklisten zum Ausdrucken herunterladen.

8.2.1 Checkliste Cybersicherheit: Organisatorisches, physische Sicherheit, Weiteres

Organisatorisches ✓

- Sind die Zuständigkeiten für Ihre IT (auch im Notfall) inkl. Vertretungen geklärt? ☐
- Sind Meldewege für IT-Vorfälle definiert? ☐
- Haben Sie die Rolle eines IT-Sicherheitsbeauftragten geschaffen? ☐
- Haben Sie einen Datenschutzbeauftragten erstellt (ab 20 MA)? ☐
- Alle Computer mit aktuellen und lizensierten Antivirenprogrammen ausgestattet? ☐
- Existiert ein Rollen- und Berechtigungskonzept? ☐
- Werden Sicherheits- und Firmware-Updates regelmäßig durchgeführt? ☐
- Haben alle PCs einen Passwortschutz? ☐
- Sind alle Standardpasswörter Ihrer IT-Geräte geändert worden? ☐
- Existiert eine Passwortrichtlinie, die regelmäßige Passwortänderungen vorschreibt? ☐
- Werden Wartungsarbeiten an den IT-Systemen im Vorfeld angekündigt? ☐
- Liegt ein aktueller Notfallplan in ausgedruckter Form vor? ☐
- Liegen die wichtigsten Passwörter für den Notfall bereit? ☐
- Existiert eine Checkliste für das Ausscheiden von Mitarbeitern in Bezug auf die IT-Sicherheit (Deboarding-Prozess)? ☐
- Gibt es regelmäßige Sicherheitsüberprüfungen Ihrer IT? ☐
- Haben Sie einen Überblick über Ihre IT-Infrastruktur (Inventurliste, Netzplan)? ☐

Physische Sicherheit ✓

- Haben Sie für kritische Systeme eine unterbrechungsfreie Stromversorgung im Einsatz? ☐
- Sind Ihre Systeme ausreichend gegen Elementarschäden geschützt? ☐
- Existiert ein Konzept für die Zutrittskontrolle? ☐
- Ist das Gebäude gegen unbefugten Zutritt geschützt? ☐
- Werden Datenträger fachgerecht entsorgt? ☐

Weiteres ✓

- Haben Sie Ihre Daten bereits klassifiziert? (Nicht alles ist gleich schützenswert) ☐
- Sind Ihre Mitarbeiter für Social Engineering sensibilisiert? ☐
- Führen Sie Maßnahmen zur Cyber-Awareness Ihrer Mitarbeiter durch? ☐
- Befolgen Sie den Grundsatz der Datenminimierung? ☐
- Haben Sie eine Clean-Desk-Arbeitsweise etabliert? ☐
- Verwenden Sie die Bildschirmsperre auf allen PCs? ☐
- Werden Patientendaten auf beweglichen Datenträgern bzw. mobilen Geräten verschlüsselt? ☐

8.2.2 Checkliste: Datensicherung

✓

- Bestimmung eines Mitarbeiters, der für die Datensicherung verantwortlich ist. ☐
- Einführung einer Vertretungsregelung, um kontinuierliche Datensicherung zu gewährleisten. ☐
- Festlegung eines Back-up-Plans. ☐
- Erstellung und regelmäßige Aktualisierung einer Liste der wichtigsten Daten und ihrer Speicherorte. ☐
- Konsequente und regelmäßige Sicherung der wichtigsten Daten. ☐
- Verschlüsselung aller geheimen und sensiblen Daten. ☐
- Regelmäßige Überprüfung der Datensicherungen auf Funktionalität und Wiederherstellbarkeit. ☐
- Stichprobenartige Tests der Datenwiederherstellung. ☐
- Dokumentation des Datensicherungsprozesses. ☐
- Festlegung von Sicherungsverfahren für Daten auf mobilen Geräten wie Laptops. ☐
- Sichere Lagerung der Speichermedien zum Schutz vor Diebstahl, unberechtigtem Zugriff sowie Feuer- und Wasserschäden. ☐
- Einrichtung einer automatischen Warnmeldung an den verantwortlichen Mitarbeiter bei Störungen. ☐

8.2.3 Checkliste: Deboarding

✓

- **Zugriffsrechte entfernen:** Umgehendes Entfernen aller Zugriffsrechte des ausscheidenden Mitarbeiters auf interne Systeme, Datenbanken und andere digitale Ressourcen. Dies schließt E-Mail-Konten, Benutzerkonten in internen Systemen und Zugänge zu gemeinsam genutzten Plattformen ein. ☐
- **Rückgabe von Unternehmenseigentum:** Sicherstellen, dass alle Geräte, Schlüssel, Ausweise und andere Gegenstände, die im Besitz des Mitarbeiters waren, zurückgegeben werden. Dies beinhaltet auch die Überprüfung, ob alle Daten von persönlichen Geräten des Mitarbeiters gelöscht wurden, falls BYOD-Richtlinien bestehen. ☐
- **Überprüfung von Sicherheitsprotokollen:** Nach dem Ausscheiden des Mitarbeiters sollten die Sicherheitsprotokolle überprüft und angepasst werden, insbesondere wenn der Mitarbeiter in sicherheitssensitiven Bereichen tätig war. ☐

- **Kommunikation mit dem Team:** Informieren des Teams über den Weggang des Mitarbeiters und eventuelle Änderungen in Verantwortlichkeiten oder Zugriffsrechten. Dies hilft, Verwirrung zu vermeiden und die Sicherheitskultur im Team zu stärken. ☐
- **Exit-Interview:** Durchführen eines Exit-Interviews, um ein Verständnis der Gründe für das Ausscheiden des Mitarbeiters zu gewinnen und mögliche Sicherheitsbedenken zu identifizieren. ☐
- **Dokumentation:** Dokumentation des gesamten Deboarding-Prozesses für Compliance-Zwecke und zur Verbesserung der zukünftigen Prozesse. ☐

8.2.4 Checkliste: IT-Dienstleister ✓

- Verträge für alle ausgelagerten IT-Dienstleistungen vorhanden, inkl. Vereinbarung zur Auftragsdatenvereinbarung? ☐
- Vereinbarte Leistungen prüfen (vollständig?). ☐
- Service-Level-Agreement zufriedenstellend, besonders in Bezug auf Verfügbarkeit von Service-Technikern vor Ort? (auch am Wochenende, im Notdienst) ☐
- Welche finanziellen Kompensationen sind vorgesehen, wenn das ervice-Level-Agreement (SLA) nicht eingehalten wird? ☐
- Auswahlkriterien für künftige Partner und Verträge festlegen (Zertifikate, Schwachstellentests, Image etc.). ☐
- Terminmanagement für Vertragsverlängerungen bzw. Anbieterwechsel. ☐

8.2.5 Checkliste: Netzwerk ✓

- Dokumentation des Netzwerks vorhanden? Netzplan? ☐
- Firmware aktuell? ☐
- Segmentierung bereits implementiert? ☐
- Firewall zwischen einzelnen Netzwerkbereichen und dem Internet? ☐
- Standardpasswörter geändert? ☐
- Professionell durchgeführte Netzwerkkonfiguration? ☐
- Datenfreigaben und Zugriffsberechtigungen nach dem Minimalprinzip vergeben? ☐

8.2.6 Checkliste: Updates ✓

- Liste aller verwendeten Programme und Systeme vorhanden? Aktuell? ☐
- Zuständigkeit für Überwachung und Durchführung geklärt? ☐
- Stichprobenweise Kontrolle dieser Vorgabe? ☐
- Für Software: Software-Updates verfügbar? ☐
- Für Hardware: Firmware-Updates verfügbar? (Hinweis: Kompatibilitäten mit anderen Systemen oder Software beachten) ☐

8.2.7 Checkliste: Verschlüsselung

✓

- Datenarten bereits klassifiziert? ☐
- Verschlüsselungssoftware vorhanden? Master-Passwörter für den Notfall bereit? ☐
- Back-ups mit Sozialdaten verschlüsselt? ☐
- Sichere E-Mail-Kommunikation eingerichtet? ☐
- Bei externen Verbindungen: VPN im Einsatz? ☐

8.2.8 Checkliste: Virenschutz

✓

- Erfassung und Dokumentation aller wichtigen Schnittstellen, durch die Schadsoftware eindringen könnte, einschließlich internetfähiger Systeme, physischer Anschlüsse und der Nutzung externer Speichermedien. ☐
- Sicherstellen, dass auf allen Geräten Virenschutzprogramme installiert sind. ☐
- Konfiguration der Schutzsoftware für automatische Updates. ☐
- Regelmäßige Kontrolle, ob die Schutzsoftware aktuell ist. ☐
- Geräte ohne Schutzprogramme sollten vom Internet getrennt und durch separate Firewalls abgesichert werden. Eine vollständige Isolierung dieser Systeme, auch vom internen Netzwerk, ist ideal. ☐
- Installation von Schutzprogrammen auf mobilen Geräten wie Tablets und Smartphones. ☐
- Auswahl der Schutzsoftware unter Berücksichtigung verschiedener Betriebssysteme (z. B. Windows, Apple, Linux). ☐
- Sicherstellung, dass das Virenschutzprogramm schädliche Inhalte in aktiven Dateien erkennt. ☐
- Einrichtung eines Mail-Proxy für sichere E-Mail-Kommunikation bei Nutzung eines eigenen E-Mail-Servers. ☐
- Implementierung eines Web-Proxy zur Absicherung gegen Bedrohungen beim Surfen im Internet. ☐
- Prüfung und mögliche Installation von Browser-Add-ons, die das Ausführen von Skripten blockieren (wie NoScript für Firefox). ☐

8.3 Weitere Empfehlungen

8.3.1 So finden Sie ein geeignetes IT-Sicherheitsunternehmen

Viele Apotheken zögern, spezielle Fachleute für IT-Sicherheit hinzuzuziehen, und vertrauen auf ihr Systemhaus. Dies liegt oft an der Überzeugung, Risiken allein managen zu können, einem (blinden) Vertrauen auf das Systemhaus, einem Mangel an Bewusstsein oder unzureichendem Fachwissen für eine angemessene Risikobewertung. Auch Kosten spielen eine Rolle. Wir haben an mehreren Stellen darauf hingewiesen, dass dies keine risikobasierte Haltung darstellt.

Doch wie kommen Sie an passende Angebote? Bei der Auswahl von IT-Sicherheitsdienstleistern sollten folgende Punkte beachtet werden:

- Entscheiden Sie sich für einen Dienstleister, bevor ein Sicherheitsvorfall eintritt. Dies stärkt das Vertrauen und die Kenntnis über interne Abläufe, was zu effektiveren Sicherheitsmaßnahmen führt.
- Achten Sie auf die Verfügbarkeit des Dienstleisters hinsichtlich Zeit, Ort und Personal.
- Überprüfen Sie Referenzen, Zertifizierungen und die Qualifikation des Personals. Es ist auch hilfreich zu wissen, ob der Dienstleister mit der Polizei oder eigenen Geschäftskontakten zusammenarbeitet.
- Halten Sie regelmäßig Kontakt, um Anpassungen aufgrund von Änderungen in Ihrer Organisation oder beim Dienstleister vorzunehmen.
- Betrachten Sie die Kosten nicht als Ausgabe, sondern als Investition in die Betriebssicherheit.
- Weitere Auswahlkriterien können Sie auch beim Bundesamt für Sicherheit in der Informationstechnik finden.

Eine **Auflistung geeigneter Dienstleister** können Sie unter anderem über das BSI, Handelskammern, Wirtschaftsverbände oder durch Empfehlungen von Partnern finden (siehe QR-Codes).

Übersicht des BSI „Qualifizierte Dienstleister":

IHK-Liste „Ansprechpartner IT-Sicherheit für Unternehmen" (und weiterführende Informationen):

8.3.2 Cyberversicherung: sinnvoll oder nicht?

Im weitesten Sinne zählt auch die Versicherungsfrage zur Notfallplanung. Denn als solche greift sie ein, wenn Sicherungsmaßnahmen überwunden wurden und/oder es zu Schäden gekommen ist. Damit dient eine spezielle Cyber-Police (oder die Ergänzung von Cyber-Komponenten in einer Betriebshaftpflicht) der Schadensbegrenzung, wie es auch Notfallpläne tun. Zudem sollten Meldepflichten und -fristen entsprechend den Versicherungsbedingungen in der Notfallplanung berücksichtigt werden.

Einige IT-Sicherheitsexperten halten eine Cyberversicherung teilweise für „nicht grundsätzlich verkehrt"[56], legen aber mehr Wert auf die Sicherungsvorkehrungen, um derlei Vorfälle im Ansatz zu vermeiden.

Der Präventionsansatz ist für wirksame Cybersicherheit die wichtigste Stellschraube. Dem stimmen wir vollumfänglich zu. Und wenn Sie die Ratschläge aus diesem Buch bis hierher umgesetzt haben, sind auch Sie diesem Ansatz gefolgt. Doch haben wir bereits darauf hingewiesen, dass eine 100%ige Sicherheit niemals erreichbar ist. Schäden können – und werden irgendwann (Stichwort: Murphy's law) – eintreten. Und dieses Risiko für Ihre Apotheke ist nur noch bedingt durch Sie beeinflussbar. Zwar stellt etwa die Telephar-

---

56 Vgl. *NN*, DAZ online 2021

◻ **Tab. 8.2** Überblick über die Leistungsbereiche einer Cyberversicherung (Auswahl). Nach PsyCura Wirtschaftsdienst GmbH

Kategorie	Schaden	Leistung
Eigenschäden	Wirtschaftlicher Schaden durch Betriebsunterbrechung	Zahlung des versicherten Tagessatzes
	Verlust bzw. Beschädigung von Daten und Wiederherstellung von Daten und Störungen innerhalb des IT-Systems	Übernahme der Kosten für Wiederherstellung von Daten und Rekonstruktion des IT-Systems
Drittschäden	Schadensersatzforderungen von Patienten wegen Datenmissbrauch	Entschädigung berechtigter und Abwehr unberechtigter Forderungen
Serviceleistungen	Beschädigtes IT-System	Bereitstellung von Forensikexperten zur Analyse, Beweissicherung und Schadensbegrenzung inkl. Kostentragung
	Aufwand für Erfüllung von Informationspflichten gegenüber Patienten	Bereitstellung von Anwälten für IT- und Datenschutzrecht inkl. Kostenübertragung
	Imageschaden	Bereitstellung von PR-Spezialisten für Krisenkommunikation inkl. Kostenübertragung

Quelle: PsyCura Wirtschaftsdienst GmbH, https://psycura.de/berufsversicherungen/cyber-versicherung/

mazie heute noch eine optionale Leistung für Apotheken dar. Auch existiert keine Pflicht, einen Webshop zu betreiben. Doch um das E-Rezept kommt eben keine Apotheke mehr herum. Die Anzahl der Angriffsvektoren nimmt zu; das können Sie kaum aufhalten.

Es ist daher entscheidend, dass Apotheken ihren Versicherungsschutz hinsichtlich der Abdeckung gegen Cyberangriffe bzw. deren Folgen sowie verwandte Schäden überprüfen und sicherstellen, dass auch explizit Datenrechtsverstöße im Zusammenhang mit E-Rezepten abgedeckt sind. Auch inkludiert eine Standard-Werteversicherung, wie sie viele Apotheken besitzen, E-Rezepte regelmäßig nicht. Das ist ebenfalls problematisch. Sobald ein Medikament auf ein E-Rezept abgegeben wird, entsteht ein sogenanntes E-Rezept-Bundle im System der Apotheke. Dieser „Barwert" ist physisch solitär in der Apotheke gespeichert, bis das Datenset ans Rechenzentrum übergeben wurde, und sollte daher versichert werden (◻ Tab. 8.2).

Werden weitere Leistungen in der digitalen Welt angeboten, sollte der Schutz noch umfänglicher sein. Dabei gilt der Grundsatz, dass eine effektive Cyberpolice in Situationen eingreifen muss, in denen herkömmliche Werte-, Haftpflicht- oder Rechtsschutzversicherungen nicht greifen. Dazu zählen auch der Schutz der Hardware in Apotheken vor Beschädigung durch IT-Attacken und die Absicherung gegen Betriebsunterbrechungen. Zudem ist der Schutz gegen Cyberangriffe wie Datenklau, Löschung oder Verschlüsselung in den Blick zu nehmen.

Wie Sie merken, existiert keine Patentlösung. „Nicht grundsätzlich verkehrt" halten wir jedoch für eine Untertreibung. Die richtige Absicherung kann bares Geld wert sein. Wir raten daher ausdrücklich, sich individuell und differenziert mit der Frage einer Cyberpolice zu befassen. Folgende Fragen können Ihnen bei der Abwägung und Auswahl helfen:

- Welches Szenario wollen Sie versichern? Welches Risiko in Euro und welche Wahrscheinlichkeit verbergen sich hierhinter?
- Sieht die Cyberversicherung eine Selbstbeteiligung vor und wie hoch ist die Versicherungsprämie? Gibt es eine vorgesehene Steigerung?
- Stehen die beiden Aspekte in einem sinnvollen Verhältnis?
- Man sollte auch den angebotenen Service des Versicherers berücksichtigen, wie etwa eine 24/7-Hotline, juristische und PR-Beratung, forensische Untersuchungen und technische Schadensermittlungen.
- Ein wichtiger Aspekt ist die sogenannte Kriegsklausel vieler Versicherer. Diese schließt Schäden durch staatlich gelenkte Cyberangriffe oft aus der Deckung aus, was zunehmend zum Problem werden kann. Die Zuordnung von Hackern zu staatlichen Akteuren ist schwierig, und der Ursprung des Angriffs kann verschleiert sein. In solchen Fällen liegt die Beweislast allerdings beim Versicherer, was zu Streitigkeiten führen kann.
- Da Cyberangriffe unvorhersehbar sind, sind klare Vereinbarungen zwischen Organisationen und dem Versicherungsanbieter entscheidend. Nach einem Angriff muss schnell gehandelt werden, wobei die Erfahrung und Routine einer Cyberversicherung speziell für Apotheken sehr wertvoll sein können.

Ein weiterer Punkt spricht im Übrigen für die Wahl eines Versicherers aus dem Apothekenumfeld. Der Prozess, eine Cyberversicherung abzuschließen, unterscheidet sich deutlich von dem einer herkömmlichen Versicherung. Unternehmen müssen zunächst ihre Versicherungsfähigkeit unter Beweis stellen. Viele Versicherer setzen dafür die Umsetzung grundlegender Standards, mindestens des BSI-Grundschutzes, voraus. Häufig ist auch eine Zertifizierung nach ISO 27001 erforderlich. Apotheken unterliegen diesem Standard allerdings nicht, sodass hier zugeschnittene Angebote erstellt werden müssen.

Wenn Sie die Empfehlungen dieses Leitfadens umsetzen, haben Sie vor diesem Hintergrund gute Verhandlungschancen. Weisen Sie gegenüber dem Versicherer Ihrer Wahl vorhandene Notfallpläne, Offline-Back-ups, Restore-Tests und weitere Aspekte der Sicherheitsbewusstseinsbildung oder gar ein ganzes ISMS nach, haben Sie gute Karten, die Versicherungsprämie zu drücken.

8.3.3 Was tun bei Lösegeldforderungen?

Wie verhalte ich mich, wenn ich Opfer eines Ransomware-Angriffs geworden bin, meine Daten verschlüsselt wurden und ich mich nun Lösegeldforderungen ausgesetzt sehe?

Cyberkriminelle, die Ransomware-Angriffe durchführen, verschlüsseln Daten und fordern für die Entschlüsselung ein Lösegeld. Diese Forderungen können sehr hoch sein und bis in den Millionenbereich gehen. Die dahinterstehenden kriminellen Strukturen handeln äußerst professionell und nach wirtschaftlichen Prinzipien, mit dem Ziel, ihre Kosten zu decken und Gewinne zu maximieren.

Generell wird den Organisationen empfohlen, keine Lösegeldzahlungen zu tätigen. Allerdings befindet sich die Realität oft in einer Grauzone, insbesondere wenn die wirtschaftliche Existenz auf dem Spiel steht. Die Entscheidung über eine Zahlung liegt letztlich bei Ihnen. Wägen Sie alle Vor- und Nachteile sorgfältig ab. ◘ Tab. 8.3 veranschaulicht

◘ **Tab. 8.3** Pro- und Contra-Argumente für eine Lösegeldzahlung im Falle eines Ransomware-Angriffs

Contra	Pro
Erfolg verschafft Angreifer Mittel für weitere Angriffe gegen Sie und andere.	Möglicherweise (vordergründig) günstige Kosten-Nutzen-Relation, da Ausfallzeit reduziert wird und weitere Schäden, auch Reputationsschaden, vermieden werden können.
Sie haben keine Garantie, dass die Daten wieder entschlüsselt werden. Auch können die Dateien kopiert worden sein. Dann bleiben Sie auch im Anschluss erpressbar (Drohung der Veröffentlichung).	
Sie riskieren einen Imageschaden bei Bekanntwerden und ermutigen Nachahmer, da Sie offenkundig erpressbar sind.	
Sie riskieren strafrechtliche Ermittlungen durch die potenzielle Unterstützung krimineller Vereinigungen oder des (Cyber-)Terrorismus.	

das Dilemma. Denn die Anzahl der Argumente muss im Einzelfall nicht entscheidend sein. Gerade wenn es an einer Cyberversicherung fehlte und die Existenz durch zu lange Ausfallzeiten akut bedroht wäre, könnten Sie meinen, eine „Alles-oder-nichts-Entscheidung" zugunsten der Zahlung treffen zu müssen.

Sie sollten sich daher bereits im Vorfeld strategisch mit der Frage auseinandersetzen, wie Sie im Falle einer Erpressung durch Ransomware reagieren, einschließlich der Konsequenzen, die eine Nichtzahlung nach sich ziehen könnte. Dazu gehört dann denknotwendig auch die Überlegung, wie im Bedarfsfall die notwendigen Kryptowährungen, vor allem Bitcoin als gängige Währung in solchen Fällen, beschafft werden können. Anderenfalls bleibt die Zahlungsbereitschaft eine ebensolche.

Es ist im Übrigen möglich, solche hypothetischen Szenarien mit den Polizeibehörden, etwa dem Bundeskriminalamt, zu diskutieren, wobei das Legalitätsprinzip, das die Einleitung von Ermittlungen bei bekannt werdenden Straftaten vorschreibt, beachtet werden muss. Der Vorteil liegt dann darin, dass Sie sich nicht nur ein gutes Bild Ihrer Optionen machen können, sondern für den Fall der Fälle bereits einen Ansprechpartner hätten.

8.3.4 Einbindung der Polizei: ja oder nein?

Damit wären wir dann auch bei der Einbindung der Polizei. Der Kontaktaufnahme mit den Behörden im Falle eines Cybersicherheitsvorfalls stehen viele Unternehmer oft zögerlich gegenüber. Sie sind sich unsicher, welchen Nutzen die Einbindung der Polizei im Vorfeld oder das Erstatten einer Anzeige nach einem Vorfall haben könnte.

Die Einbindung der Polizeibehörden, insbesondere der Zentralen Ansprechstellen Cybercrime (◘ Tab. 8.4), hat jedoch klare Vorteile:

- Sie beschäftigen IT-Forensiker.
- Sie können die Telekommunikation überwachen.

Tab. 8.4 Kontaktstellen Cybercrime der Polizei

Kontaktstelle	Telefon	E-Mail
BKA (Angriffe auf kritische Infrastrukturen)	0611 55 15684	SO41-NKC@bka-bund.de
Baden-Württemberg	0711 5401 2444	cybercrime@polizei.bwl.de
Bayern	089 1212 3300	zac@polizei.bayern.de
Berlin	030 4664 924924	zac@polizei.berlin.de
Brandenburg	03334 388 8600	cybercrime.fdlka@polizei.brandenburg.de
Bremen	0421 362 19820	k53@polizei.bremen.de
Hamburg	040 4286 75401	zac@polizei.hamburg.de
Hessen	0611 83 8377	zac.hlka@polizei.hessen.de
Mecklenburg-Vorpommern	03866 64 4517	cybercrime.lka@polmv.de
Niedersachsen	0511 26262 3804	zac@lka.polizei.niedersachsen.de
Nordrhein-Westfalen	0211 939 4040	cybercrime.lka@polizei.nrw.de
Rheinland-Pfalz	06131 65 64760	lka.cybercrime@polizei.rlp.de
Saarland	0681 962 2448	cybercrime@polizei.slpol.de
Sachsen	0351 855 3461	zac.lka@polizei.sachsen.de
Sachsen-Anhalt	0391 250 2244	ermittlungen.4c@polizei.sachsen-anhalt.de
Schleswig-Holstein	0431 160 4545	cybercrime@polizei.landsh.de
Thüringen	0361 314 1425	cybercrime.lka@polizei.thueringen.de

- Sie können international und IT-qualifiziert ermitteln.
- Sie haben die Befugnis zur Datenerhebung bei Internetdienstanbietern.
- Sie können Täter deanonymisieren.
- Sie können die Infrastruktur der kriminellen Akteure zerschlagen.

Diese Fähigkeiten können im Fall eines Cybersicherheitsvorfalls eine umfassende Reaktion und Aufklärung ermöglichen. Die Aufgabe der Polizei liegt damit primär in der Strafverfolgung der Cyberkriminellen und nicht in der Wiederherstellung Ihrer IT-Systeme. Jedoch ist die Polizei im Falle eines Sicherheitsvorfalls in der Lage, gemeinsam mit Ihren Dienstleistern auch für Sie sinnvolle Maßnahmen zu ergreifen. Polizei und Cybersicherheitsdienstleister stehen nicht in Konkurrenz zueinander, sondern ihre Leistungen sind komplementär.

Auch die Abstimmung der Sicherheitsstrategie im Vorfeld oder die Nachbereitung eines Vorfalls kann in Zusammenarbeit mit der Polizei erfolgen. Die Spezialisten können

Ihnen hilfreiche Informationen geben, was bereits gut überlegt/umgesetzt ist bzw. was im Notfall gut funktioniert hat und welche Bereiche der Cybersicherheitsstrategie verbessert werden können.

8.4 Fördermöglichkeiten

Die Sicherstellung der IT-Sicherheit ist für Apotheken von zentraler Bedeutung. Sensible Gesundheitsdaten müssen vor unbefugtem Zugriff geschützt werden, und Ausfälle von IT-Systemen können den Betrieb erheblich beeinträchtigen. Doch die Umsetzung effektiver Sicherheitsmaßnahmen erfordert oft erhebliche finanzielle Investitionen. Glücklicherweise gibt es verschiedene Fördermöglichkeiten, die Apothekeninhaber bei der Umsetzung von IT-Sicherheitsmaßnahmen unterstützen können. Folgend einige Anregungen.

Zunächst sind die staatlichen Förderprogramme zu nennen. „Digital Jetzt" des Bundesministeriums für Wirtschaft und Klimaschutz (BMWi) richtet sich an kleine und mittlere Unternehmen (KMU), zu denen auch Apotheken zählen. Es bietet finanzielle Unterstützung für Investitionen in digitale Technologien und die Qualifizierung der Mitarbeiter im Bereich IT-Sicherheit. Apotheken können Zuschüsse für Projekte beantragen, die beispielsweise die Verbesserung der Netzwerksicherheit oder die Einführung von Datenschutzmaßnahmen betreffen.

Auch „go-digital" unterstützt KMU bei der Digitalisierung ihrer Geschäftsprozesse. Ein Schwerpunkt liegt auf der IT-Sicherheit. Apotheken können Beratungsleistungen in Anspruch nehmen, um eine sichere IT-Infrastruktur aufzubauen oder zu optimieren. Gefördert werden bis zu 50 % der Beratungskosten, was eine erhebliche Entlastung darstellt.

Neben den bundesweiten Programmen bieten auch viele Bundesländer eigene Förderprogramme für IT-Sicherheitsmaßnahmen an. Diese Programme variieren in ihren Bedingungen und Fördersummen, sodass Apothekeninhaber die spezifischen Angebote ihres Bundeslandes prüfen sollten. Oftmals sind diese Programme weniger bekannt, bieten aber wertvolle Unterstützung.

Weitere Unterstützungsmöglichkeiten bietet die Kreditanstalt für Wiederaufbau (KfW) mit zinsgünstigen Krediten für Digitalisierungsvorhaben, einschließlich Maßnahmen zur IT-Sicherheit. Diese Kredite können eine attraktive Alternative oder Ergänzung zu direkten Zuschüssen sein.

Auch andere Einrichtungen bieten Beratungszuschüsse an. Zum Beispiel können Apothekeninhaber über die örtlichen Industrie- und Handelskammern (IHKs) Zugang zu geförderten Beratungsleistungen erhalten, um ihre IT-Sicherheitsstrategien zu optimieren.

> **Hinweis**
> Beachten Sie bitte, dass die Förderprogramme und -bedingungen regelmäßigen Änderungen unterliegen. Bitte informieren Sie sich aktuell und individuell. Dieser Abschnitt soll lediglich verdeutlichen, dass passende Angebote existieren und der Aufwand lohnen kann.

Schlusswort

Liebe Leserinnen und Leser,

als Apotheker stehen Sie täglich vor einem Berg an Aufgaben und Herausforderungen. In diesem Meer von Verantwortlichkeiten mag der Bereich der IT- bzw. Cybersicherheit und des (IT-)Notfallmanagements wie eine weitere, fast unüberwindbare Hürde erscheinen. Doch durch die Lektüre unseres Buches hoffen wir, dass Sie nicht nur die Wichtigkeit dieser Themen erkannt haben, sondern auch motiviert wurden, sich ihnen zu stellen.

Wir wissen, dass die Umsetzung der vorgestellten Konzepte und Maßnahmen viel Mühe, Zeit und Ressourcen erfordert. Die Durchführung von Analysen, das Erdenken von Lösungen, das Treffen von Entscheidungen und das Erstellen von Dokumentationen können überwältigend sein. Doch erinnern Sie sich: Jeder Schritt, egal wie klein, zählt. Jede pragmatische Maßnahme, die Sie umsetzen, stärkt die (Cyber-)Resilienz Ihrer Apotheke. Mit jedem Schritt verbessern Sie nicht nur die Sicherheit Ihrer Daten und Systeme, sondern sichern Ihre wirtschaftliche Existenz und tragen ein Stück zur Versorgungssicherheit in Deutschland bei.

Seien Sie versichert, dass jede Anstrengung, die Sie in diese Richtung unternehmen, es wert ist. Selbst wenn Sie nicht gleich den „großen Wurf" in Richtung eines eigenen ISMS wagen oder umfassende Notfallhandbücher schreiben – jede Überlegung und Umsetzung, die Sie vornehmen, ist ein Fortschritt. Wir hoffen, dass unser Buch Sie dabei unterstützt (hat), die ersten Schritte zu machen, und vielleicht sogar den Weg für weitere ebnet.

Wir wünschen Ihnen viel Erfolg auf Ihrem Weg zur stärkeren (Cyber-)Resilienz und stehen Ihnen als Wegweiser und Unterstützer zur Seite.

Glossar

ABAC: Siehe attributbasierte Rechtevergabe.

Addon: Eine Softwareerweiterung, die zusätzliche Funktionen zu einem bestehenden Programm hinzufügt. Es ermöglicht Benutzern, die Grundfunktionalität ihrer Software nach Bedarf anzupassen und zu erweitern.

Advanced Persistent Threats (APT): Langfristig angelegte, schwer zu entdeckende Angriffe durch Hacker.

Adware: Eine Art von Software, die automatisch Werbung anzeigt oder herunterlädt, oft um Einnahmen für ihre Entwickler zu generieren. Sie kann in kostenlosen Programmen enthalten sein und störend wirken, indem sie unaufgefordert Werbung einblendet. Manchmal kann Adware auch die Sicherheit beeinträchtigen, indem sie persönliche Daten sammelt oder weitere unerwünschte Software installiert.

Agil: Beschreibt Methoden, die schnelle Anpassung an Veränderungen und kontinuierliche Verbesserung fördern. Ursprünglich in der Softwareentwicklung verwendet, unterstützt der Ansatz effiziente und kundenorientierte Ergebnisse durch iterative Prozesse und Teamzusammenarbeit.

Agiles Mindset: Denkweise, die Offenheit für Veränderungen, Flexibilität und kontinuierliche Verbesserung betont. Es fördert die Bereitschaft, schnell auf neue Herausforderungen zu reagieren und aus Erfahrungen zu lernen, um Prozesse und Ergebnisse stetig zu optimieren.

APT: Siehe Advanced Persistent Threats.

Asset: Vermögenswert oder eine Ressource, die von einer Organisation genutzt wird, um ihre Ziele zu erreichen. Im Kontext der Cybersecurity bezieht sich der Begriff oft auf Informationen, Hardware, Software oder andere Elemente, die schützenswert sind.

Attributbasierte Rechtevergabe: Die Attributbasierte Rechtevergabe oder auch ABAC (Access Based Authentication and Control) ist eine Methode zur Regelung des Zugangs zu digitalen Ressourcen, die auf den Eigenschaften des Benutzers, der Ressource und der Umgebung basiert. ABAC erlaubt oder verweigert den Zugang zu bestimmten Informationen oder Systemen auf der Grundlage einer Reihe von vordefinierten Regeln und bietet somit einen äußerst flexiblen und skalierbaren Ansatz für die Cybersicherheit.

Audit-Trail: Eine chronologische Aufzeichnung von Systemaktivitäten, einschließlich Benutzeraktionen und Systemereignissen, die eine detaillierte Historie des Zugriffs und der Änderungen an digitalen Ressourcen liefert. Prüfpfade werden verwendet, um Sicherheitsvorfälle zu überwachen und zu untersuchen, das Benutzerverhalten zu verfolgen und die Einhaltung von Vorschriften zu gewährleisten.

Availability: Siehe Verfügbarkeit.

Awareness: Bezeichnet das Bewusstsein und Verständnis für spezifische Themen oder Risiken. Im Bereich der Cybersecurity umfasst dies das Wissen über potenzielle Gefahren und die Bedeutung von Sicherheitsmaßnahmen, um Daten und Systeme zu schützen.

Backdoor: Eine versteckte Methode, um die normalen Authentifizierungs- oder Sicherheitsverfahren eines Systems zu umgehen und Zugang zu einem Computer oder Netzwerk zu erhalten. Sie kann absichtlich für administrative Zwecke eingebaut oder durch Angreifer installiert werden, um unbefugten Zugriff zu ermöglichen.

Backend: Die technische Struktur, die im Hintergrund von Anwendungen und Webseiten arbeitet, um Datenverarbeitung, Datenbankmanagement und Serverinteraktion zu ermöglichen. Sie ist normalerweise für den Endbenutzer nicht sichtbar und kümmert sich um die essenziellen Funktionen, die das Frontend unterstützen.

Back-up: Eine Sicherheitskopie von Daten, die auf einem separaten Speichermedium gespeichert wird, um im Falle eines Datenverlusts durch Hardwareversagen, Datenbeschädigung oder einen Cyberangriff die Wiederherstellung zu ermöglichen. Diese Kopien sind essenziell für die Datenintegrität und helfen, Betriebsunterbrechungen zu minimieren.

BCM: Siehe Business-Continuity-Management.

Bedrohungsvektor: Weg oder eine Methode, die von einem Angreifer verwendet wird, um unberechtigten Zugang zu einem System zu erlangen oder Schaden anzurichten.

Berechtigungskonzept: Ein formales Dokument, das die Regeln und Verfahren für die Gewährung des Zugriffs auf digitale Ressourcen innerhalb einer Organisation festlegt. Ein Berechtigungskonzept enthält in der Regel Details zu Benutzerrollen und -zuständigkeiten, Zugriffsebenen und die Kriterien für die Gewährung oder den Entzug des Zugriffs.

BIOS: Ein grundlegendes Eingabe-/Ausgabesystem, das beim Starten eines Computers als erste Software geladen wird. Es initiiert Hardwarekomponenten, führt den Selbsttest beim Einschalten durch und startet das Betriebssystem von einem Datenträger. Dieses System ist in einem nichtflüchtigen Speicher auf dem Motherboard gespeichert.

Bluetooth: Eine drahtlose Technologie, die Kurzstrecken-Kommunikation zwischen Geräten über Radiowellen ermöglicht. Sie wird häufig verwendet, um Verbindungen zwischen Smartphones, Computern, Peripheriegeräten und anderen elektronischen Geräten herzustellen, um Daten auszutauschen oder Zugriff auf Dienste zu ermöglichen.

Bring Your Own Device (BYOD): Eine Praxis, bei der Mitarbeiter ihre persönlichen Geräte wie Smartphones, Tablets oder Laptops für berufliche Zwecke nutzen. Diese Strategie kann Flexibilität und Komfort erhöhen, birgt jedoch auch Sicherheitsrisiken, da die Geräte möglicherweise nicht denselben Sicherheitsprotokollen wie unternehmenseigene Hardware unterliegen.

Brute-Force-Attacke: Ein Angriffsverfahren, bei dem automatisierte Software verwendet wird, um durch systematisches Ausprobieren aller möglichen Kombinationen ein Passwort oder einen anderen Sicherheitscode zu erraten. Dieses Verfahren kann effektiv sein, wenn keine Maßnahmen zur Begrenzung der Versuchsanzahl oder zur Verzögerung zwischen den Versuchen bestehen.

BSI: Siehe Bundesamt für Sicherheit in der Informationstechnik.

Bundesamt für Sicherheit in der Informationstechnik (BSI): Das Bundesamt für Sicherheit in der Informationstechnik ist eine deutsche Bundesoberbehörde im Geschäftsbereich des Bundesministeriums des Innern und für Heimat mit Sitz in Bonn, die für Fragen der IT-Sicherheit zuständig ist.

Business-Continuity-Management (BCM): Beschreibt einen systematischen Ansatz zur Bewältigung von Risiken, die den Betrieb eines Unternehmens stören könnten, einschließlich Bedrohungen der Cybersicherheit. Es umfasst die Identifizierung potenzieller Risiken, die Entwicklung von Plänen zur Minderung dieser Risiken und die Implementierung von Verfahren zur Gewährleistung der Kontinuität wichtiger Geschäftsfunktionen im Falle einer Störung.

BYOD: Siehe Bring Your Own Device.

Clean-Desk: Eine Richtlinie, die vorsieht, dass Mitarbeiter ihre Arbeitsplätze am Ende des Arbeitstages von allen wichtigen Dokumenten und sensiblen Informationen bereinigen. Dies minimiert das Risiko des Informationsdiebstahls und hilft, die Sicherheit vertraulicher Daten zu gewährleisten.

Clickbait: Formulierung reißerischer Schlagzeilen, um möglichst viele Internetnutzer zum Anklicken zu verlocken und so Seitenaufrufe zu generieren.

Cloud: Ein Modell zur Bereitstellung von Rechenressourcen wie Servern, Speicher und Anwendungen über das Internet, wobei die Nutzer auf diese Ressourcen auf Abruf zugreifen können. Dies ermöglicht Unternehmen und Einzelpersonen, IT-Infrastruktur und Software zu nutzen, ohne sie physisch besitzen oder warten zu müssen.

Compliance: Im Einklang mit den geltenden Gesetzen und/oder internen Regeln sein.

Computervirus: Eine Art von Schadsoftware, die sich selbst repliziert, indem sie sich in andere Programme, Dateien oder das Betriebssystem einfügt. Sie kann Daten beschädigen, stehlen oder die Funktionalität des infizierten Systems beeinträchtigen. Ihre Verbreitung erfolgt oft durch infizierte E-Mail-Anhänge, Downloads oder Netzwerkverbindungen.

Confidentiality: Siehe Vertraulichkeit.

Cybersecurity : Siehe Cybersicherheit.

Cybersicherheit: Strategien, Prozesse und Technologien, die dazu dienen, Systeme, Netzwerke und Daten vor digitalen Angriffen zu schützen.

Darknet: Ein Teil des Internets, der mit spezieller Software wie Tor oder I2P zugänglich ist, die die Identität der Nutzer und die Ursprünge der Daten verschleiert. Es wird oft für anonyme Kommunikation verwendet, kann aber auch für illegale Aktivitäten genutzt werden, da es die Rückverfolgung von Nutzern erschwert.

Datenbank: Ein organisiertes System zur Speicherung, Verwaltung und zum Abruf von Daten. Datenbanken ermöglichen es Benutzern, große Mengen von Informationen effizient zu speichern und auf sie zuzugreifen, wobei sie oft über spezielle Software verwaltet werden, die die Datenintegrität, die Sicherheit und den schnellen Zugriff auf die gespeicherten Daten gewährleistet.

Datenschutz: Der Schutz von persönlichen Informationen vor unbefugtem Zugriff, Verwendung oder Offenlegung. Datenschutz ist besonders wichtig in der digitalen Welt, wo persönliche Daten leicht gesammelt, übertragen und möglicherweise missbraucht werden können. Maßnahmen zum Datenschutz umfassen gesetzliche Vorschriften, technische Sicherheitsvorkehrungen und organisatorische Richtlinien zum Umgang mit personenbezogenen Daten.

Datenschutzbeauftragter (DSB): Eine Person, die innerhalb einer Organisation dafür verantwortlich ist, die Einhaltung der Datenschutzgesetze und -richtlinien zu überwachen. Der Datenschutzbeauftragte berät das Unternehmen in Datenschutzfragen, überwacht die Verarbeitung personenbezogener Daten und ist die Kontaktperson für Aufsichtsbehörden und Betroffene in allen Fragen des Datenschutzes.

Deboarding: Der Prozess, durch den ein Mitarbeiter aus einer Organisation ausscheidet, einschließlich der Rückgabe von Unternehmenseigentum, dem Entfernen des Zugangs zu Systemen und Netzwerken, und der Übergabe von Aufgaben und Verantwortlichkeiten. Dieser Prozess soll sicherstellen, dass der Austritt des Mitarbeiters reibungslos verläuft und keine Sicherheitsrisiken hinterlässt.

Deauthentifizierungssignal: Ein Signal oder Befehl, der in drahtlosen Netzwerken verwendet wird, um eine bestehende Verbindung zwischen einem Gerät und einem Netzwerk zu unterbrechen. Dies kann für legitime administrative Zwecke eingesetzt werden, aber auch von Angreifern missbraucht werden, um Nutzer aus einem Netzwerk zu drängen und Sicherheitslücken auszunutzen.

Denial-of-Service-Angriff (DoS): Ein Angriff, der darauf abzielt, einen Computer oder ein Netzwerk unzugänglich zu machen, indem er dessen Ressourcen überlastet oder stört. Ziel ist es, den normalen Betrieb zu verhindern, oft durch das Überfluten des Zielsystems mit übermäßigen Anfragen, was zu einem Systemausfall oder einer erheblichen Verlangsamung führt.

Device: Ein elektronisches Gerät, das Daten verarbeitet und spezifische Funktionen ausführen kann, wie zum Beispiel ein Computer, Smartphone, Tablet oder ein spezialisiertes medizinisches Instrument. Solche Geräte sind häufig vernetzt und spielen eine zentrale Rolle in modernen Informations- und Kommunikationstechnologien.

Distributed Denial-of-Service-Angriff (DDoS): Ein koordinierter Angriff, bei dem viele verteilte Quellen genutzt werden, um ein Zielnetzwerk oder eine Zielwebsite mit Verkehr zu überfluten und so deren Dienste zu blockieren oder erheblich zu verlangsamen. Solche Angriffe nutzen oft kompromittierte Computer oder andere vernetzte Geräte, um eine massive Überlastung zu erzeugen, die schwerer zu mitigieren ist als einfache Denial-of-Service-Angriffe.

DDoS: Siehe Distributed Denial-of-Service-Angriff.

DoS: Siehe Denial-of-Service-Angriff.

DSB: Siehe Datenschutzbeauftragter.

Elektronische Patientenakte (ePA): Ein digitales Dokument, das Gesundheitsinformationen und medizinische Daten eines Patienten zentral speichert. Sie ermöglicht es Ärzten, Krankenhäusern und anderen medizinischen Dienstleistern, auf wichtige Patienteninformationen zuzugreifen und diese zu verwalten, um die medizinische Versorgung zu verbessern und zu koordinieren.

Embedded-Rechner: Ein spezialisierter Computer, der in ein größeres Gerät oder System integriert ist, um spezifische Steuerungs-, Überwachungs- oder Betriebsfunktionen auszuführen. Diese Rechner sind häufig in alltäglichen Geräten wie Haushaltsgeräten, Fahrzeugen oder medizinischen Instrumenten zu finden und darauf ausgelegt, zuverlässig und unauffällig im Hintergrund zu arbeiten.

End-to-End-Verschlüsselung: Ein Verschlüsselungsverfahren, bei dem Daten beim Sender verschlüsselt und erst beim Empfänger wieder entschlüsselt werden, sodass sie auf dem gesamten Übertragungsweg vor unbefugtem Zugriff geschützt sind. Dies stellt sicher, dass, selbst wenn die Daten abgefangen werden, sie ohne den passenden Schlüssel nicht lesbar sind.

ePA: Siehe elektronische Patientenakte

Evil-Twin: Siehe Router-Mimikry.

Exploit: Ein Stück Code oder eine Sequenz von Befehlen, die speziell entwickelt wurde, um eine bekannte Schwachstelle oder Sicherheitslücke in einem Computersystem oder einer Anwendung auszunutzen. Dies ermöglicht dem Angreifer, unerlaubten Zugriff zu erlangen oder unautorisierte Aktionen auszuführen.

Firewall: Ein Sicherheitssystem, das den Netzwerkverkehr überwacht und regelt, basierend auf vordefinierten Sicherheitsregeln. Es dient dazu, unerwünschten oder gefährlichen Datenverkehr zu blockieren und nur autorisierten Zugriff auf ein Netzwerk oder einen Computer zu erlauben. Firewalls können als Hardware, Software oder eine Kombination von beiden implementiert sein.

Firmware: Firmware ist die in Hardwaregeräten eingebettete Software, die grundlegende Funktionen steuert und das korrekte Funktionieren der Geräte ermöglicht. Sie ist speziell auf die Hardwarekomponenten zugeschnitten und liegt auf einem nicht flüchtigen Speicher, sodass sie auch nach einem Neustart erhalten bleibt.

Frontend: Der Teil einer Anwendung oder Website, den der Benutzer direkt sieht und mit dem er interagiert. Es umfasst die Benutzeroberfläche und die Benutzererfahrungskomponenten, wie Layout, Design und Interaktionslogik, die auf Client-Seite im Webbrowser oder einer mobilen App ausgeführt werden.

Hacker: Siehe Hacking.

Hacking: Das unauthorisierte Eindringen in oder Manipulieren von Computersystemen und Netzwerken, oft mit dem Ziel, Zugriff auf Daten zu erhalten, Systemfunktionen zu ändern oder Sicherheitsmechanismen zu umgehen. Es kann sowohl zu schädlichen als auch zu ethischen Zwecken (Ethical Hacking) durchgeführt werden, um Sicherheitslücken aufzudecken.

Hamming-Attacke: Eine Hamming-Attacke bezieht sich auf eine spezielle Art von Angriff im Bereich der Kryptografie, bei dem versucht wird, Informationen durch die Analyse der Hamming-Distanz zwischen verschiedenen verschlüsselten Nachrichten oder Datensätzen zu extrahieren. Die Hamming-Distanz ist ein Maß für die Anzahl der unterschiedlichen Bits zwischen zwei Binärstrings gleicher Länge. Durch das Ausnutzen dieser Unterschiede kann ein Angreifer möglicherweise Muster erkennen und so die Verschlüsselung schwächen oder brechen.

Hardware: Die physischen Komponenten eines Computers oder eines anderen elektronischen Systems, einschließlich der Zentraleinheit, Speichergeräte, Motherboards, Grafikkarten und Eingabegeräte. Hardware ist grundlegend für die Ausführung von Software und die Durchführung von Rechenoperationen.

Hashwert: Beschreibt einen eindeutigen digitalen Fingerabdruck, der durch Anwendung einer mathematischen Funktion auf einen Teil der Daten, z. B. eine Datei oder Nachricht, erzeugt wird. Hashwerte werden verwendet, um die Integrität von Daten zu überprüfen, da selbst eine kleine Änderung der Originaldaten zu einem völlig anderen Hashwert führt.

IKS: Siehe internes Kontrollsystem.

Incident-Response-Management (IRM): Ein strukturierter Ansatz zur Handhabung und Bewältigung von Sicherheitsvorfällen, Notfällen oder Verstößen, der darauf abzielt, die Auswirkungen zu minimieren und schnellstmöglich zur normalen Betriebsführung zurückzukehren. Das Management umfasst die Vorbereitung, Erkennung, Eingrenzung, Erholung und Nachbereitung von Vorfällen sowie die kontinuierliche Verbesserung der Reaktionsfähigkeit.

Informationssicherheitsbeauftragter (ISB): Eine verantwortliche Person innerhalb einer Organisation, die sich auf die Entwicklung, Implementierung und Überwachung des Informationssicherheits-Managements konzentriert. Diese Rolle umfasst die Risikobewertung, die Sicherstellung der Einhaltung relevanter Sicherheitsstandards und Gesetze, die Schulung von Mitarbeitern in Sicherheitspraktiken und die Reaktion auf Sicherheitsvorfälle.

Informationssicherheits-Managementsystem (ISMS): Ein systematischer Ansatz zur Verwaltung der Sicherheit von Informationen einer Organisation, der auf etablierten Sicherheitsstandards und -praktiken basiert. Dieses System umfasst die Entwicklung, Implementierung und kontinuierliche Verbesserung von Sicherheitsrichtlinien, -verfahren und -kontrollen, um die Vertraulichkeit, Integrität und Verfügbarkeit von Daten zu schützen und zu erhalten.

Informationsverbund: Ein Netzwerk aus miteinander verbundenen Informationsressourcen, Systemen und Diensten, das innerhalb einer Organisation oder zwischen mehreren Organisationen eingerichtet wird, um den Austausch und die Verwaltung von Informationen zu erleichtern. Dieser Verbund ermöglicht eine effiziente Datenkommunikation und -nutzung, wobei Sicherheitsmaßnahmen implementiert werden, um die Integrität und Vertraulichkeit der Daten zu gewährleisten.

Integrität: Die Gewährleistung, dass Daten genau und unverändert bleiben während ihrer Speicherung, Übertragung oder Verarbeitung. Integrität in der Informationssicherheit bezieht sich darauf, sicherzustellen, dass Informationen frei von unbefugten oder unbeabsichtigten Änderungen sind und dass die Daten bei Bedarf zuverlässig und korrekt wiederhergestellt werden können.

Integrity: Siehe Integrität.

Intelligente Virtuelle Assistenz (IVA): Ein softwarebasiertes System, das künstliche Intelligenz nutzt, um Benutzern durch Sprach- oder Textinteraktionen assistierende Dienste zu bieten. Diese Assistenzsysteme können lernen und sich anpassen, um Aufgaben wie Terminplanung, Informationsrecherche, Automatisierung von Routineaufgaben und sogar komplexere Problemlösungen effizienter zu gestalten.

Internes Kontrollsystem (IKS): Ein Rahmenwerk innerhalb einer Organisation, das darauf ausgelegt ist, die Effektivität und Effizienz der betrieblichen Abläufe zu verbessern, die Zuverlässigkeit der finanziellen Berichterstattung zu gewährleisten, gesetzliche und regulatorische Vorschriften einzuhalten und Vermögenswerte vor Verlust zu schützen. Dieses System umfasst sowohl manuelle als auch automatisierte Kontrollen und wird regelmäßig überprüft, um seine Angemessenheit und Wirksamkeit sicherzustellen.

Internet of Things (IoT): Ein Netzwerk von physischen Objekten („Dingen"), die mit Sensoren, Software und anderen Technologien ausgestattet sind, um Daten zu sammeln und auszutauschen. Diese vernetzten Geräte können autonom kommunizieren und interagieren, wodurch sie Prozesse in verschiedenen Bereichen wie Haushalt, Industrie und Gesundheitswesen automatisieren und optimieren.

Intrusion-Detection: Ein Prozess oder System, das Netzwerke und Systeme überwacht, um verdächtige Aktivitäten oder bekannte Bedrohungen zu identifizieren. Diese Systeme analysieren den Datenverkehr und die Aktivitäten, um Anzeichen für unautorisierte oder schädliche Versuche, in das Netzwerk einzudringen, frühzeitig zu erkennen und entsprechende Warnungen auszugeben.

IoT: Siehe Internet of things.

I2P: Ein anonymes Netzwerk, das eine sichere und verschlüsselte Kommunikation zwischen seinen Nutzern ermöglicht. Es verwendet ein Peer-to-Peer-Modell, um Daten durch ein Netzwerk von Computern zu leiten, wodurch die Quelle und das Ziel der Daten verborgen bleiben. Dieses Netzwerk ist besonders beliebt für Nutzer, die ihre Onlineaktivitäten vor Überwachung und Analyse schützen wollen.

IP: Eine eindeutige Adresse, die jedem Gerät in einem Netzwerk zugewiesen wird, um seine Identifikation und Lokalisierung zu ermöglichen. Diese Adresse, bekannt als Internet-Protocol-Adresse (IP), wird verwendet, um Datenpakete zwischen Geräten über das Internet oder lokale Netzwerke korrekt zu routen. Es gibt zwei Versionen von IP-Adressen: IPv4 und IPv6.

IRM: Siehe Incident-Response-Management.

ISB: Siehe Informationssicherheitsbeauftragter.

ISMS: Siehe Informationssicherheits-Managementsystem.

IT-Sicherheit: Strategien, Prozesse und Technologien, die dazu dienen, Systeme, Netzwerke und Daten vor digitalen Angriffen und physischen Bedrohungen zu schützen.

IVA: Siehe Intelligente Virtuelle Assistenz.

Kaskadierender Fehler: Ein Prozess, bei dem ein einzelner Fehler in einem System eine Kette weiterer Fehler auslöst, was zu einem umfangreichen Systemausfall oder erheblichen Störungen führen kann. Solche Fehler treten oft in komplexen Systemen auf, wo Abhängigkeiten zwischen Komponenten dazu führen, dass der Ausfall einer Komponente die Funktionalität weiterer Teile beeinträchtigt.

KI: Siehe künstliche Intelligenz.

Kritikalität: Die Wichtigkeit eines Elements, Systems oder Prozesses hinsichtlich seiner Notwendigkeit für das erfolgreiche Funktionieren oder die Sicherheit einer Organisation. Kritikalität bezieht sich auf das potenzielle Risiko und die Auswirkungen, die ein Ausfall oder eine Beeinträchtigung dieses Elements haben könnte. Sie wird oft verwendet, um Prioritäten bei Sicherheitsmaßnahmen und Ressourcenzuteilung zu setzen.

KRITIS: Einrichtung der kritischen Infrastruktur nach BSIG.

Kryptografie: Die Wissenschaft und Technik der Verschlüsselung und Entschlüsselung von Informationen. Kryptografie wird verwendet, um Daten während der Übertragung oder Speicherung vor unbefugtem Zugriff zu schützen, indem sie in eine Form umgewandelt wird, die nur von Personen mit dem richtigen Schlüssel gelesen werden kann. Sie spielt eine entscheidende Rolle in der modernen Datensicherheit und digitalen Kommunikation.

Künstliche Intelligenz (KI): Ein Bereich der Informatik, der sich mit der Schaffung von Computersystemen befasst, die Aufgaben ausführen können, die normalerweise menschliche Intelligenz erfordern, z. B. visuelle Wahrnehmung, Spracherkennung, Entscheidungsfindung und Sprachübersetzung. Künstliche Intelligenz verwendet Algorithmen und maschinelles Lernen, um aus Daten zu lernen und sich im Laufe der Zeit zu verbessern.

LAN: Siehe Local Area Network.

Local Area Network (LAN): Ein lokales Netzwerk, das Geräte innerhalb eines begrenzten geografischen Bereichs wie eines Büros, eines Gebäudes oder eines Campus miteinander verbindet. Es ermöglicht diesen Geräten, Daten, Ressourcen wie Drucker oder Dateiserver und Internetzugang miteinander zu teilen. Local Area Networks nutzen üblicherweise Ethernet-Technologie für die Netzwerkkommunikation.

MAC-Adresse: Ein eindeutiger Identifikator, der jedem Netzwerkinterface in einem Gerät zugewiesen wird, um es in einem Netzwerk zu identifizieren. Diese Adresse, bekannt als Media-Access-Control-Adresse (MAC), besteht aus einer 12-stelligen Hexadezimalzahl und wird in der Regel vom Hersteller des Geräts fest eingestellt. Sie ist entscheidend für die Netzwerkkommunikation, insbesondere bei der Zuweisung von IP-Adressen durch Netzwerkgeräte.

Mail-Proxy: Siehe Proxy.

Malware: Schädliche Software, die entwickelt wurde, um Computern und Netzwerken Schaden zuzufügen, Daten zu stehlen oder Systemfunktionen ohne Wissen des Benutzers zu manipulieren. Malware kann in verschiedenen Formen auftreten, einschließlich Viren, Würmern, Trojanern und Ransomware, und wird oft durch infizierte E-Mail-Anhänge, Downloads oder kompromittierte Webseiten verbreitet.

Man-in-the-Middle-Angriff (MitM): Bei dieser Art von Angriff platziert sich der Angreifer technisch zwischen zwei Kommunikationspartnern und kann Informationen abfangen, lesen oder manipulieren.

Minimal Viable Product (MVP): Ein Produkt mit der minimalen Menge an Funktionen, die notwendig sind, um die Bedürfnisse der ersten Nutzer zu erfüllen und Rückmeldungen für zukünftige Produktentwicklung zu erhalten. Dieser Ansatz ermöglicht es Entwicklern, ein Produkt schnell auf den Markt zu bringen und es basierend auf Nutzerfeedback effektiv zu verbessern und anzupassen.

MitM: Siehe Man-in-the-Middle.

Mobile-Fallback: Eine Sicherheitsmaßnahme oder eine Back-up-Lösung, die automatisch aktiviert wird, wenn die primäre Internetverbindung ausfällt oder unterbrochen wird. Diese Funktion stellt sicher, dass Dienste und Anwendungen weiterhin über eine alternative Verbindung verfügbar bleiben, was besonders wichtig für kritische Geschäftsprozesse oder bei der Notfallkommunikation ist.

Multichannel: Die Nutzung mehrerer unterschiedlicher Kommunikationskanäle, um Kunden oder Nutzer zu erreichen und mit ihnen zu interagieren. Dies kann traditionelle Kanäle wie Telefon und E-Mail sowie digitale Plattformen wie soziale Medien, Apps und Websites umfassen. Multichannel-Strategien ermöglichen eine breitere Kundenansprache und verbessern die Benutzererfahrung, indem sie den Nutzern die Wahl lassen, über ihren bevorzugten Kanal zu kommunizieren.

MVP: Siehe Minimal Viable Product.

NAS: Siehe Network Attached Storage.

Network Attached Storage (NAS): Ein dediziertes Speichergerät, das über ein Netzwerk verbunden ist und es mehreren Benutzern und Client-Geräten ermöglicht, Daten zentral zu speichern und darauf zuzugreifen. Network Attached Storage (NAS) wird häufig in Heimnetzwerken und kleinen bis mittelgroßen Unternehmen verwendet, um die Datenverwaltung zu vereinfachen und die Dateifreigabe zwischen Netzwerkbenutzern zu erleichtern.

Netzplan: Ein Netzplan ist eine graphische Übersicht über die Komponenten eines Netzes und ihre Verbindungen.

Offboarding: Siehe Deboarding.

Onboarding: Der Prozess der Einarbeitung und Integration neuer Mitarbeiter in eine Organisation. Onboarding umfasst nicht nur die formale Orientierung, um den Neulingen das Unternehmen und ihre Rollen vorzustellen, sondern auch die Bereitstellung der notwendigen Ressourcen und Schulungen, um ihnen einen erfolgreichen Start zu ermöglichen und langfristig zur Mitarbeiterbindung beizutragen.

Patch: Ein Software-Update, das speziell dafür entwickelt wurde, Sicherheitslücken zu schließen, Fehler zu beheben oder die Funktionalität eines Programms zu verbessern. Patches sind entscheidend für die Aufrechterhaltung der Systemsicherheit und -stabilität, indem sie bekannte Schwachstellen adressieren und so das Risiko von Sicherheitsverletzungen minimieren.

Patch-Notes: Dokumente, die die Details und Änderungen beschreiben, die ein Software-Update oder Patch mit sich bringt. Sie enthalten Informationen über behobene Fehler, geschlossene Sicherheitslücken, neue Features oder Verbesserungen und Anweisungen zur Installation. Patch-Notes helfen Benutzern und Administratoren, die Auswirkungen eines Updates auf ihre Systeme zu verstehen und entsprechend zu reagieren.

patchen: Siehe Patch.

Penetrationstest: Eine Methode zur Bewertung der Sicherheit eines IT-Systems, Netzwerks oder einer Anwendung durch Simulation von Angriffen, die von potenziellen Hackern durchgeführt werden könnten. Ziel ist es, Schwachstellen zu identifizieren und zu beheben, bevor sie von echten Angreifern ausgenutzt werden können. Penetrationstests werden systematisch geplant und durchgeführt, oft von spezialisierten Sicherheitsexperten.

Phishing: Eine spezifische Form des Social Engineerings, die sich durch die Verwendung betrügerischer Kommunikationsmittel auszeichnet, um vertrauliche Informationen zu erlangen.

Privacy by Default: Ein Ansatz im Datenschutz, bei dem die strengsten Datenschutzeinstellungen automatisch in einem Produkt oder System implementiert sind, ohne dass der Benutzer sie manuell aktivieren muss. Dies gewährleistet, dass personenbezogene Daten von Anfang an maximal geschützt werden und nur die notwendigen Daten für die jeweilige Anwendung gesammelt werden.

Privacy by Design: Ein Konzept, das Datenschutz und Datensicherheit von Beginn an in die Entwicklung von Produkten und Systemen integriert. Es fordert, dass der Datenschutz bei jeder technischen und organisatorischen Entscheidung berücksichtigt wird, um sicherzustellen, dass personenbezogene Daten durchgängig geschützt sind und die Privatsphäre der Nutzer gewahrt bleibt.

Prompt: Ein Eingabeaufforderungsbefehl oder eine Nachricht in einem Computersystem, die den Benutzer auffordert, eine Aktion durchzuführen oder Informationen einzugeben. Prompts sind wichtige Schnittstellenbestandteile in der Befehlszeilensteuerung oder bei interaktiven Anwendungen, die zur Steuerung von Software oder zur Durchführung spezifischer Aufgaben dienen.

Proxy: Ein Vermittlerserver, der zwischen einem Benutzer und dem Internet steht. Ein Proxyserver kann Anfragen von Benutzern entgegennehmen, diese unter einer anderen IP-Adresse weiterleiten und so die wahre Identität und den Standort des Benutzers verbergen. Er wird häufig für verbesserte Sicherheit, Datenschutz und Zugriff auf geografisch eingeschränkte Inhalte verwendet.

Prüfsummen: Ein Wert, der aus einem Datensatz, z. B. einer Datei oder Nachricht, berechnet wird, um dessen Integrität zu überprüfen. Prüfsummen werden verwendet, um Fehler oder Manipulationen bei der Datenübertragung oder -speicherung zu erkennen, da selbst eine kleine Änderung der Originaldaten zu einer anderen Prüfsumme führt.

Pseudoanonymisierung: Beschreibt einen Prozess, bei dem persönlich identifizierbare Informationen durch ein Pseudonym oder eine eindeutige Kennung ersetzt werden, wobei die Möglichkeit erhalten bleibt, das Pseudonym mit den ursprünglichen Daten zu verknüpfen. Die Pseudoanonymisierung wird eingesetzt, um die Privatsphäre von Personen zu schützen und gleichzeitig die Datenanalyse zu ermöglichen.

Ransomware: Eine Art von Malware, die die Daten auf einem Computer oder Netzwerk verschlüsselt und den Zugriff darauf sperrt. Die Angreifer fordern dann ein Lösegeld von den Opfern, um die Entschlüsselungsschlüssel bereitzustellen und so den Zugang zu den Daten wiederherzustellen. Ransomware wird typischerweise durch Phishing-E-Mails oder das Ausnutzen von Sicherheitslücken verbreitet.

RBAC: Siehe rollenbasierte Rechteverwaltung.

Remote: Bezieht sich auf die Möglichkeit, von einem beliebigen Ort aus über Netzwerke oder Internetverbindungen auf Systeme, Anwendungen oder Daten zuzugreifen, ohne physisch anwesend zu sein. Diese Fähigkeit wird häufig für Telearbeit, Fernwartung von Systemen oder den Zugriff auf Cloud-Dienste genutzt und erfordert angemessene Sicherheitsmaßnahmen, um den Schutz der übertragenen Daten zu gewährleisten.

Reverse-SSH-Tunnel: Ein Technik, bei der eine sichere SSH-Verbindung (Secure Shell) von einem entfernten System zu einem lokalen Server hergestellt wird, wobei der Datenverkehr durch diesen Tunnel umgeleitet wird. Dies ermöglicht den Zugriff auf lokale Dienste, die normalerweise nicht über das Internet erreichbar sind, von einem externen Standort aus. Reverse-SSH-Tunnel werden häufig für die Fernwartung oder das Überwachen von Geräten in geschützten Netzwerken verwendet.

RFID: Eine Technologie, die die Funkerkennung von Objekten mittels Radiowellen ermöglicht. RFID (Radio-Frequency Identification) nutzt kleine elektronische Geräte, sogenannte RFID-Tags, die auf oder in Objekten angebracht sind. Diese Tags enthalten gespeicherte Daten, die von einem RFID-Lesegerät aus der Ferne abgerufen werden können, ohne dass eine Sichtverbindung erforderlich ist. RFID wird in einer Vielzahl von Anwendungen eingesetzt, darunter Zugangskontrolle, Bestandsverwaltung und Asset-Tracking.

Richtungsindikator: Ein visuelles oder programmatorisches Signal, das verwendet wird, um die Richtung des Datenflusses oder der Kommunikation in einem Netzwerk oder System anzuzeigen. Richtungsindikatoren werden verwendet, um potenzielle Sicherheitsbedrohungen oder Schwachstellen zu erkennen, z. B. unbefugten Zugriff oder Datenexfiltration.

Rollenbasierte Rechteverwaltung (RBAC): Beschreibt eine Methode zur Regelung des Zugangs zu digitalen Ressourcen auf der Grundlage der Rollen und Zuständigkeiten der einzelnen Benutzer. Die rollenbasierte Rechteverwaltung erlaubt oder verweigert den Zugriff auf bestimmte Informationen oder Systeme auf der Grundlage der Funktion oder Rolle eines Benutzers innerhalb einer Organisation. Es ist ein hochgradig skalierbarer und flexibler Ansatz für die Cybersicherheit, der sich ideal für komplexe Umgebungen eignet, in denen mehrere Benutzer unterschiedliche Zugriffsstufen auf verschiedene Ressourcen benötigen.

Router: Ein Gerät, das Datenpakete zwischen verschiedenen Netzwerken überträgt und routet, indem es die effizienteste Route für den Datenverkehr bestimmt. Router spielen eine zentrale Rolle in der Vermittlung von Internetverbindungen und sind sowohl in Heimnetzwerken als auch in Unternehmensumgebungen essenziell, um Netzwerke zu verbinden und den Datenfluss zu steuern.

Router-Mimikry: Imitieren eines vertrauenswürdigen Netzwerks durch ein kompromittiertes Netzwerk, in welches sich die Endgeräte sodann fälschlicherweise einwählen.

Schatten-IT: Bezeichnet den Einsatz von Software, Anwendungen oder Geräten innerhalb einer Organisation, die nicht offiziell genehmigt oder vom IT-Team verwaltet werden.

Schlüsselrotation: Der Prozess des regelmäßigen Wechsels der Verschlüsselungsschlüssel, die zur Sicherung digitaler Ressourcen wie Daten oder Kommunikationskanäle verwendet werden. Die Schlüsselrotation dient dazu, unbefugten Zugriff oder Datenverletzungen zu verhindern, denn selbst wenn ein Angreifer Zugang zu einem alten Schlüssel erhält, ist er nicht in der Lage, neue Daten oder Mitteilungen zu entschlüsseln.

Schwachstelle: Eine Sicherheitslücke in einem System, Softwareprodukt oder Hardwaregerät, die von einem Angreifer ausgenutzt werden kann, um unbefugten Zugang zu erhalten, Daten zu manipulieren oder das System auf andere Weise zu kompromittieren. Das Erkennen und Beheben von Schwachstellen ist ein wesentlicher Bestandteil der Cybersicherheitsstrategien, um die Risiken von Cyberangriffen zu minimieren.

SD-Card: Ein tragbares Speichermedium, bekannt als Secure Digital (SD) Card, das in einer Vielzahl von elektronischen Geräten wie Kameras, Smartphones, Tablets und Laptops verwendet wird. SD-Karten bieten eine bequeme Möglichkeit, Daten wie Fotos, Videos und andere Dateien zu speichern und zu übertragen. Sie sind in verschiedenen Speicherkapazitäten und Geschwindigkeitsklassen erhältlich, um unterschiedliche Nutzungsanforderungen zu erfüllen.

Sequenznummer: Bezeichnet eine eindeutige Kennung, die jedem Paket oder jeder Nachricht in einem Kommunikationsprotokoll zugewiesen wird, um die richtige Reihenfolge und Zustellung der Daten zu gewährleisten. Sequenznummern werden verwendet, um Wiederholungsangriffe zu erkennen und zu verhindern, bei denen ein Angreifer Datenpakete abfängt und erneut sendet, um sich unbefugten Zugang zu verschaffen oder die Kommunikation zu stören.

Service-Level-Agreement (SLA): Ein Vertrag zwischen einem Dienstanbieter und einem Kunden, der die zu erbringenden Dienstleistungen und die erwarteten Leistungsstandards spezifiziert. Ein Service-Level-Agreement (SLA) definiert typischerweise Kriterien wie Reaktionszeiten, Verfügbarkeit und Leistungsqualität, um sicherzustellen, dass beide Parteien klare Erwartungen an den Umfang und die Qualität der Serviceleistung haben.

Session-Hijacking: Ein Angriff, bei dem ein Angreifer eine gültige Computersitzung übernimmt, um unbefugt auf Informationen oder Dienste zuzugreifen, die innerhalb dieser Sitzung verfügbar sind. Dies geschieht oft, indem die Session-ID, die den Zustand zwischen einem Client und einem Server identifiziert, gestohlen oder abgefangen wird. Session-Hijacking ist besonders gefährlich in Umgebungen, wo sensible Transaktionen oder persönliche Daten verarbeitet werden.

Skript: Ein Programm oder eine Reihe von Befehlen, die in einer interpretierbaren oder skriptbasierten Programmiersprache geschrieben sind und automatisch ausgeführt werden, um bestimmte Aufgaben auf einem Computer zu erledigen. Skripte werden häufig für die Automatisierung wiederkehrender Aufgaben, die Datenmanipulation oder die Systemverwaltung verwendet.

SLA: Siehe Service-Level-Agreement.

Smartcard: Ein kleines, tragbares Gerät, das einen Mikroprozessor und einen Speicher enthält und zum Speichern und Verwalten digitaler Berechtigungsnachweise wie Passwörter oder digitale Zertifikate dient. Smartcards werden verwendet, um einen sicheren Zugang zu digitalen Ressourcen wie Computersystemen oder Netzwerken zu ermöglichen, und werden oft in Verbindung mit anderen Authentifizierungsmethoden wie Biometrie oder PINs verwendet.

Smishing: Kunstwort aus „SMS" und „Phishing". Phishing-Variante, bei der Informationen über SMS gewonnen werden.

Sniffing: Eine Technik, bei der Datenpakete, die über ein Netzwerk gesendet werden, passiv abgefangen und analysiert werden. Sniffing wird oft verwendet, um Netzwerkprobleme zu diagnostizieren oder die Netzwerkleistung zu überwachen, kann aber auch von Angreifern missbraucht werden, um sensible Informationen wie Passwörter und Kreditkartendaten zu erlangen.

Software: Programme und Betriebssysteme, die auf Computern und anderen Geräten ausgeführt werden, um spezifische Aufgaben zu erfüllen. Software umfasst Anwendungen für Endbenutzer, Systemsoftware wie Betriebssysteme und Middleware, die als Brücke zwischen Softwareanwendungen und der Hardware dient. Sie ist essenziell für die Funktionalität moderner Geräte und ermöglicht Benutzern die Interaktion mit der Technologie.

Soziotechnisches System: Ein System, das sowohl technische als auch soziale Elemente, wie Menschen, Prozesse und Technologie, integriert, um ein bestimmtes Ziel zu erreichen. Soziotechnische Systeme dienen der Entwicklung und Umsetzung komplexer Systeme, z. B. Cybersicherheitsprotokolle, die die Koordination und Interaktion mehrerer Interessengruppen erfordern.

Spam: Unerwünschte oder irrelevante Nachrichten, die typischerweise in großen Mengen über E-Mail, Messaging-Dienste oder soziale Netzwerke versendet werden. Spam wird oft für Werbezwecke verwendet, kann aber auch schädliche Inhalte wie Phishing-Links oder Malware enthalten. Das Filtern von Spam ist eine wichtige Maßnahme, um die Sicherheit und Effizienz der Kommunikation zu gewährleisten.

Spear-Phishing: Zielgerichtete Form des Phishings; oft aufbauend auf vorheriger Informationsbeschaffung personalisiert.

Spyware: Eine Art von Malware, die darauf ausgelegt ist, heimlich Informationen von einem Computer oder Netzwerk zu sammeln, ohne dass der Benutzer davon weiß. Spyware kann verwendet werden, um persönliche Daten, Surfaktivitäten, Tastatureingaben und andere sensible Informationen zu überwachen und zu übertragen, oft zu Zwecken des Identitätsdiebstahls oder anderer betrügerischer Aktivitäten.

Social Engineer: Siehe Social Engineering.

Social Engineering: Manipulationstechniken, bei denen Angreifer die menschliche Psychologie ausnutzen, um an vertrauliche Informationen zu gelangen oder unerwünschte Handlungen zu provozieren.

SQL-Injection: Ein Angriffstyp, bei dem ein bösartiger SQL-Code in eine Datenbankabfrage eingefügt wird, um die dahinterstehende Datenbank eines Web-Anwendungsservers zu manipulieren. Durch die Ausnutzung von Sicherheitslücken in der Eingabevalidierung kann ein Angreifer Daten auslesen, verändern, löschen oder sogar administrative Rechte auf dem betroffenen System erlangen. SQL-Injections gehören zu den häufigsten und gefährlichsten Bedrohungen für Webanwendungen.

Switch: Ein Netzwerkgerät, das Datenpakete innerhalb eines lokalen Netzwerks (LAN) vermittelt, indem es den Datenverkehr basierend auf den MAC-Adressen der Geräte zielgerichtet weiterleitet. Im Gegensatz zu einem Hub, der Datenpakete an alle angeschlossenen Geräte sendet, kann ein Switch den Netzwerkverkehr effizienter verwalten und die Bandbreite optimieren, indem er die Pakete nur an das bestimmte Zielgerät sendet.

System-Restore-Test: Ein Verfahren, bei dem überprüft wird, ob ein Computersystem nach einem Ausfall oder einer Beschädigung erfolgreich aus einer Sicherung wiederhergestellt werden kann. Bei einem System-Restore-Test wird typischerweise eine Wiederherstellung von Daten oder Software auf einem Testsystem durchgeführt, um sicherzustellen, dass die Back-up-Verfahren korrekt funktionieren und dass die Daten im Falle eines echten Notfalls effektiv wiederhergestellt werden können.

Tastaturlogger: Ein Überwachungsprogramm oder ein physisches Gerät, das die Tastatureingaben auf einem Computer erfasst. Tastaturlogger können zur legitimen Überwachung und Diagnose von Netzwerken verwendet werden, werden jedoch oft in betrügerischer Absicht eingesetzt, um sensible Informationen wie Passwörter, Kreditkartennummern und private Kommunikation zu stehlen.

Technisch-organisatorische Maßnahmen (TOMs): Maßnahmen, die darauf abzielen, die Sicherheit von Daten und Systemen durch eine Kombination aus technischen Lösungen und organisatorischen Richtlinien zu gewährleisten. Diese umfassen den Einsatz von Sicherheitstechnologien wie Verschlüsselung und Firewalls, die Entwicklung von Notfallplänen, die Durchführung regelmäßiger Sicherheitsaudits sowie die Schulung von Mitarbeitern in Sicherheitspraktiken. Sie sind entscheidend, um die Integrität, Vertraulichkeit und Verfügbarkeit von Daten zu schützen.

Telematik-Infrastruktur (TI): Ein vernetztes System, das verschiedene Akteure im Gesundheitswesen, wie Ärzte, Krankenhäuser und Apotheken, miteinander verbindet, um den sicheren Austausch von Gesundheitsinformationen zu ermöglichen. Die Telematik-Infrastruktur unterstützt Dienste wie die elektronische Gesundheitskarte, elektronische Patientenakten und verschreibungspflichtige Medikation, um die medizinische Versorgung zu verbessern und zu beschleunigen.

TI: Siehe Telematik-Infrastruktur.

TOMs: Siehe technisch-organisatorische Maßnahmen.

Tor: Ein Netzwerk zur Anonymisierung von Internetverbindungen, das den Datenverkehr durch eine weltweite, freiwillige Verteilung von Servern leitet, um die Privatsphäre und Sicherheit der Nutzer zu schützen. Es ermöglicht anonymes Surfen, Kommunikation und Zugang zu Teilen des sogenannten Darknets.

Trojaner: Eine Art von Malware, die sich als harmlose Software tarnt, um Benutzer dazu zu bringen, sie auf ihren Computern oder Netzwerken zu installieren. Einmal aktiviert, kann der Trojaner schädliche Aktionen ausführen, wie das Stehlen von Daten, das Installieren weiterer Malware oder das Ermöglichen von Fernzugriff auf das infizierte System. Trojaner sind besonders gefährlich, weil sie oft keine Symptome zeigen, bis der Schaden bereits entstanden ist.

USB-Keylogger: Siehe Tastaturlogger.

USB-Killer: USB-Stick, der der boshaften Zerstörung von Endgeräten dient; meist durch Auslösen einer elektrischen Überspannung.

USB-Port: Ein universeller serieller Busanschluss, der als Standard für die Verbindung, Kommunikation und Stromversorgung zwischen Computern und elektronischen Geräten dient. USB-Ports ermöglichen die schnelle Datenübertragung und das einfache Anschließen von Peripheriegeräten wie Tastaturen, Mäusen, Druckern, externen Speichergeräten und anderen Geräten. Sie sind in mehreren Versionen verfügbar, darunter USB 1.0, 2.0, 3.0 und USB-C, wobei jede neue Version in der Regel höhere Datenübertragungsgeschwindigkeiten und verbesserte Funktionen bietet.

Validierung: Der Prozess der Überprüfung, ob ein Produkt, eine Dienstleistung oder ein System die vorgegebenen Anforderungen und Spezifikationen erfüllt. Validierung ist ein entscheidender Schritt in der Qualitätssicherung, der sicherstellt, dass das Endprodukt oder die Dienstleistung für den vorgesehenen Zweck geeignet ist und die Erwartungen der Benutzer oder Kunden erfüllt.

Verfügbarkeit: Die Fähigkeit eines Systems oder einer Dienstleistung, funktionsfähig und zugänglich zu sein, wenn es benötigt wird. Verfügbarkeit ist eine der Schlüsselkomponenten der Informationssicherheit neben Vertraulichkeit und Integrität. Sie wird oft in Prozent gemessen, um die Zuverlässigkeit und Betriebsbereitschaft eines Systems über einen bestimmten Zeitraum hinweg zu quantifizieren.

Verifikation: Der Prozess der Überprüfung, ob ein System, Komponente oder ein Produkt korrekt gemäß den spezifischen Anforderungen entwickelt oder hergestellt wurde. Verifikation beinhaltet typischerweise das Testen, Inspektionen und andere Bewertungsverfahren, um sicherzustellen, dass das Ergebnis mit den technischen und funktionalen Spezifikationen übereinstimmt.

Vertraulichkeit: Die Sicherstellung, dass Informationen nur für autorisierte Personen, Gruppen oder Prozesse zugänglich und einsehbar sind. Vertraulichkeit ist eine der Hauptkomponenten der Informationssicherheit und zielt darauf ab, den unerlaubten Zugriff auf oder die Offenlegung von sensiblen Daten zu verhindern, um die Privatsphäre und den Schutz dieser Informationen zu gewährleisten.

Virtual Private Network (VPN): Ein Virtual Private Network (VPN) ist eine Technologie, die eine sichere und verschlüsselte Verbindung über ein weniger sicheres Netzwerk, typischerweise das Internet, erstellt. VPNs ermöglichen es Benutzern, Daten sicher zu übertragen, als wären sie direkt mit einem privaten Netzwerk verbunden, und bieten so Privatsphäre und Anonymität, indem sie den tatsächlichen Standort und die Internetaktivitäten des Benutzers verbergen. Sie werden häufig verwendet, um sichere Verbindungen für

Remote-Zugriffe auf Firmennetzwerke oder zum Schutz der Datenübertragung in öffentlichen WLANs zu ermöglichen.

Virtuelle Maschine: Eine virtuelle Maschine (VM) ist eine Software-Emulation eines Computersystems, die auf einem physischen Host-Computer ausgeführt wird. Sie ermöglicht es, mehrere Betriebssysteme gleichzeitig auf einer einzigen Hardware zu betreiben, indem sie die vorhandenen Ressourcen wie CPU, Speicher und Speicherplatz teilt. Virtuelle Maschinen bieten eine isolierte Umgebung für Anwendungen und sind nützlich für das Testen von Software, die Bereitstellung von Servern und die Verbesserung der Effizienz der Ressourcennutzung.

Virus: Siehe Computervirus.

Vishing: Kunstwort aus „Voice" und „Phishing". Phishing-Variante, bei der Informationen fernmündlich gewonnen werden.

VPN: Siehe Virtual Private Network.

Vulnerability: Siehe Schwachstelle.

Webapplikation: Eine Anwendung, die über einen Webbrowser zugänglich ist und auf einem Webserver gehostet wird. Webapplikationen ermöglichen es Benutzern, komplexe Aufgaben und Interaktionen direkt im Browser durchzuführen, ohne zusätzliche Software installieren zu müssen. Sie werden häufig für Onlinebanking, E-Commerce, E-Mail und andere interaktive Dienste verwendet und erfordern fortlaufende Sicherheitsmaßnahmen, um den Schutz sensibler Daten zu gewährleisten.

Webbrowsing: Der Prozess des Zugriffs auf und der Interaktion mit Inhalten über das Internet mithilfe eines Webbrowsers. Webbrowsing ermöglicht Benutzern, Webseiten zu besuchen, Informationen zu suchen, Onlinetransaktionen durchzuführen und multimediale Inhalte zu konsumieren. Es erfordert die Nutzung von Technologien wie HTML, CSS und JavaScript, die von Webbrowsern interpretiert werden, um die Inhalte darzustellen und interaktive Erfahrungen zu bieten.

WiBA: Wege in die Basisabsicherung; Einstiegskonzept des BSI für den IT-Grundschutz.

Wi-Fi: Technologie, die die drahtlose Vernetzung von Geräten ermöglicht, indem sie Hochfrequenzsignale verwendet, um Daten über kurze Distanzen zu übertragen. Es erlaubt Computern, Smartphones, Tablets und anderen Geräten, über einen drahtlosen Zugangspunkt (oft als Router bezeichnet) auf das Internet oder andere Netzwerke zuzugreifen. Wi-Fi ist besonders beliebt in privaten Haushalten, Unternehmen und öffentlichen Hotspots, da es eine flexible und bequeme Internetverbindung bietet.

Wireless Local Area Network (WLAN): Ein drahtloses Netzwerk, das Geräte innerhalb eines begrenzten geografischen Bereichs wie eines Hauses, Büros oder Campus über Funkwellen miteinander verbindet. Ein Wireless Local Area Network (WLAN) ermöglicht es den Geräten, Daten zu teilen und auf Internetdienste zuzugreifen, ohne physisch mit Kabeln verbunden zu sein. Diese Netzwerke verwenden häufig Standards wie IEEE 802.11 (Wi-Fi), um eine sichere und effiziente Kommunikation zu gewährleisten.

WLAN: Siehe Wireless Local Area Network.

Wurm: Ein Wurm ist eine Art von Malware, die sich selbst replizieren und sich von einem Computer zum nächsten über Netzwerke oder durch Ausnutzung von Sicherheitslücken verbreiten kann, ohne dass Benutzeraktionen erforderlich sind. Im Gegensatz zu Viren, die eine Wirtsdatei benötigen, um sich zu verbreiten, können Würmer unabhängig agieren und sich oft sehr schnell ausbreiten, was zu erheblichen Netzwerkstörungen und Datenverlust führen kann.

Zero-Day-Exploit: Cyberangriffsmethode, die eine bisher unbekannte Schwachstelle in Software oder Hardware ausnutzt, bevor die Entwickler oder das öffentliche Bewusstsein die Möglichkeit haben, eine Schutzmaßnahme oder einen Patch zu implementieren. Da es für diese Schwachstellen noch keine verfügbaren Korrekturen gibt, sind Zero-Day-Exploits besonders gefährlich und können erheblichen Schaden anrichten.

Zero-Trust: Sicherheitskonzept, bei dem keine Akteure oder Systeme innerhalb oder außerhalb eines Netzwerks automatisch vertraut werden. Stattdessen muss jede Anfrage nach Zugriff oder Daten unabhängig von ihrem Ursprung ständig validiert werden. Dieser Ansatz basiert auf strengen Identitätsüberprüfungen, minimalen Zugriffsrechten und der fortlaufenden Überwachung der Netzwerkaktivitäten, um Sicherheitsrisiken zu minimieren.

Zugriffskontrollliste: Eine Liste von Berechtigungen oder Regeln, die festlegen, wer oder was auf eine bestimmte digitale Ressource, z. B. eine Datei oder ein Netzwerk, zugreifen darf. Zugriffskontrolllisten werden verwendet, um den Zugriff auf digitale Ressourcen zu regeln und sicherzustellen, dass nur autorisierte Benutzer oder Systeme auf sie zugreifen oder sie ändern können.

Literatur

ABDA, Stellungnahme zum Referentenentwurf eines Gesetzes zur Neuregelung des Schutzes von Geheimnissen bei der Mitwirkung Dritter an der Berufsausübung schweigepflichtiger Personen, 2017, verfügbar unter: www.abda.de/fileadmin/user_upload/assets/Stellungnahmen/2017/ABDA-Stellungnahme_RefE_Mitwirkung_Dritter_17-01-12.pdf (Abruf 23.04.2024)

Bauer C, Eickmeier F, Eckard M. E-Health: Datenschutz und Datensicherheit, Springer Gabler, 2018

Bitkom. Sicherheitskooperation Cybercrime, Cybersicherheit aktiv gestalten – ein Überblick für KMU und Behörden, 2023

Borsch J. Wie kann man die Apotheke vor Ransomware schützen? DAZ online 2022. www.deutsche-apotheker-zeitung.de/news/artikel/2022/03/11/wie-kann-man-die-apotheke-vor-ransomware-schuetzen (Abruf 24.04.2024)

Bundesamt für Bevölkerungsschutz, DGKM. Fachbuch Notfall- und Katastrophenpharmazie (KatPharm). www.katastrophen-pharmazie.de/index.php/notfall-und-katastrophenpharmazie/download/Fachbuch-Notfall--und-Katastrophenpharmazie-(KatPharm)/

BSI. Die Lage der IT-Sicherheit in Deutschland 2023

BSI. Diverse Quellen (▶ Kap. 8.1), 2023, www.deutsche-apotheker-zeitung.de/news/artikel/2022/03/11/wie-kann-man-die-apotheke-vor-ransomware-schuetzen (Abruf 01.01.2024)

Ciulli C. Cyberangriff legt Apotheken-Shop lahm. apotheke adhoc 2022, www.apotheke-adhoc.de/nachrichten/detail/panorama/cyberangriff-legt-apotheken-shop-lahm/ (Abruf 24.04.2024)

Darms M, Haßfeld S, Fedtke S. IT-Sicherheit und Datenschutz im Gesundheitswesen: Leitfaden für Ärzte, Apotheker, Informatiker und Geschäftsführer in Klinik und Praxis. Springer Fachmedien, Wiesbaden 2019, https://link.springer.com/book/10.1007/978-3-658-21589-7

Deutscher Apothekerverband. Handlungsempfehlung zur Vorbereitung auf einen Stromausfall in der Apotheke (zuletzt geändert am 16.01.2023)

DIN EN ISO/IEC 27001. Informationssicherheit, Cybersicherheit und Datenschutz – Informationssicherheitsmanagementsysteme – Anforderungen (ISO/IEC 27001:2022), Deutsche Fassung EN ISO/IEC 27001:2023

Eckert C. IT-Sicherheit, 11. Aufl., De Gruyter, 2023

Effertz, DA., IT-Sicherheit, Kontinuitäts- und Notfallmanagement in Apotheken. A&R 2024, S. 59 ff.

Faber E von. IT und IT-Sicherheit in Begriffen und Zusammenhängen. Springer 2021

Gadatsch A, Mangiapane A. IT-Sicherheit. Springer Viewag 2017

Grünendahl RT, Steinbacher AF, Will PH. Das IT-Gesetz: Compliance in der IT-Sicherheit. Springer, Wiesbaden 2017, https://doi.org/10.1007/978-3-658-18205-2

Harvard Research Group, Inc. Highly available servers market assumptions 2000–2005, 2001

Hellmann R. IT-Sicherheit. 2. Aufl., De Gruyter 2023

Jorzig A, Sarangi F. Digitalisierung im Gesundheitswesen. Springer 2020

Kipker DK. Cybersecurity, 2. Aufl., C. H. Beck 2023

Klein-Hennig M. IT-Systeme, In: Handbuch Datenschutz und IT-Sicherheit. Schläger U, Thode JC, Eds., 643–653). Erich Schmidt Verlag 2018

Koch MC. eHealth: 300.000 Versichertenzugänge von Bitmarck-Leak betroffen. Heise online 2023

Kuhlenkamp A, Streim F. 203 Milliarden Euro Schaden pro Jahr durch Angriffe auf deutsche Unternehmen, Presseinformation, BITKOM 2022, www.bitkom.org/Presse/Presseinformation/Wirtschaftsschutz-2022#:~:text=Das%20sind%20Ergebnisse%20einer%20Studie,9%20Prozent%20gehen%20davon%20aus. (Abruf 22.04.2024)

Mittelstand 4.0 Agentur Prozesse. LEITFADEN – IT-Sicherheitsmanagement in kleinen und mittleren Unternehmen, Grundvoraussetzungen, organisatorische und rechtliche Anforderungen für die Digitalisierung und Industrie 4.0, 2017

Müller A. Hackerangriff auf CGM: Apotheken haben den Ärger. apotheke adhoc 2022, www.apotheke-adhoc.de/nachrichten/detail/markt/hackerangriff-auf-cgm-apotheken-haben-den-aerger/ (Abruf 24.04.2024)

Müller KR. IT-Sicherheit mit System: Integratives IT-Sicherheits-, Kontinuitäts- und Risikomanagement – Sichere Anwendungen – Standards und Practices. Springer Fachmedien, Wiesbaden 2018, https://doi.org/10.1007/978-3-658-22065-5

NN. 20 Frightening Cyber Security Facts and Stats. databasix 2022, www.dbxuk.com/statistics/cyber-security (Abruf 22.04.2024)

NN. Lohnen sich Cyber-Versicherungen für Apotheken? DAZonline 2021, www.deutsche-apotheker-zeitung.de/news/artikel/2021/11/05/lohnen-sich-cyber-versicherungen-fuer-apotheken/chapter:3 (Abruf 24.04.2024)

NN. Netzbetreiber ruft zum Stromsparen am Montag auf. Zeit Online 2024, www.zeit.de/news/2024-01/15/netzbetreiber-ruft-zum-stromsparen-am-montag-auf (Abruf 24.04.2024)

NN. Störungen bei Versicherungen Cyberangriff auf Krankenkassen-Dienstleister. Tagesschau 2023, www.tagesschau.de/wirtschaft/unternehmen/bitmarck-cyberattacke-krankenkasse-100.html (Abruf 24.04.2024)

Porath R. Internet, Cyber- und IT-Sicherheit von A-Z. 2. Aufl., Springer Vieweg, 2020

Richter S. Hessens größtes Krankenhaus arbeitet nach Hackerangriff wieder mit Fax-Geräten. Frankfurter Rundschau 2023, www.fr.de/frankfurt/geraeten-hessen-groesstes-krankenhaus-frankfurt-uniklinik-hackerangriff-fax-zr-92668271.html (Abruf 24.04.2024)

Rinke A. Neuer Lagebericht des BSI: Bedrohung im Cyberraum „so hoch wie nie zuvor". Tagesspiegel 2023, www.tagesspiegel.de/politik/neuer-lagebericht-des-bsi-bedrohung-im-cyberraum-so-hoch-wie-nie-zuvor-10721401.html (Abruf 22.04.2024)

Rost M. Die Schutzziele des Datenschutzes. In: Schmidt JH, Weichert T (Hrsg). Datenschutz, Grundlagen, Entwicklungen und Kontroversen, S. 353–362, Bonn 2012

Rost M, Bock K. Privacy By Design und die Neuen Schutzziele. DuD 35, 30–35, 2011, https://doi.org/10.1007/s11623-011-0009-y

Schläger U, Thode J C. Handbuch Datenschutz und IT-Sicherheit, 2. Aufl., ESV 2022, https://doi.org/10.37307/b.978-3-503-20534-9

Speichert H. Praxis des IT-Rechts. 2. Aufl., Vieweg & Sohn Verlag 2007

Von Faber E. IT und IT-Sicherheit in Begriffen und Zusammenhängen: thematisch sortiertes Lexikon mit alphabetischem Register zum Nachschlagen. Springer Fachmedien, Wiesbaden 2021, https://doi.org/10.1007/978-3-658-33431-4

Von Faber E, Behnsen W. Secure ICT Service Provisioning for Cloud, Mobile and Beyond: ESARIS: The Answer to the Demands of Industrialized IT Production Balancing Between Buyers and Providers. Springer Fachmedien, Wiesbaden 2017, https://doi.org/10.1007/978-3-658-16482-9

Voydock VL, Kent ST. Security Mechanisms in High-Level Network Protocols. ACM Computing Surveys 15/2, 135–171, 1983

Bildnachweis

Abb. 3.1, Abb. 3.2, Abb. 3.3, Abb. 3.4: Deutscher Apotheker Verlag nach Vorlage Dr. Matthias Mensing

Abb. 3.5: Deutscher Apotheker Verlag nach BSI-Standard 200-3, www.bsi.bund.de/SharedDocs/Downloads/DE/BSI/Grundschutz/BSI_Standards/standard_200_3.html?nn=128620

Abb. 5.1, Abb. 5.2, Abb. 6.1, Abb. 6.2, Abb. 6.3: Deutscher Apotheker Verlag nach Vorlage Prof. Dennis Effertz

Sachregister

A
Adware 64
Assets 50, 113
Authentifizierung
– biometrische 26
– Multi-Faktor-Authentifizierung 37
– Prozess 27
Awareness
– Praxistraining 164
– Schulung 160, 163
– Training 126

B
Back-up
– Fragen zur Selbstkontrolle 90
– inkrementelles 89
– regelmäßiges 88
– Verschlüsselung 89
– vollständiges 41
BCM
– Business-Impact-Analyse 144–149
– Definition 55–57
– Kontinuitätsstrategie 151
– Krisenstab 137
– Leitlinie 138, 140–144
– Methodik 132
– Notfallhandbuch 138, 154
– Vorsorgekonzept 138, 152
Bedrohung
– Cybersicherheit 26
– Definition 27
– interne 70–72
– Netzwerksicherheit 39
– unbefugter Zutritt 59–61
– Vektoren 57–58, 76–77
Berechtigungskonzept 93
BSI
– Lagebericht 3
– Meldefälle 4
BSI-Gesetz 17
Bundesamt für Sicherheit in der Informationstechnik s. BSI
Business-Continuity-Management s. BCM

C
Compliance, Definition 2
Cyberpolice s. Cyberversicherung
Cybersicherheit, Definition 2, 26
Cyberversicherung 14, 172

D
Datenobjekt 25
Datenschutz
– Definition 2, 26
– DSVGO 15
Datenschutz-Grundverordnung 5, 14–15
Datensicherung s. Backup
Datensparsamkeit 36
Datenwiederherstellung 42
Deboarding-Richtlinie 127
Defense in Depth 36
Denial-of-Service 61
DSGVO s. Datenschutz-Grundverordnung

E
encryption s. Verschlüsselung
Endpunktsicherheit 43
Exploits 62, 66

F
Fail-Safe Defaults 36
Firewall 39

G
Gefährdung
– BSI-Katalog 57
– elementare 61, 120

H
Hacking 65
Haftung 23

I
Identifizierung 26
Incident-Response-Management 127
Informationssicherheit 2, 101
– Beauftragter 85
– Definition 25
– Leitlinie 99
– Managementsystem 26, 84, 97–98
– Sicherheitskonzept 107
Informationsverbund 107
Integrität 12
Internet der Dinge (Internet of things) 78
ISMS (Informationssicherheits-Managementsystem) 26, 84, 97–98
ISO 27001 26, 97, 129
IT-Grundrecht 12
IT-Grundschutzkompendium 117
IT-Sicherheit s. Informationssicherheit
IT-System 25

K
KI (künstliche Intelligenz) 81–82
KRITIS (kritische Infrastrukturen) 4, 17, 19

L
Lieferanten, Sicherheitsrisiken 73–75

M
Malware 63, 71
Man-in-the-Middle 62
mobile Endgeräte, Bedrohungen 76–77
Multi-Faktor-Authentifizierung 37

N
Need-to-know-Prinzip 36
Netzwerksegmentierung 39
Netzwerksicherheit 39
NIS-2-Richtlinie 19
Notfallbeauftragter 86

P
Passwörter 69, 90–91
Passwortrichtlinie 91, 126
Patch-Management 47
Patches 69

Penetrationstest 45
Phishing 68
physische Sicherheit 58, 86, 125
Privacy by Design 35

R
Ransomware 64
Redundanz 42
Richtlinie, Umgang mit Risiken 118
Risikoanalyse 117, 150
Risikomanagement
– Definition 50
– Risikoanalyse 52
– Risikoermittlung 51
– Risikoidentifikation 50

S
Schatten-IT 70
Schutzbedarfsanalyse 112
Schutzziel 28
– Authentizität 28, 31
– Datenschutz 32
– Integrität 28–29
– Intervenierbarkeit 33
– Nichtabstreitbarkeit 28, 32
– Nichtverkettbarkeit 33
– Transparenz 33
– Verfügbarkeit 28, 30
– Vertraulichkeit 28–29
Schwachstelle, IT-System 27
Schwachstellenmanagement 47
Schweigepflicht 11, 13
– Heilberufe 9–10
– Verletzung 9
– § 203 StGB 10
Segregation of Duties 35
Sicherheitspolitik 101
Sicherheitszone 86–87
Sniffing 62
Social Engineering 67
Sorgfaltsmaßstab 23
Spyware 64
Strukturanalyse 107–108, 110

T
Technisch-Organisatorische Maßnahmen (TOMs) 22
threat s. Bedrohung

U
Update 69, 92
USB-Stick 79

V
Verfügbarkeit 12, 41
Verschlüsselung 37, 95
Vertraulichkeit 12, 41
Virtual Private Networks (VPN) 39
vulnerability s. Schwachstelle

Z
Zero-Trust-Ansatz 113
Zero-Trust-Security-Modell 34
Zertifizierung, ISO 27001 26, 97, 129
Zugriffsrechte 72
Zugriffssteuerung 37

Die Autoren

Prof. Dr. iur. Dr. rer. medic. Dennis A. Effertz, MHBA, LL. M.

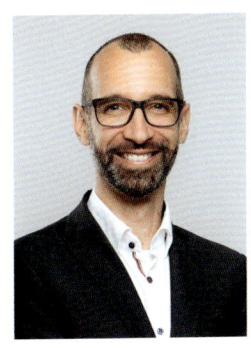

Prof. Dr. Dr. Dennis A. Effertz ist Apotheker und Jurist für Medizinrecht und gilt als anerkannter Experte für Vergütungs- und Erstattungsfragen in der gesetzlichen Krankenversicherung, insbesondere im Arzneimittelmarkt.

Nach seinem Pharmaziestudium sammelte er wertvolle Erfahrungen in einer öffentlichen Apotheke, bevor er diverse Leitungsfunktionen bei einem renommierten Abrechnungsdienstleister für die gesetzliche Krankenversicherung übernahm. Dort war er maßgeblich für die Arzneimittelabrechnung, Wirtschaftlichkeitsprüfung und Krankenhausabrechnung verantwortlich.

Seit 2024 bekleidet Herr Effertz die Professur für Gesundheitsmanagement an der Europäischen Hochschule für Innovation und Perspektive (EHIP) und gibt sein Fachwissen an zukünftige Führungskräfte weiter. Als anerkannter Experte veröffentlicht er zudem regelmäßig Artikel zu relevanten Rechtsfragen des Gesundheitswesens in renommierten Fachmedien und Kommentaren. Daneben ist er gefragter Berater und Auditor (Qualitätsmanagement nach ISO 9001, Informationssicherheit nach ISO 27001) für Unternehmen und Organisationen.

Dr. rer. nat. Matthias Mensing

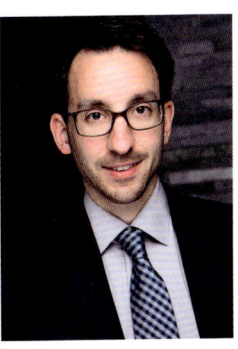

Dr. Matthias Mensing hat an der RWTH Aachen in Wirtschaftsgeographie promoviert und widmet sich bereits seit über 10 Jahren der wichtigen Aufgabe, die Brücke zwischen Theorie und Praxis zu schlagen. Er hat bereits vielfältige Erfahrungen in verschiedenen Start-ups in den Bereichen IoT, Energiemanagement und Maschinenbau sammeln können. Dabei hat er sich insbesondere auf die Themen Datenmanagement, KI-Anwendungen und damit verbundene Aspekte wie Datenschutz, Datensicherheit und ISO-27001-Standards spezialisiert. Derzeit bringt Dr. Mensing als Director of Data Engineering & AI sein Fachwissen ein, um KI-Anwendungen datenschutzkonform zur Marktreife zu bringen. Es ist ihm ein großes Anliegen, Studierenden und Fachleuten wertvolle Ressourcen zur Verfügung zu stellen. Dabei konzentriert er sich besonders auf die Schnittstelle zwischen Technologie und Wirtschaft. Auch er selbst stellt sich täglich der Herausforderung, IT-Sicherheit und Datenschutz mit den operativen Anforderungen des Geschäftsbetriebs und Kostenüberlegungen in Einklang zu bringen.

Hygiene pur

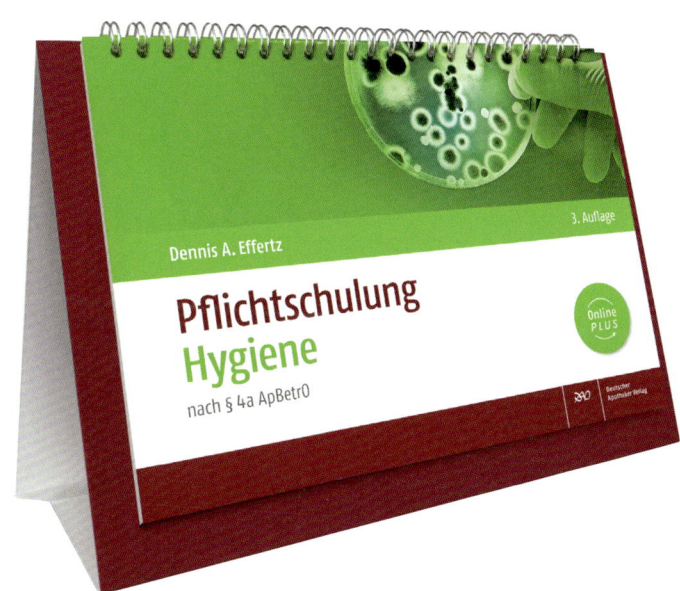

Von Dr. Dr. Dennis A. Effertz

IV, 78 Seiten. 38 farbige Abbildungen. 12 farbige Tabellen. Format 29,7 x 21 cm. Spiralblock mit Tischaufsteller, 35 PowerPoint-Folien, Online-PlusBase.
ISBN 978-3-7692-8236-8

Auf 35 Charts inklusive Erläuterungstext finden Sie:
- kompakt: theoretische Grundlagen der Hygiene
- klar: Richtlinien zur Erstellung von SOPs
- praktisch: Muster für Hygienepläne
- genau: Anweisungen für die Dokumentation
- individuell: an Ihre Apothekensituation anpassbare Inhalte

Die Präsentation, der Erläuterungstext sowie ein Formular zum Nachweis der Teilnahme und weitere Kopiervorlagen stehen auf dem Tischaufsteller und zum Download als PDF oder PowerPoint-Datei zur Verfügung.

Die 3. Auflage der Pflichtschulung berücksichtigt die Anforderungen der BAK sowie umfangreiche weitere grundlegende Richtlinien und Vorschriften. Insbesondere wurde darauf geachtet, den aktuellen Stand der Wissenschaft und Technik abzubilden. Hervorzuheben sind hier die Empfehlungen für Zeiten mit erhöhter Infektionsgefahr, wie während Pandemien oder in der Grippesaison.

Deutscher Apotheker Verlag

www.deutscher-apotheker-verlag.de

Digitalisierung im Gesundheitswesen

Das E-Rezept ist im Versorgungsalltag angekommen. Doch sowohl bei den Patienten als auch den Apothekenangestellten herrscht an vielen Stellen noch Unklarheit über die neuen Prozesse. Wo genau ist das Rezept? Warum kann kein Rezept abgerufen werden? Was ist der Unterschied zwischen Quittieren und Abrechnen? Was kann getan werden, wenn es nicht funktioniert? Solche und andere Fragen ergeben sich tagtäglich in der Apotheke. Das Werk erläutert die Begrifflichkeiten und technischen Hintergründe bis hin zur Rezeptabrechnung. Frage-Antwort-Paare liefern weitere Informationen zu den neuen Abläufen. Die Autoren erklären ebenfalls, was der Unterschied zwischen KIM und TIM ist und geben einen Ausblick, wie es mit der Digitalisierung im Gesundheitswesen weitergehen wird.

Florian Giermann, Carlos Thees, Lorenz Weiler

88 Seiten
Kartoniert, ISBN 978-3-7692-8405-8
E-Book, PDF ISBN 978-3-7692-8424-9

Hier bestellen:
0711 2582-341
deutscher-apotheker-verlag.de

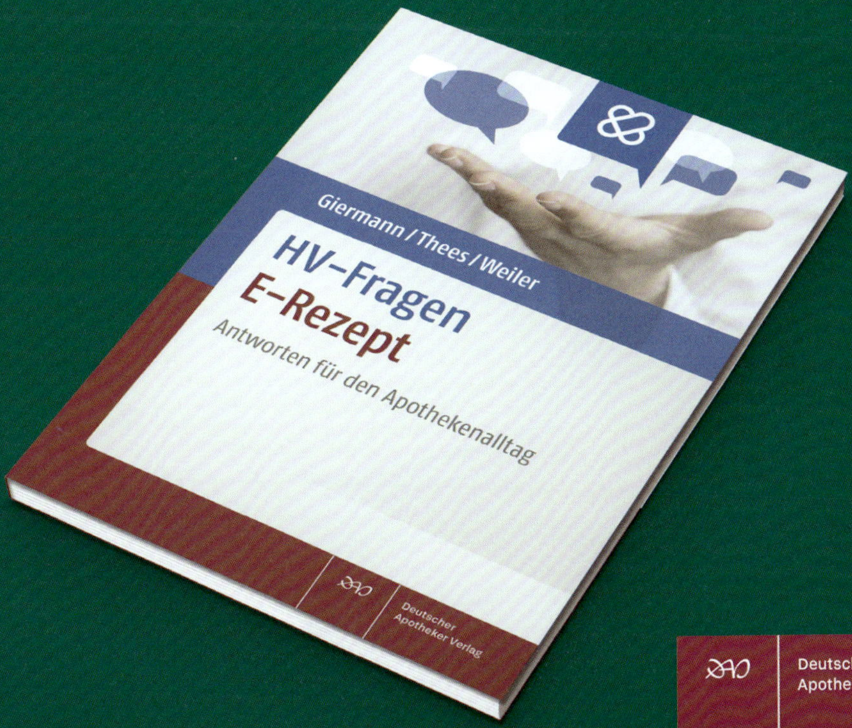

Bereit für Telepharmazie?

Die Digitalisierung beeinflusst nicht nur zunehmend unsere persönliche Welt, auch im Gesundheitswesen spielt sie eine immer größere Rolle. So kann die Digitalisierung in Form der Telepharmazie die flächendeckende Patientenversorgung maßgeblich verbessern.

Dieses Buch zeigt Ihnen, wie die Telepharmazie ermöglicht, neue Zielgruppen zu erschließen und somit Ihre Vor-Ort-Apotheke zu stärken. Freuen Sie sich auf vielfältige Ausgestaltungsmöglichkeiten in Form von individuellen Patientengesprächen bis hin zu telepharmazeutischen Vortragsangeboten. Praxisnahe Beispiele und Checklisten erleichtern Ihnen den Einstieg in die Telepharmazie.

Bettina Mecking, Sarah Wessinger

56 Seiten
Kartoniert, ISBN 978-3-7692-7955-9
E-Book, PDF ISBN 978-3-7692-8295-5

Hier bestellen:
0711 2582-341
deutscher-apotheker-verlag.de

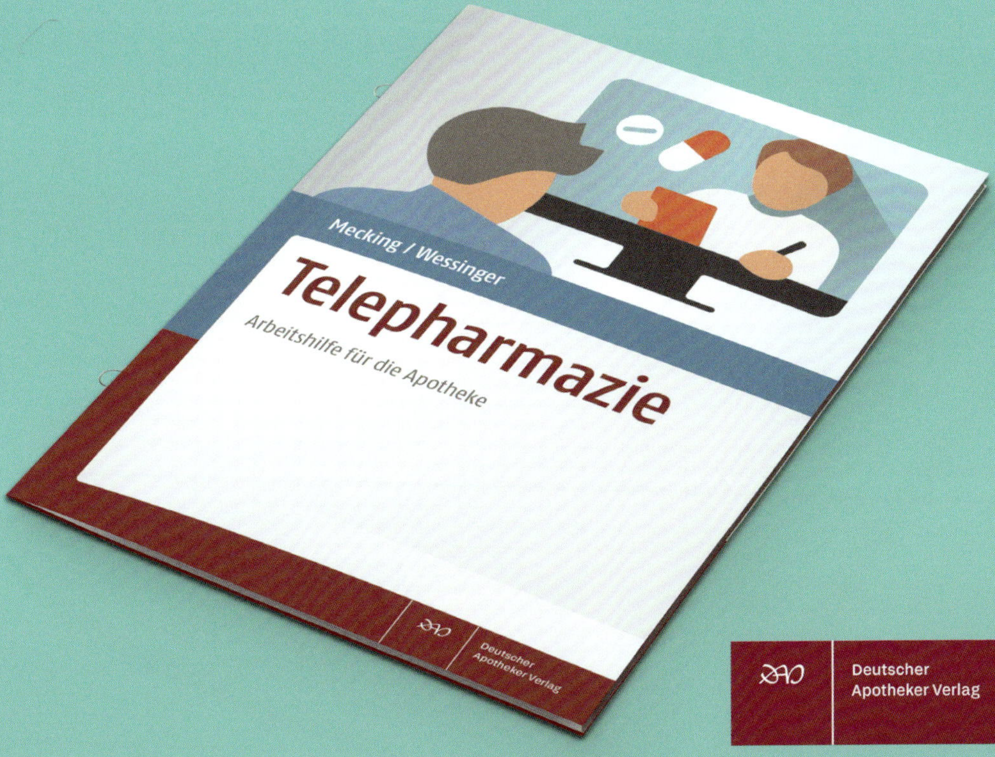